★冉雪峰医学全书★

冉雪峰内经讲义

——附《冉氏易理》

冉雪峰　著

中国中医药出版社
·北京·

图书在版编目（CIP）数据

冉雪峰内经讲义/冉雪峰著．—北京：中国中医药出版社，2014.7（2022.7 重印）
（冉雪峰医学全书）
ISBN 978-7-5132-1787-3

Ⅰ．①冉…　Ⅱ．①冉…　Ⅲ．①《内经》-研究
Ⅳ．①R221

中国版本图书馆 CIP 数据核字（2013）第 318512 号

中国中医药出版社出版
北京经济技术开发区科创十三街 31 号院二区 8 号楼
邮政编码　100176
传真　010-64405721
三河市同力彩印有限公司印刷
各地新华书店经销

开本 880×1230　1/32　印张 9.25　字数 230 千字
2014 年 7 月第 1 版　2022 年 7 月第 4 次印刷
书号　ISBN 978-7-5132-1787-3

定价　28.00 元
网址　www.cptcm.com

服务热线　010-64405510
购书热线　010-89535836
维权打假　010-64405753

微信服务号　zgzyycbs
微商城网址　https://kdt.im/LIdUGr
官方微博　http://e.weibo.com/cptcm
天猫旗舰店网址　https://zgzyycbs.tmall.com

如有印装质量问题请与本社出版部联系（010-64405510）

《冉雪峰医学全书》

编委会

名誉主编 陈可冀

主　　编 冉小峰　冉先德

副 主 编 华　华　张丽梅　吴　洁　郭　姜　吴　汉　蔡国锋　傅　可　柴江平　马晓晶　王　龙　孙　凤　吕文立　刘　雅　吉海疆　周忠光　姜在旸　修成娟　饶家济　程为平

编　　委 冉敦禹　冉少峰　张　阳　李炎昌　胡小明　董一博　张烨雯　聂　晨　潘　军　赵　阳　武亚男　宋魁宪　韩之彬　马秋玲　王　星　王向东　王彩绣　尹　艳　白治国　李　宏　李　香　李　磊　李志侠　李亦武　李金花　李海霞　李笠榛　曲　龙　刘永红　刘邦喜　刘洪旺　米　伽　张丽敏　张金栓　张秀英　张桂荣　张晓清　苏　岩　吴维平　吴朝勤　陈凤美　陈贤瑞　陈思明　宋立文　杨巧芝　杨翔兰　周世燕　周萍萍　周殿华　罗梅宏　金宝贵　郑滨馥　尚溪瀛　柳　忠　赵文峰　赵晓兰　赵献周　郝　进　郝　晶　郝淑珍　胡昌旭　赵砚敏　宜　红　钟　强　徐　震　徐正久　徐家穗　徐翠荣　姬郁林　夏春阳　柴永刚　高凌远　高淑英　崔永春　崔军舰　曹耀元　常毓颖　斯伟烈　韩长源　景月华　鲁文涛　瞿　然　瞿弦音　柴清华　李鸣迪　赵　宏　郭　宇　刘昱旻

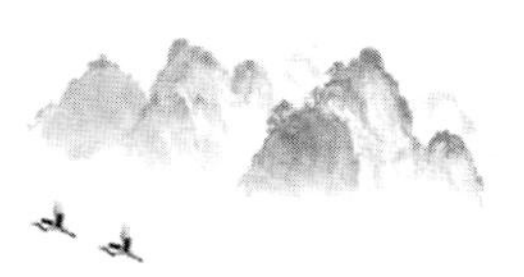

总前言

冉雪峰先生的医学著作，内容全面、博大精深。曾由传子冉先德，率同门下高足，合数十人之力，费时三年有余，将冉雪峰先生的全部遗著加以整理，精心订正，于2004年出版了《冉雪峰医著全集》。2008年“冉雪峰名家研究室”成立之后，研究室诸同仁再次对冉雪峰全部遗著进行精心编校，对部分书目的次序进行了调整，又费时三年有余而成《冉雪峰医学全书》。

冉雪峰先生的全部医著，在不同时代有过不同的刊行版本和不同的书名。为更准确表达冉雪峰先生的学术原意，方便当代读者的阅读，“冉雪峰名家研究室”经集体研究、反复斟酌，确定本次出版的书名如下：

一、中药部分：早期刊行的《大同药物学》（后曾以《冉氏本草》再刊），本次出版名曰《冉雪峰本草讲义》。

二、方剂部分：早期刊行的《方剂学》（后曾以《冉氏方剂学》再刊），本次出版名曰《冉雪峰方剂讲义》。

三、内经部分：早期刊行的《内经讲义》（后曾以《冉氏内经举要》再刊），本次出版名曰《冉雪峰内经讲义》。本书附录《蒙难谈易笔记》，亦名《冉氏易理》。医易同源，易学是冉雪峰解读《内经》的理论源泉。

四、伤寒部分：早期刊行的《伤寒集注总诠》（后以《冉注伤寒论》及《冉氏伤寒论》再刊），本次出版名曰《冉雪峰注伤寒论》。

五、八法效方：冉雪峰先生在学术上高度重视“治病八法”，以八法统筹所用效方，尤其是敢于应用到他所在时代的急症重症（中风、温病、鼠疫、霍乱、痧证、麻证）及伤科的治疗。本次出版将早期刊行的《八法效方举隅》（后以《冉氏八法效方举隅》再刊）《辨证中风问题之解决》（后以《冉氏中风方论》再刊）《温病鼠疫问题解决合篇》（后以《冉氏温病鼠疫合篇》再刊）《霍乱证与痧证鉴别及治疗法》（后以《冉氏霍乱与痧证治要》再刊）《麻证问题之商榷》（后以《冉氏麻证之商榷》再刊）《新定伤科药方新释》（后以《冉氏伤科效方》再刊）予以合刊，本次名曰《冉雪峰八法效方——附危急伤科证治》。

六、医案医话：冉雪峰的医案医话，虽有部分是冉雪峰在世时亲自撰写，但多数是其门人弟子在其去世后搜集整理。曾以《冉氏医话医案》刊行，本次出版名曰《冉雪峰医案医话》。

冉雪峰名家研究室
2013 年于北京

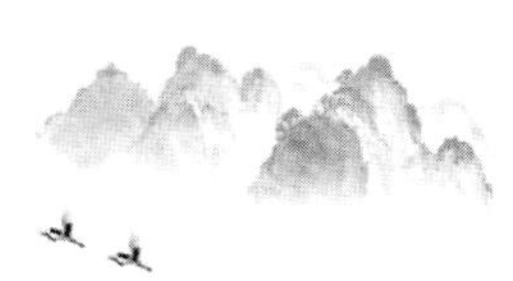

整理说明

冉氏医学以中医经典为本。冉雪峰先生认为："古典中惟《本经》《伤寒》与《内经》，鼎峙而三。""《内经》为中医最古典籍，亦即为中医最要科目。后世医家学理无不胎源于此。得其一章一节一句一字，即可开无限法门。"医易同源，易学是冉雪峰先生解读《内经》的理论源泉，故本次编校将早期刊行的《内经讲义》（后曾以《冉氏内经举要》再刊），加以校对整理单列成书，附录《冉氏易理》，亦名《蒙难谈易笔记》，本次出版名曰《冉雪峰内经讲义》。

本次编校以《冉雪峰医学全著》为蓝本，将原书繁体字转化为规范简化字，对原书明显错字进行了修改，以便读者更好地学习和研究。

冉雪峰名家研究室

2013 年 12 月

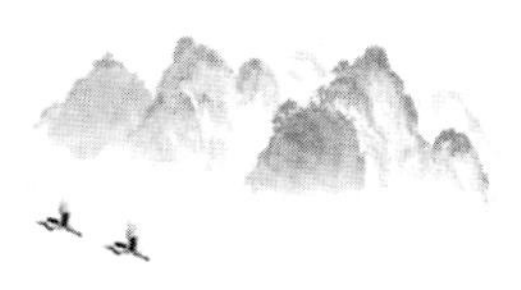

冉雪峰传

冉雪峰先生，四川省巫山县黛溪镇人（今重庆市巫山县大溪乡）。生于公元1879年11月18日（清光绪五年，农历己卯十月五日），逝世于1963年1月29日（农历癸卯一月五日），享年85岁。其墓在北京八宝山革命烈士公墓内，进大门右侧，绿树环绕。

冉雪峰先生，曾任中国人民政治协商会议全国委员会第二届、第三届委员，卫生部中医研究院学术委员会主任兼高干外宾治疗室主任，中华医学会总会常务理事。

冉雪峰先生，为冉氏医学第六代传人，为全国著名中医，早在20世纪30年代，医坛已有“南冉（雪峰）北张（锡纯）”之誉（见《冉注伤寒论》之中华人民共和国前卫生部部长钱信忠序）。先生专志于中医学专业，七十年如一日，在学术上有精湛的造诣，于近世中医学界，影响深远。

先生姓冉名敬典，字剑虹，号雪峰，别号恨生。敬典之名，由其父冉作揖据家谱“作典先敦伦”而取。其在故里，只用此名。自幼习文学医，十五入泮，十九乡试。书法精妙，笔笔中锋，苦练百折字体（百折字为清朝考进士规定字体），欲举进士。清光绪丁未，出游京沪，见清政不纲，曰政治不可托足矣。退而卜居湖北武昌，担任上海《民立报》驻鄂新闻记者，并联合武汉访友，创办湖北新闻社，并兼任社长，为湖北通讯社鼻祖。辛亥革命前期，先生立志推翻清王朝，实现共和，结束中国历史延续数千年之帝制。慕荆轲勇烈，剑气凌霄，白虹贯日，故更名剑虹，号雪峰，别号恨生，盖痛异族专横，同胞涂炭，不惜牺牲其身，自恨其虚生云尔。辛亥随革命同志首义武昌，短布从军，充鄂军务部秘书长，下马作露布，上马杀虏贼，首义军的很多命令，皆由先生下达，曾亲自带兵，捉黎元洪于床下。民元党争激烈，先生刚直敢言，触怒当道，捕隶拟杀，得于公右任、邵公力子等多方援救，复经十七省来鄂庆祝第一次双十节之代表联名共同力保得释。后代表武昌首义同仁，北上北京，在同一天的全国各大报纸上，宣布黎元洪的十大罪状，政坛为之震动。越二年，洪宪帝制发生，为袁世凯所疑忌，捕囚京畿军机总执法处，每庭讯，侃侃而谈，不稍示弱……袁帝死乃脱险。在狱中，授易于浙人杭辛斋，每讲时，该处职员绕囚室旁听者，辄数十人，实为洪宪帝制狱中留一特殊纪念。所著《蒙难谈易笔记》（即《冉氏易理》）自序谓："穷通难亨，恍如见道，生平得力在此。其系蒙篆辞旧，险而止极蒙之形，蒙而亨妙险之用。然祸福之见大明，群工趋避天下，何以有道义。故君子虽无苟免，鼎镬如饴，即此身不幸，而十四种原质尚存，浩气复还太虚，刀锯不畏，何论缧绁。汤阴七年，适足破惑，存义为千古，坎倦太平者，一发其蒙，噫！"此可以觇先生之品谊气节矣。自是以后，遂迹医林，抱不做官、不发财主义，精力视线转集于医，七十年如一日，意者天为中医存亡生先生，故行拂乱其所为，强迫之以人医之一途耶。辛亥革命同志中有劝其复出者，先生曰：余无政治学识，破坏与建设异致，民国自我辈创始之，不必自我辈安之，何能再为冯妇？况卫生即以强种，强种即以强国，发扬至道，倡明绝学，以与欧美争衡，未始非挽回国权，拯救同胞之一助也。先生于辛亥革命成功后，乃一心一意，专研医学。

1917年，始悬壶武昌中和里，医名日噪，道乃大行。1918年，鼠疫流行至武汉三镇，罹是疾者，死亡甚众，先生著《冉氏温病鼠疫合篇》，制太素清燥救肺汤、急救通窍活血汤，功效显著，服此得救者，更仆难数。张锡纯先生赞誉有加："冉君诚近世医界之翘楚。楚国有才，其信然乎！"在旧社会，每值温病瘟疫流行，先生竭力搜罗古今医籍，结合个人临床经验，深夜批阅，拟定治疗方案，撰写文章，刊登医报杂志，以供同行参考。霍乱流行时，著《霍乱证与痧证鉴别及治疗法》，立霍乱经验效方二首，分寒热救治，在武汉行医时，全活甚众。麻疹流行时，著《麻疹问题之商榷》，总结古今疗麻经验，运用于临床，活人无数，今《冉雪峰医案》中，尚有麻证四案，足供参考。此外，在白喉、天花、流脑、乙脑、伤寒、痢疾等方面，均有专论或专著付梓，在中医药防治急性传染病方面贡献卓著。

1919年，先生感于“西学东渐”，中医衰落，以复兴中医学事业为己任，遂联省垣名医陆继韩、胡书诚、李子余等诸同道，组织创建湖北省中医公会与中医学会，被选为湖北省中西医学会第一届正会长，并创办《中医杂志》，兼任总编辑。1923年，先生热心中医的教育事业，为培养中医后继人才，虚心地向张锡纯先生询问创建医学堂规则。张先生《复冉雪峰问创建医学堂规则书》曰：“雪峰仁兄雅鉴：为建医校，殷殷驰书下问，足见提倡医学之深心也……我兄医界国手，负时重望。当广搜群籍撷其精，参以西学择其粹，独出见解，发古之所未发，补中西所未备，撰为医学新讲义，以教育生徒，诚千古之慧业也，济世之仁术也，岂不美哉（见《医学衷中参西录》，河北科学技术出版社，1985，504－511）！先生乃独资创办“湖北私立中医专门学校”，校址在武昌黄土坡，并亲任校长，冀以“发扬国粹，造就真材”。先生夜以继日地工作，编撰讲义，批改作业，亲自授课，学生有疑难，执书请问，耐心解释，以懂为止。并设临时医院，按时施诊送药，不独方便贫苦群众，更使学生有了实习基地。该校培养了大批中医真材，遍布江南各省，名噪一时。

1925年，国民党政府教育部禁止中医学校加入教育系统，先生联合山西中医学校教育长杨百诚、赵意空二同道，亲笔撰状，据理力争，卒获通过，中医学校乃能继续开办，皆先生之力也。1929年2月，汪精卫掌行政院时，国民党政府中央卫生委员会悍然通过了“废止旧医扫除卫生事业障碍案”，崇洋媚外，企图强制消灭中医，采取停止中医登记、废止中医学校、制止中医中药宣传、限制发给执照等反动措施，激起全国中医药界的极大愤慨。先生勃然大怒，拍案而起，率武汉中医药界名流，组成请愿团，赴南京行政院面汪精卫讲理。汪不敢见，托人说辞，并承认正在商议此项命令。先生同时在《大公报》上激扬文字，据理痛斥洋奴余岩之《灵素商兑》，并与张锡纯结成南北同盟，遥相呼应，反对国民党政府扼杀中医事业的反动行径。一石激起千层浪，全国民众的反对呼声，一浪高过一浪，此案因此以失败而告终。若然，不但中医药文化，中华五千年文明也将遇到盘古开天以来从未有过的浩劫，回首往事，不寒而栗。

1929年起，先生历任汉口卫生局考试中医委员会委员，湖北省鉴定中医委员会委员，中央国医馆湖北分馆第四届馆长，中央国医馆医务处处长。1937年抗战事起，先生组织“湖北国医药界战地后方服务团”，并任团长及中医救护医院总院院长，编撰《新定伤科药方新释》，捐出多年积蓄，支援抗日，并办厂生产成药，以备伤员之用。

1938年武汉沦陷前夕离开汉口，避难四川万县董家岩（今重庆市万州董家乡）。上山采药，免费救治劳苦群众，埋头著书，欲将中医发扬光大。先生主要著作，多在这一时期完成，著有《国防新中药》《大同生理学》《大同药物学》《大同方剂学》《辨证中风问题之解决》。先生历来主张不同学科之间的相互交流和渗透，“大同”二字蕴含中西医结合的含义，作为一个传统的老中医，曾亲手制备人体骨骼标本，并绘制了数百幅人体解剖学彩图（见《大同生理学原稿》），这种勇于革新、学而不倦的精神，确实令人钦佩，值得后人好好学习。1938年11月起，任四川省万县中医初审委员会常务委员，并图办中医学校，已邀李重人、龚去非为教授，终因日机轰炸未遂。在董家岩住约5年后，迁万县关门石（现万县卫生学校内）及电报路，悬壶济世。先生因避国难，入川山居十年，手不释卷，著述逾百万言。易学宗孔子，摆脱汉宋门户；医学取大同，力求以旧出新。冶科哲为一炉，合中西而一贯。抗日战争胜利后，先生于

1946年迁回湖北汉口，悬壶水塔下首肇元里。1949年再迁四川重庆，先后在中华路、民国路悬壶。处方笺字样，“国医冉雪峰处方笺，传子冉筱峰侍诊，民国路250号”。其间著《冉氏医学丛书·方剂学》6卷，约50万言。1950年5月29日，重庆成立卫生工作者协会，先生任编辑委员会委员。

1955年，先生正式参加革命工作，任重庆市政协委员、重庆市中医进修学校首届校长（胡光慈任副校长，教务主任任应秋，教师沈仲圭、王继云等），从事中青年中医培训提高工作，负责组织编写了第一套中医进修教材，并著有《内经讲义》《伤寒论讲义》。1955年11月，先生奉调进京，到卫生部中医研究院工作，任第二届、第三届全国政协委员，中华医学会总会常务理事，中医研究院学术委员会主任兼高干外宾治疗室主任，享受一等一级专家待遇。

在北京期间，先生诊治了数以百计的外国友人，取得很好疗效，苏联莫斯科广播电台曾加报道，在苏联和东欧引起轰动。特别是党的“八大”召开期间，先生会诊过很多中央领导同志的疾病，卫生部副部长傅连璋同志当时负责保健工作，对先生大为赏扬。1959年向国庆十周年大庆献礼，出版了《八法效方举隅》《冉雪峰医案》。

先生八十高龄开始编写《伤寒论集注总诠》，1959年11月上午，先生正伏案著书，突然发生脑动脉栓塞，可惜该书未能完稿，这不仅是先生的遗憾，也是中医学术的一大损失。现在这部著作已由先生之子冉小峰、冉先德整理，由前卫生部部长钱信忠亲笔作序，全国佛教协会主席赵朴初先生题写书名，1982年正式出版，名《冉注伤寒论》。冉小峰等同时整理出版了《中风临证效方选注》。

先生一病不起，党和人民给予了极大的关怀，成立了专家治疗小组和特别护理小组，经过长达3年多的精心治疗，终因年事已高，不幸于1963年1月29日以脑动脉栓塞病逝。先生夫人陶氏、邴氏，生子冉交泰、冉小峰、冉先庚、冉先德，生女冉珩卿、冉先昭、冉先履、冉先晋、冉先萃，人云“多福多寿”。

先生热爱中医教育事业，办学校，带门徒，桃李满天下。其中熊济川（武汉中医学院第一任院长）、宦世安（重庆卫生局副局长）、龚去非（主任医师，川东名医）、陈可冀（中国科学院院士，中国中医研究院①西苑医院主任医师、教授）、冉小峰（国家药典委员会委员，中国药材公司高级工程师、教授）、冉先德（中国中医研究院①广安门医院主任医师、教授），皆中医药界之翘楚，其他门下高足，散布全国各地，数不胜数，形成了有特殊学术风格的冉派医学体系。

先生学识渊博，早为医林名宿所心折，虚怀若谷，平易近人，从未以“大医”自居，常自诲诲人曰：“吾国医书，汗牛充栋，竭毕生精力，尚难融合贯通，况中人以下天资，能不勤奋读书乎！即有一得，切不可傲人，须知千室之邑，必有忠信，十步之内，必有芳草。吾生平不敢以学问骄人，因胸中学识菲薄耳。”

对待医学科学，先生历来主张理论与实践相结合，既反对死啃书本，也反对没有理论指导的盲目实践。称脱离实践的空头理论家为“伪医”，没有理论基础的为“医匠”。认为只有能“坐而言，起而行”，有理论、有实践的才能称得上医学家。先生常教导学生说：“医学一道，既不能离开书本，也不能专靠书本，既要凭些经验阅历，也要懂得经籍要义。”（见“冉雪峰先生学术思想和治疗经验”，中医杂志，1980年第1期）

先生重视医德，认为医学是救死扶伤的崇高事业，时常教诲青年学医者，首先要树品德。先生常曰：“士先器而后文章，医先品德而后学问。若挟一技，乘人之危，索取重资，高车驷马，抬高身价，不能悯恤同胞疾苦，失掉民胞物与之心。况医，仁术也，不能行仁，何用为医。古人曰：熟品方能励学，修德

---

① 2005年正式更名为“中国中医科学院”。

才可行仁。汝曹识之。”先生行医七十年，从未挟技乘危，对待贫苦患者，不仅免费，而且赠药。品德之高，令人景仰不已（见《樊川医话》）。

2003年，时值先生逝世40周年纪念，由传子冉先德，率同门下高足，合数十人之力，费时三年有余，将先生的全部遗著加以整理，精心订正，仔细校对，完成《冉雪峰医著全集》，计十有二种：《冉氏易理》《冉氏内经举要》《冉氏伤寒论》《冉氏本草》《冉氏方剂学》《冉氏温病鼠疫合篇》《冉氏霍乱与痧证治要》《冉氏麻疹之商榷》《冉氏伤科效方》《冉氏八法效方举隅》《冉氏中风方论》《冉氏医话医案》，约300万言，正式出版，公诸于世。先生平生诣力，可窥涯略。

冉先德

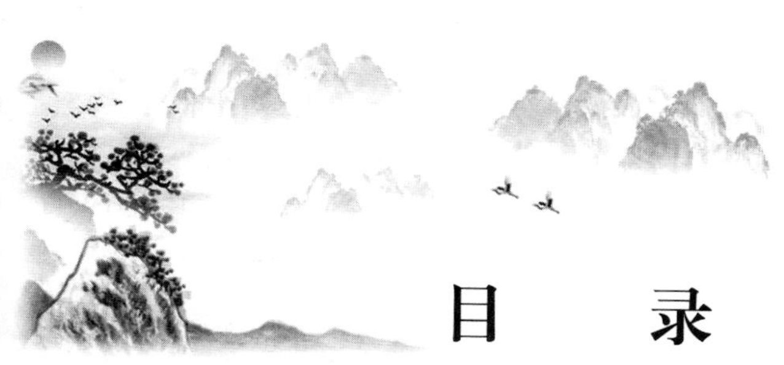

目　　录

冉氏内经举要

附篇　选读

冉氏易理

冉氏内经举要

导　读

本书原名《内经讲义》，1955 年内部印刷，为重庆市中医进修学校教材。先父时任该校校长，主讲《内经》（即《黄帝内经》），故有是编。

本书分为二编，计九章，八十一节。上编绪论，第一章总纲，共九节，依次为：源流考证、名称诠释、篇次分合、注疏概略、学术基质、义理分析、时代关系、研究方法、纂辑意义。下编本论，列理气、形身、经络、气运、标本、病机、色脉、治疗，共八章。另有卷末语。后附《素问》《灵枢》原文，为编者所加，以利读者。

《素问》（即《素》）八十一篇，《灵枢》（即《灵》）八十一篇，合为一百六十二篇。本书讲释《素问》二十九篇，《灵枢》二十三篇，计五十一篇，约占四分之一强。先父常说："《内经》为中医最古典籍，亦即为中医最要科目。后世医家学理，无不胎源于此。得其一章一节一句一字，即可开无限法门。"因此书本为教材，授课时间短少，故缩龙成寸，举隅示例。

先父认为："古典中唯《本经》（即《神农本草经》）《伤寒》（即《伤寒论》）与《内经》，鼎峙而三。"此乃中医冉氏学派的根基。《伤寒》侧重病的方面，《本经》侧重药的方面。唯《内经》渊懿博大，包罗宏富、理燮天人，义含哲科。不宁认识自然，调节自然，且欲征服自然。先父临床，常运用《内经》理论分析病情，规范治则，故疗效之佳，若桴鼓相应，良有以也。

冉先德

上编　绪　论

《内经》博大渊懿，为周秦以前，先代长期经验总汇的结晶。包括生理、病理、诊断、药物、方剂，为中医各项学科基础的基础。其学术内容，系研究人身机体和人身整个机体相联系的关系及认识宇宙大自然和人身机体与大自然相联系的关系，而又原始要终，由常及变。不宁将人身整个机体讲得活泼泼的，将宇宙机体亦讲得活泼泼的。如日暄雨润，风动寒坚，火游行其间，寒暑六人，虚而生化。燥盛则地干，暑胜则地热，风胜则地动，湿胜则地泥，寒胜则地裂，火胜则地固。及春有凄惨残贼之胜，则夏有炎暑燔烁之复，夏有炎烁燔燎之变，则秋有秋雹霜雪之复等。传变实际明白昭显，理解事实合而为一，将人与天地连贯成一个体系。由观察寻出矛盾，由矛盾探出义理，由义理归结出调节治疗方法，是统一的，不是局部的，是联系的，不是隔绝的，征诸事实，活用原则，显出规律、学术观点，实与辩证唯物精神相符。所以由中医可以反映出祖国气候、地域、习惯风俗，《内经》为中医先贤总结周秦前学术的大成就。

我国自有生民以来，即有中医。中医与劳动人民结合，为劳动人民捍御疾苦与病魔作斗争的武器。在这个纵横数万里的大陆上，上下几千年的历史中，少有疠疫蔓延持久的记载，这就说明中医长期服务民众的历史。虽历代以来，均有其他学说影响医学，但只融入中医学理之中，中医并非与之从化。中医独立特点的精神，是值得表彰的。历汉与中国接壤的国家，多采用中医理法方药，是更值得欣慰的。

凡百学术，不能舍却事实，单谈义理。亦不能舍却义理，单谈经验。《内经》学术基质，以事实证明理解，又以理解归结事实，是兼赅的。唯书成远在四五千年前，即便周秦人假托，亦在公历纪元前后。其时各项科学尚未萌芽，而能构成此连属性统一体系，值得敬服！前此有些学者，嫉弃中医，但从事中药研究，讵提制出的药物，半数均不合实用，犯了义理不结合事实的弊病，是行不开的。余岩为反对中医的代表者，晚年发表意见，谓前此离脱中医实际，用力多而成功少，可为殷鉴。此是离脱中医实际，还有离脱中医理解。提到生化，则曰空玄；提到承制，则曰延妄。不知科学光热电磁、辐射能和万有引力波动等，均是有质量的东西，均可纳入物理学里面去。中说气运，在天成象，在地成形，亦是有质量的东西。中蕴宝藏，端姿开发。若徒逞卑浅自域陋见，拘拘孤立的生理、局部的病理、机械不合理的疗法，是魏尔啸所以为巴甫洛夫摒斥。舍却义理死守教条，亦是行不开的。

虽《内经》书成较古，不及近代天文历数气象地域物理化学等精详，而能于大自然的支配下，构成此种联系统一的体系，其原则未可厚非。全书内容，系以问答论体行之。晦莫如深，只可因文见义，不似科学文字排比朴质，叙述清晰。但善读者撷其精华，去其芜杂，尚可探索其精微，况其中尚有一部分，新学犹未体到，尤为学者所当注意。今后研究路线，须随时代之进化而进化，掌握科学实验方法以便更好地为人民服务。故本讲义不宁为本校中医学员作进修基础的补助，兼欲为西医学习中医者，作基础的补助。

第一章　总纲

第一节　源流考证

《内经》为中医最古典籍，亦即先代文化遗产紧要的部分。世传黄帝坐明堂之上，临观八极，考建五常，与岐伯上穷天纪、下极地理、中合人事、近取诸身、远取诸物、相互问难。于是雷公少俞之论，授业传之而《内经》作，函以玉版，藏之金匮。明堂论道，以医事为政教，可想见当年郑重医事的情况。《汉书·艺文志》（即《汉志》）载《内经》十八卷，《外经》（即《黄帝外经》）三十七卷，《外经》早佚，今所存唯《内经》。张仲景《伤寒论》“自序”（即《伤寒论·序》），有“撰用《素问》《九卷》《八十一难》”等语，是《内经》既见《汉志》《素问》和《九卷》，又见《伤寒论·序》。一方面可看出《素问》《九卷》即是《内经》，一方面可看出《内经》即非黄帝时书，亦系汉以前很可宝贵的著作。大抵书中理解，肇始黄帝，师传口授，既继承承历代贤达，又发皇而增益之，后之学者汇辑为书。亦犹《礼记》之萃于汉儒，而与孔子子思之言并传一例。凡百学术，均是渊源古昔，积累钻研而成。此为社会进展之规律，亦即学术进化之摹写。《素问》之名起于汉，《灵枢》之名始于唐，二书卷名有九，二九十八，即《内经》十八卷，为历来学者所共认。晋·皇甫谧《甲乙》（即《甲乙经》《针灸甲乙经》）、隋·杨上善《太素》，均系合素灵二书汇辑昭显，以便学者。但《甲乙》《太素》，均无今本《素问》第七卷语句，是《素问》第七卷，由晋迄隋六朝间已早佚亡。故《梁七录》《隋志》（即《隋书·经籍志》）所载，《黄帝内经》均为八卷，全元起注亦为八卷，唐·王冰曰：“《黄帝内经》十八卷，《素问》即其经之九卷也，兼《灵枢》九卷，乃其数焉。虽复代革年移，而授学犹存，惧非其人，时有所隐，故第七一卷，师氏藏之，久而佚亡。因以馆阁蠹简所得《天元纪大论》《五运行大论》《六微旨大论》《气交变大论》《五常政大论》《六元正纪大论》《至真要大论》七篇补之。”宋·林亿校正，疑为《阴阳大论》之文。然《阴阳大论》并见仲景《伤寒论》“自序”，仲景犹撰用，补之庸又何伤？后之学者，或疑王冰自撰伪托，其实此所补七篇内容，其怪诞处，类似谶纬术数，占角望气之流；而其精确处，渊懿博大，深邃奥颐，有突过《素》《灵》全书者，其文笔瑰玮纵横，非汉以前周秦人不克臻此。王氏谊力相差甚远，虽欲托之而不能。《新校正》又曰：王氏指《灵枢》为《针经》，但《灵枢》今不全，未得尽知。曰不全则佚亡甚多，相差甚巨，并非一卷一篇。观此则唐宋时《素问》《灵枢》合成的《内经》，早已断简残篇，书缺有间，学者整理补缀，传之于今不坠，其功原未可没。究极言，王氏所补为《阴阳大论》，亦先代文化可宝贵的部分，今因补入关连，流传至今，是《素问》第七卷亡，而《阴阳大论》七篇得以不亡，不幸之幸，于王冰氏又何尤。《周礼》缺《冬官》，《大学》亡“格致”，《冬官》以《考工记》补之，“格致”，朱子窃取程子之意补之，不闻有异词。学者读书论世，要在理求其是、意持其平而已。

第二节　名称诠释

《汉书·艺文志》载《内经》十八卷，《外经》三十七卷及《白氏》（即《白氏内经》《白氏外经》《白氏旁篇》）《扁鹊》（即《扁鹊内经》《扁鹊外经》）《黄帝内经》等名目。《白氏》《扁鹊》书早佚，不具论。今所存唯《内经》，但《汉志》只名“内经”，不名“素问”，不名“灵枢”，《素问》《灵枢》究竟是否即是《内经》？这个问题，不能说毫无研究价值。经者何？

"经"字，孔安国训为"常"，刘熙释为"径"。汉时有"纬书"，考"经"原取于机缕，纵曰经，横曰纬，荀悦申鉴谓"五典以经之，群籍以纬之"是也。《礼记大全》严延方氏云经者纬之对。有一定之礼，故为常；纬则错综往来，故为变。义较明确。张华曰："圣人著作曰经，盖尊之也。"儒门有"五经""十三经"之称，其义亦通。经何分内外？内外，如韩诗"内外传"，《春秋》"内外传"，《庄子》"内外篇"，《韩非》"内外篇"诸说，不过相对立名，不必别有深意。杨珣《针灸详说》，谓"内者，深奥也"。方以智《通雅》，谓"岐黄曰'内经'，言身内也"。张介宾谓"内者，性命之道"。吴昆、王九达并云"五内阴阳谓之内"，未免求深反晦。然则《外经》者，载身外之事，其言不深奥欤。"素问"之名起于汉，"灵枢"之名始于唐，前篇业已辨及。但《汉志》仍称"内经"，《隋志》乃有"素问"之名。全元起曰："素，本也。问者，黄问岐伯也。"《列子·黔凿度》曰："太素者，质之始也。"刘向《别录》曰："言阴阳五行，以为黄帝之道，故曰'太素'。'素问'乃'太素'之问答，不曰'问素'，而曰'素问'者，文之倒装句法，如《楚辞》《屈原》《天问》之类是也。"观此则'素问'之意，明白昭显。晋·皇甫谧以医家既取《内经》中九卷名《素问》，其下余亦为《九卷》，易至混淆，以书内言针灸者多，故命名《针经》以别之。唐·王冰以《隋志》有"九灵"之名，再更名《灵枢》。灵者灵异，枢者枢纽，其言为灵异之枢纽也。《灵枢》之文，纂辑于《甲乙》《太素》中者，标志出处，仍均称"九卷"。是"九卷"即"灵枢"，"灵枢"即"九卷"，无复疑义。又馆阁书目，《黄帝针经九卷》《八十一篇》与《灵枢经》同。《针经》以《九针十二原》为首，《灵枢》以《精气》为首，间有详略。盖各本篇次繁简，略有不同。此亦《灵枢》即《针经》，《针经》即《九卷》，《九卷》合《素问》即《内经》十八卷确证。大抵汉以前《黄帝内经》，不只一家，故《汉志》有《白氏》《扁鹊》《内经》《外经》等名目。《黄帝内经》《黄帝外经》原系一书，故《经籍会通》（胡应麟）云："'黄帝内、外经'五十五卷，盖合十八、三十七而总言也。"《素问》《灵枢》亦系一书，故《素问》引《灵枢》语句，有称"经"或称"下经"者。且《素问》《灵枢》篇次条文，有分割混杂者，尤为原系一书明证。"总上以观，是《素问》《灵枢》不宁上下合为一部，而且《素问》在后，《灵枢》在前也。或疑《灵枢》晚出，误甚。学者循名核实，夫亦可以得其大凡云。

第三节　篇次分合

《内经》一书，汉以前不知几何卷，几何篇。亦不知其注疏者若干家，目录是如何编次。见于班氏汉志者，有十八卷之数可稽。见于《伤寒论》"自序"者，有"素问""九卷"名数可察。皇甫谧既改"九卷"为"针经"，王冰又改"针经"为"灵枢"，已详上节。所以然者，循名核实，凡以防其混淆而已。善夫杨玄操曰："《黄帝内经》二帙，帙各九卷。"语更明彻。《内经》在晋时已有佚亡，其篇帙分合，亦不一致。所谓汉献迁徙，怀愍播奔，文籍焚灭，百不存一是已。皇甫氏《甲乙经》自序："《素问》论病精微，又有明堂孔穴，针灸治要，三部同归，文多重复，乃撰集三部，使事类相从。"观此，则《内经》不宁分为二，已早分为三矣。《甲乙》《太素》，其编次均合《内经》十八卷而类纂之，别出手眼，另立篇目。《甲乙》计十二卷凡一百二十七篇；《太素》计三十卷凡一百六十六篇。但皇甫系合明堂针灸在内；杨氏另有《明堂注》，其书与《太素》并行。宋·林亿有校本杨氏《明堂注》，惜先《太素》而早亡耳。全元起《素问注》早亡，见于林亿《新校正》者，为八卷七十一篇，居间重复三篇，实为六十八篇。《梁七录》《隋志》均为八卷，《新唐书》载为九卷者误也。王冰注即以全注为蓝本，补入所佚第七卷七篇，移改目次，又分于《宣明五气》，作《血气形志》，取乎《刺齐》篇，作《刺要论》；分于《皮部论》，作

《经络论》；拔于《病类论》，作《至教论》，并此四篇，及赵府本遗篇《刺法》《本病》二篇，共为二十四卷八十一篇。至此虽未复八十一篇实际，而已还八十一篇外观。查《甲乙》《太素》，其篇目均自拟定，不与他书相同。其内容各次类从，仍是原文。后贤汇纂、合纂、类钞、纂要本此。王注篇名一本全注，全注篇名，大抵本自隋以前古本。是王注篇名，即全注篇名，传之于今未坠。是全注虽亡，而不啻未亡。《灵枢》在唐有一度时期佚亡，宋哲宗时始由高丽复还输入。从来学者注《素问》者多，注《灵枢》者少。注《灵枢》最早者，《宋史》席延赏《针经音义》，已失。其次为南宋·史嵩《灵枢音释》，史氏欲以此九卷，配王氏次注《素问》之数，及分其卷为二十四，分其篇为八十一。元至元间并次素问为一十二卷，又并史嵩之卷以合《素问》，而古卷之名湮。明·马莳撰《黄帝内经灵枢注证发微》，本《素问·离合真邪论》，《九针》九篇因而九之，九九八十一篇，以起黄钟之数。分次为九卷，今坊刻盛传之张隐庵、马玄台合注，则各为十卷，合为二十卷。《素问》七十九篇，《灵枢》八十三篇，合为一百六十二篇，较元明本又历加更改矣。由上述观之，编纂一次，则坏乱一次，校正一次，即湮没一次，去古愈远，讹误越多。我辑此篇，令人发思古之幽情。

第四节　注疏概略

《素问》《灵枢》二书，文词古奥，意蕴深邃。既多错简衍文，复又佶倔聱牙。苟非诠释，不易领其旨趣，则注疏尚焉。秦·越人演而为《难经》、晋·皇甫谧次而为《甲乙》、隋·杨上善撰而为《太素》，均恐学者难读，为之简其制，归其类，醒其目，析其义，培益后学不少。越人《难经》结合事实，参证新理，提要钩玄，另出手眼，几若别是一家言。此不仅为《内经》注、《内经》疏，直可称为《内经》翼，其谊力非后世历代注疏家所可企及。《甲乙》撰集三部，事类相从，删其浮词，除其重复，论其精要，将《素问》《名堂》《针灸》三部，统纳于所编十二卷一百二十七篇之中，归纳比例，纲举目张。全书重心，注意针灸，尤为古代文化遗留之可宝贵者。《太素》编纂各归其类，与《甲乙》同，所编之文，为唐以前旧本，故可校正今本错误者甚多。而杨书体例甚谨，旧本有可疑者，于注中破其字，定其读，不易正文，以存真相，以视后之注家，率意窜改者有别。其编次都三十卷，凡一百六十六篇。杨氏深于训诂，阐发经意，颇多新义，惜其书亡于宋南渡之余。近代孤本复出，虽有佚卷佚篇佚句佚字，大体尚可辨读。杨氏所注《内经》《明堂》，亦有残缺孤本复出，其书以十二经为纲，各经孔穴隶于其下，《甲乙》尚是分纂《明堂》，各以类从；《太素》则直取《明堂》，无所增损，体例甚善，识见甚高，较《甲乙》本末原委，更为明晰。此尤古代文化遗留，其亡其亡，系于苞桑之更可宝贵者。今传坊刻完整古注之最早者，唐·王冰素问注，乃本全元起注，整理发皇者也。全注虽佚，其目录尚见宋·林亿《新校正》，卷内各篇标题，与王注同。本节上段所叙皇甫《甲乙》、上善《太素》，均注重经穴针灸，王注注重气运生化。所补亡第七卷之七篇，即是侈谈气运生化者。其他《六节藏象论》，自"岐伯曰昭哉问也"至"可得闻乎"七百十八字，与《素问》他篇理解，笔意亦复然不同，缪希雍、丹波元简均疑王氏窜入。王氏注中，动引广成子、老子、庄子，带哲学彩色太浓，导中国医学于虚无飘缈之境，愈捣愈空，愈深愈晦，君子不能无憾焉。从来注《素问》者多，注《灵枢》者少，《灵枢》除南宋·史嵩《灵枢音释》、明·吕复《灵枢经脉笺》、清·胡文焕《灵枢心得》、黄元御《灵枢悉解》，专注《灵枢》者，不多见焉。总计《素问》《灵枢》注疏，由宋元明清以迄于今，时代愈近，注家愈多，不下数十百家，各有致力点，各有长处。最著者除上文已述外，有宋·林亿《补注》二十四卷、金元·刘守真《素问要旨》二十八卷、明·孙兆《素问注释考误》十二卷、马莳《黄帝内经素问注证发微》《黄帝内经灵枢注征发微》十八卷、清·张志聪《素问集注》《灵枢集注》十八卷、高士宗《素问直解》《灵枢直解》十八卷，其余更仆难数。学者披览古人遗著，网罗百家，荟萃群言，咀其精华，去其偏矫，以归于至当，则中医基本晦滞难读之古籍，夫亦可以昭然大明。

第五节　学术基质

《内经》渊懿博大，奥哲弘深，又卷帙浩繁，读者多难领会其义理归结。凡天文、地理、音律、历数、算章，人身脏腑腧穴，经脉起止，神气游行，真元会通，大而天地造化阴阳发育之源，下而保神服气愈疾延年之术，汪洋浩瀚，靡所不包。不仅医家之书，而实为医家学术从出之大源。《皇极经世》曰："《素问密语》之类，于术之理，可谓至也。"《四部正讹》曰："《素问》精深，《阴符》奇奥，虽非轩后，非秦后书。"则其书之有真价值可知。黄帝道家，故道家祖述动名黄老。书中曰恬憺虚无，真气从之；曰去世离俗，积精全神；曰呼吸精气，独立守神；日夜卧早起，广步于庭，被发缓行，以使志生。均明明道家语。但全书重心系放在医事上，虽铺述广漠，慧心人自能了了。我国古昔唯儒家道家两派学说最盛，各项学术，均受其震撼同化，医事自不能例外。是内经学术基质乃医家而兼儒家道家者也。凡百学术均有对象目标，故各项科学，多系先有假定而后推演其义理，归纳为方法，实验成结论。苟非假定先立对象及目标，科学亦无从着手。《内经》学术，从认识方面说，是以医家而兼儒家道家；以事实方面说，乃深究人与天地所以共同生。上而天时、下而地理、中而人事，近取诸身、远取诸物，其言生理病理脉法等，均是与天地阴阳，四时递嬗，相合立论。不通天地，人不可以为医，善言天者必验于人，即指此也。书中有曰自古通天者，生之本，本于阴阳，又曰治病必求其本，又曰四时者万物之终始也，生死之本也。生理方面，则有春逆奉长少；夏逆奉收少；秋逆奉藏少；冬逆奉生少。病理方面，则有春伤于风，邪气留连，乃为洞泄；夏伤于暑，秋为痎疟；秋伤于湿；上逆而咳，发为痿躄；冬不藏精，春必病温。脉法方面，则有春弦夏钩秋涩冬沉。又春不沉、夏不弦、秋不钩、冬不涩，谓之四塞。诸如此类，各处均可看到。是《内经》本书已昭昭自揭其学术基质。其论生理，是言生的，不是言死的。对外界是言联系的，不是言孤立的。论病理是言整个的，不是言局部的。而且进一步地穷研其治疗，直欲把握阴阳，变通四时，以人事征服宇宙大自然。此项解说，以为旧，则带哲学彩色太浓；以为新，则与谢切诺夫、巴甫洛夫生理相近。不意中国数千年前著作，已精微若此，其宝藏至今犹值得开掘。东方文化开时之早，真值得敬服，亦是值得学者深深赞仰的。

第六节　义理分析

《素问》《灵枢》，混合为篇，无划然的体例，其间多以论体行之。奥义微言，蕴藏于字里行间者，固所在多有；而庸芜杂沓、无关医道者，亦不在少数。大抵其书非成自一时编纂，非出自一人手笔，又后人伪托补缀，改删移易，错讹尤多。《四部正讹》谓以为真则伪莫掩，以为伪则真尚存，盖有以窥其微矣。自其大体言之，《素问》详义理，类似今之生理学；《灵枢》详形质，类似今之解剖学。故丁福保所编《生理学》，颜曰“新《素问》”；所编《解剖学》，颜曰“新《灵枢》”。中西看法略同，其证例也。《内经》文字環玮雄奇，坚峭奥折，班马犹觉不似，实非周秦诸子不辨。而言理赅博，绝似管荀；造词质奥，又类鬼谷。或谓淮南假托，其实淮南谊力，相较其差。不过凡所著作，摹拟规仿而已。全书大义，系究人与天地所以共同生，辟天地之机缄，推四时之变化，扶病痾之起源，定治疗之规则。贯通三才，包罗万象。其叙天以六为节，地以五为制，五六相合，七百二十气，三十岁为一纪，千四百四十气，六十岁为一周，非精历数者不辨。其叙丹天之气，经于牛女戊分；黅天之气，经于心尾己分等，并谓戊己分者奎壁角轸，则天地之门户也，非精天文者不辨。虽词面铺张，处处似沦于虚，而篇中归结，着着仍征诸实。寻释奥旨，直欲征服自然，人定胜天。既昭学术界崇高超越境谊，更显学术界斗争奋勇精神。试再详为分析，为学者一揭秘奥。《内经》言阴阳，其源出于《周易》(即《易》《易经》)。《易》以道阴阳，一部《内经》亦以道阴阳。刘向曰："言阴阳五行以为黄帝之道。"《淮南子》曰"黄帝生阴阳"，几以阴阳基素与学术演释，融合为一。特儒家用八，医家用六，其用不同，其体则同。孔子释《易》，原重人事，《易》与天地准，不落空虚，冒天下之道，开物成务，又必诸见事功。后人捉空捣虚，沦为小道，妄推灾祥，侈谈休咎，下类占角望气，纤纬数术之流，此为伪儒。医本非儒不明，但伪儒訾言揉杂医内，便为伪医，安得不受人口实。其实儒本无损于医，阴阳亦并非医事不祥名词，学者所当分析真伪。道家摄生，旨微义妙，不宁已疾，且可延寿。但高绝之行，并不普泛，只宜于个人修为，不宜于大众保健，无可讳言。《内经》频频征引，曰以恬憺为务，以自得为功；曰外不劳形于事，内无思想之患；曰淳德全道，去世离俗；曰游行天地之间，视听八达之外。浪费笔墨，何培医事，甚或闭户塞牖。系之病者，并演成先想青气，次想白气，次想赤气，化林木，化戈甲，化明焰等怪论调，更为医道魔障，学者更当分析是非。就上述观察，内经体制梗概，文字气象，学理真伪，学术是非，均可分析而得。尤有进者，《内经》种种叙述，是为调节树基础，是为治疗作演导，颇合现代辩证唯物的精神。但现代辩证，是归结到进展规律；《内经》辩证，是归结到调治准则。观察之中再观察，分析之中再分析，对此玄微晦滞之《内经》，其亦可以划然昭然不惑矣。

第七节　时代关系

读书须论世，凡百著作，均与当时历史背景有关。如黄帝作《内经》，其时去开辟草昧未远，虽文明渐启，同时已作书契，作甲历。但初由结绳而变为书契，书契的文字，可想见其单简朴质；甲历则至高辛时始支干配合，至唐尧时始闰月定四时成岁，则曩昔测演疏略，亦可推知。而《内经》文字，每篇动辄千言万语，環玮雄奇，奔流浩瀚，几如不羁之马，此岂始作文字时所可能者。书内叙历数处云，履端于始，表正于中，推余于终，阐演尽致。所谓岁值岁会、三合、天符、几似后世星相家言，此岂始甲历时所可能者。夷考时代关系，无须后世官名地名，后世事物，种种敷证，已可断定此书决非成于黄帝时代。查古人最重师承，如《管子》之书不必尽出管子，而治管子之学者附焉；《庄子》之书，不必尽出庄子，而治庄子之学者附焉。习惯风尚的体例然也。则治黄帝之学者自附于黄帝，又何疑乎！况汉志阴阳家著述，上冠黄帝字样者二十余家，尤堪类证。可见前贤纷纷辩论，摭拾一条一句，考证辨伪者，反属多事。而尤有进者，学术随时代进化，昔日秘符，今日已成刍狗。时至近代变化尤大，各项学术短时已成异观，几如电光刹那，不可捉摸。《内经》由黄帝以至于今，已四五千年，即为周秦人所托，亦为二千余年。若肇始黄帝，集成周秦，则当在二千至五千年之间。时移代革，陵谷沧桑，安能以古准今，以今律古，比而同之。然试将《内经》披读一通，仍觉精微博大，渊懿弘深，其宝藏尚有赖于开发。先代文化遗留，真有足多者，如是者何也。盖《内经》全书，解说生理病理，重心系放在原理上。古今的事物变，古今的原理不变。解说诊断治疗，重心系放在原则上。古今的方法、古今的原则不变。故其原理原则，在今日犹有研究的价值。且解说原理原则，对人身机体是完整的；对外界环境是统一的；对调整疗法，又是完整的统一，统一的完整，与近代最新学理颇多吻合。是古人为学境谊超迈处，传之于今不坠，讵得无故。试问近人著作，有能传之数千年不为陈列馆古物，而尚有研究价值者否，此亦可前后推比者也。虽近代科学昌明，医学利用各项科学，进步之速，至为可敬。如生理则穷及细胞，而蔚为组织学；病理则穷及细菌，而蔚为免疫学；药物则由提炼纯品结晶，进而至于人工合成；抗素血清、抗菌血清，愈出愈精。治疗则紫外光线疗法、镭电疗法、脏器疗法、内分泌疗法、刺激素疗法，莫不日新月异。究之此项新学，并无损于旧学。旧的原理原则，正可藉此项新学，发扬光大，共耀竞进。然后知中西医学术交流，相互学习，为透过双方学理数层的正确政策也。

第八节　研究方法

《内经》难读，自古已然。秦越人演为《难经》、皇甫谧次为《甲乙》、杨上善撰为《太素》，均是为读者开方便法门。《内经》上卷《素问》，文胜于质，虽因文见义，中多奥义微言，旨归难寻。下卷《灵枢》古朴佶倔，有极精深处，又有极粗浅处，有极奥哲处，又有极鄙俚处，尤为难读。至今学者，对此卷帙浩繁之古经，仍有望洋兴叹之感。试将几个研究方法，胪叙如次。（一）合并研究：《素》《灵》原是一书，故班氏《汉志》统称《内经》十八卷。盖书凡二帙，帙各九卷，卷各九篇。屡经佚亡补缀，移易删改，率多衍文重复，错字错句。不宁此篇与彼篇，脱简错讹；上卷与下卷，亦有相互脱简错讹者。如《骨度》《脉度》《筋度》，上卷有问无答，答词均在下卷。补遗《刺法》《本病》二篇，目次载于上卷，而文字却又附于下卷。故学者宜两两连贯读。盖分之则两生支离，合之则相互而证也。（二）分别研究：《内经》是远年古典，早非庐山真面。就文字变迁说，由甲骨而钟鼎、而大篆、而小篆、而正字，不知经若干人改缮。就兵燹焚灭言，汉献迁徙、怀愍播奔，已多寥落残缺；而唐、而宋、而元、而明清，时局变乱一次，即文籍毁靡一次，不知经若干人编辑。故学者当理求其是，事求其通，率词揆方，剖辨真伪，不适用机械式的方法阅读与批评。（三）大处研究：《内经》虽非黄帝之书，其中必有黄帝之言。《内经》书虽非《汉志》十八卷原本，而师传口授，继继承承，其中必犹有存焉者。学者须先识其大体，再观其理论，进而寻求其归结。然后穷研，冀以会通其精神。要在不求甚解、不求不解之解，不必拘拘字面、钻研名词、死守教条，阙其所当阙，辨其所当辨，阐扬其所以当阐扬，庶为得之。（四）深入研究：《内经》道阴阳，其源出于道家，故道藏本首刻《内经》。究之书中虽多道家解说，要为医家专门著述，近人或欲摘取医学部分，摒去道学部分，免去种种葛藤，踵矣。但书中医学精萃，多包含于道家烟幕迷离之内，如玉之蕴于璞中，金之含于矿内，故必深深证入。亦如璞中琢出玉来，矿中炼出金来，涅而不淄，方见为学定识，能入能出，方昭为学定力，不仅庸浅划分而已。（五）实际研究：科学深即是哲学，哲学实即是科学。《内经》假设的基础，演绎的理论，一班学者都认为满意。所欠归纳成方法，试验于事实，学者研究重心，莫放在前半，要放在后半，须于伪中求出真来，虚中求出实来，哲学中求出科学来。一言以蔽之，曰：捣空玄则囿于哲学，能实验则进于科学。所以实际研究，实验二字，为研究必走的正确路线。信能行此五者，则繁赜杂错，昭滞坚涩难读之《内经》，庶涣然冰释。进一步随时代进化，并冀为学术放一异彩云。

第九节　纂辑意义

本编纂辑意义，是以《内经》原书为对象。《内经》实质，乃天人合一，辨识大自然现象，以寻求疾病的起因，因而确定治疗的原则。对人身机体，是整个的，不是局部的；对机体与环境是联系的，不是孤立的。其阐说自然，俨似辨证分析方法，其归结治疗，俨得唯物切实精蕴，此是古人为学识见超越处，但古昔无科学相与促助，唯以阴阳为相对名词，尽量推阐，寻求矛盾，而为研究出发基本。二气之不已，推演为六气；六气之不已，转变为五运。又相互推移，参错尽变。六气演成加临，五运推出生克。假定之中再安假定，以故叙述愈渊懿、愈渺茫、愈玄妙、愈空洞，致今读者如堕五里雾中，古今同慨。本编从原书对面立法，要而言之。《内经》由博大力求高深，不免虚空，而偏于哲学。本编由踏实力求正确，是欲引导而进入科学，这就是本编纂辑意义的纲要。《内经》卷帙太繁，现拟归诸简；《内经》义理多晦，现拟归诸明。错讹则事求其是，伪乱则理求其通，欠缺的加以补正，散漫的加以整齐，蕴蓄的加以伸引，超越的加以阐扬。以新的证明旧的，更以旧的求出新的。预期先代文化遗产随时代之发展而发展，随社会之进化而进化，这就是本编纂辑意义的目的。本编分上下二编，上编一章九节：一源流考证、二名称诠释、三编次分合、四注疏概略、五学术基质、六义理分析、七时代关系、八研究方法、九纂辑意义，共九篇。下编八章：一理气、二形身、三经络、四运气、五标本、六病机、七色脉、八治疗，章各九节，八九七十二篇，合前九篇共八十一篇。仍是《内经》家法九九八十一篇之数，而绪言、卷末语不与焉。其诠释多采物理学、化学，暨新的生理、病理、治疗，以期合乎科学原理；其体制以类相从，规仿逻辑，归纳比例，以期合乎科学方法。所引经文，只有截取，并无改窜。其两篇连引者，则各标其篇名；其一篇两引，或多引者，则并加“又曰”以别之。下编类别标题，理气即生理，形身即解剖，病机即病理，色脉即诊断。不取新名而用旧名者，凡以存原书真相而已，这就是本编纂辑意义的内容。在昔皇甫《甲乙》、上善《太素》，均是以类相从，另立篇名。越人《难经》八十一难，虽连贯叙述，然无类别处，细审亦有类别。后贤类纂类释、摘要辑要，取材不同，意蕴则一。编纂通例，种种分类，各有短长，外观趋势，内审性质，权衡轻重，辨别是非，凡以求其利多益大，而又合乎现实为近是。至当纂辑而未纂辑，不当纂辑而又纂辑，在所难免。原书具在，诸可参考，学者必由是而学焉。其可以扼要钩元，撷吸内部紧要精华，进一步中西印证互通，以共肩起历史赋予发扬光大先代文化光荣任务云尔。

复习题

1.《内经》学术基质如何？哪些值得研究？哪些无须研究？哪些必须研究。

2.《素问》《灵枢》之名，始于何代？创自何人？准以近代医学科目，二书当如何分类？

3.《内经》第七卷早佚，王冰补之，所构为几篇？其余他篇，有无类似王氏所补？

4.《甲乙》《太素》，均由《内经》纂辑，二书何家为优？其优点在何处？

5.《内经》书目，载在汉志，即为伪托，亦在汉前，何以迄今数千年，尚有研究价值？并嫌研究不能彻底，其关键重心在什么地方？

6. 古今注家，注《素问》者多，注《灵枢》者少，是何缘故？《素》《灵》二书何为最优？能否予以新评价？

7.《内经》卷帙浩繁，词旨隐晦，用何方法研读，方为便利？

8.《内经》多疑周秦人伪托，或疑淮南子伪托，你的看法如何？

下编　本论

第二章　理气

第十节　素问

《素问·上古天真论》曰：女子七岁，肾气盛，齿更发长。二七而天癸至，任脉通，太冲脉盛，月事以时下，故有子。三七，肾气平均，故真牙生而长极。四七，筋骨坚，发长极，身体盛壮。五七，阳明脉衰，面始焦，发始堕。六七，三阳脉衰于上，面皆焦，发始白。七七，任脉虚，太冲脉衰少，天癸竭，地道不通，故形坏而无子也。丈夫八岁，肾气实，发长齿更。二八，肾气盛，天癸至，精气溢泻，阴阳和，故能有子。三八，肾气平均，筋骨劲强，故真牙生而长极。四八，筋骨隆盛，肌肉满壮。五八，肾气衰，发堕齿槁。六八，阳气衰竭于上，面焦，发鬓斑白。七八，肝气衰，筋不能动，天癸竭，精少，肾脏衰，形体皆极。八八，则齿发去。肾者主水，受五脏六腑之精而藏之，故五脏盛，乃能泻。今五脏皆衰，筋骨解堕，天癸尽矣。故发鬓白，身体重，行步不正，而无子耳。

冉雪峰曰：此为今本《素问》第一篇。原书章旨，前三篇是论精神气，本篇论精。标题不曰“精”而曰“真”者，乃穷探到生命起源。为加倍深层解说生命起源这个问题，西哲长期辨证实验，终不了徹，未了还是归结到一个精细胞与一个卵细胞，会合构成。近代学者精研到细胞中之原生质，原生质中之细胞核，核中之仁，仁中之染色小体，染色网，几于语小能破。然勒柏辛斯卡亚教授实验证明，细胞是生活物质生成，不是分裂生成。因生活物质条件不同，才有不同的细胞，是从前肯定下来的生理，几乎要动摇，本篇就是研究这个道理。“真”对“假”言，言人身都假，唯此为真。天真者，先天元真，未有此身，先有此物，乃授生时由长亲分析脱化而出。实而指之，为精中所含一点几微温度，非精、非气、非神，独宰乎精气神之先，何处形容，何处说起？而论藉天癸以明天真，即天真以推天数。男子八岁肾气实，一八、二八，以至八八；女子七岁肾气盛，一七、二七，以至七七。由生而盛，盛而壮，壮而衰，而竭而尽。有一定之时、一定之数，在各时、各数、各阶段，又有一定的体象。凡事物发生，各有原理到一定的阶段，各有一定象征表现。反观所叙，很符合很实在。此篇骤观不过叙述生长衰老，不知其中尚含如许精邃意蕴。向来注家随文敷衍，一寻妙谛，不觉令人叫绝。再逐层推阐，生由真来，死由真去，真存则生，真去则死，真卒去则卒死，真长存则长生，生化原理，生死关头，都将由此揭穿。不宁生命起源一项，特此解决之问题尚多，古书之有研究价值如此。

第十一节　素问

《素问·四气调神大论》曰：春三月，此谓发陈，天地俱生，万物以荣，夜卧早起，广步于庭，被发缓形，以使志生，生而勿杀，予而勿夺，赏而勿罚，此春气之应，养生之道也。逆之则伤肝，夏为寒变，奉长者少。夏三月，此谓蕃秀，天地气交，万物华实，夜卧早起，无厌于日，使志无怒，使华英成秀，使气得泄，若所爱在外，此夏气之应，养长之道也。逆之则伤心，秋为痎疟，奉收者少，冬至重病。秋三月，此谓容平，天气以急，地气以明，早卧早起，与鸡俱兴，使志安宁，以缓秋刑，收敛神气，使秋气平，无外其志，使肺气清，此秋气之应，养收之道也，逆之则伤肺，冬为飧泄，奉藏者少。冬三月，此谓闭藏，水冰地坼，无扰乎阳，早卧晚起，必待日光，使志若伏若匿，若有私意，若已有得，去寒就温，无泄皮肤，使气亟夺，此冬气之应，养藏之道也。逆之则伤肾，春为痿厥，奉生者少。

又曰：夫四时阴阳者，万物之根本也，所以圣人春夏养阳，秋冬养阴，以从其根，故与万物沉浮于生长之门。逆其根，则伐其本，坏其真矣。

冉雪峰曰：本篇是承上章，精神并举而言。讲生理不仅求之形体，并求到形体凝聚焕发的精神，是古人为学立言超越处。神也者，妙万物而言者也。五脏主藏神，乃五脏功用显昭。对内对外，合常变适应而恰到好处。脑之穴曰百会，言百神所聚会；曰神庭，言神所居之庭也。无上玉清，神所乐宅。内脏与脑关系密切，大脑皮质高级神经活动，与机体是整体的，对外界是统一的，其学理亦是脑与内脏关联密切。新说最忌说“神”话，唯神经则仍标出一个“神”字，其解说内系在神气方面着力，其试验均是从事物方面证实。凡此不宁中西医学说可以互通，且可启发中说，作再切实进一步的研究。查“春三月”及“夏”“秋”“冬”四段，其叙述多道家言，带哲学色彩甚浓，只宜于个人修养，不适于大众保健。但中多包涵精蕴，未可一概抹煞。煞末指出养生、养长、养收、养藏之道，并归结到伤心、伤肝、伤肺、伤肾，重心仍放在摄生及病变上，学者当分别观读。又“四时阴阳者”一段，总结上文，不啻为上文自下注脚，直欲把握阴阳，尽人之性，以尽物之性，做到万物一体。“春夏养阳，秋冬养阴，以从其根”，以“根”字着眼。“故与万物浮沉于生长之门”，“门”字尤当着眼。根在何处，如何从法？门在何处，如何浮沉法？和于四时，以抉其根；协于阴阳，以探其门。鸢飞鱼跃，莫非道义。或浮或沉，咸寓化机。此如何学问，如何境谊。讲生理讲到“神”，并抉出“根”，探出“门”，殆真所谓神化无方妙万物者与。

第十二节　素问

《素问·生气通天论》曰：夫自古通天者，生之本，本于阴阳。天地之间，六合之内，其气九州九窍、五脏、十二节，皆通乎天气。其生五，其气三，数犯此者，则邪气伤人，此寿命之本也。苍天之气，清净则志意治，顺之则阳气固，虽有贼邪，弗能害也，此因时之序。故圣人传精神，服天气，而通神明。

又曰：阴者，藏精而起亟也；阳者，卫外而为固也。阴不胜其阳，则脉流薄疾，并乃狂。阳不胜其阴，则五脏气争，九窍不通。

又曰：凡阴阳之要，阳密乃固，两者不和，若春无秋，若冬无夏，因而和之，是谓圣度。故阳强不能密，阴气乃绝；阴平阳秘，精神乃治；阴阳离决，精气乃绝。

冉雪峰曰：此篇承上二篇而言，上二篇言精言神，此篇言气。精神气三者，学者称为人身三宝，奉生周命，莫贵于此。人在气交中与天地息息相关，人不能须臾离气，离则窒息死。天地变化，则人身必起变化，近代进化论学者，亦多详言此项意蕴。中医学理，系究人与天地所以共同生，而推求大原，抉出生气通天，为生之本。下手功夫则在一阴一阳之谓道，是天气为人生气之本。而阴阳二气，又为天气之本。人与天地，均在范围中，受自然律的支配。倘躔度失次，轨道乖错，则天地几息矣。阴阳为相对名词，他项代名词，很少意义，以此项代名词，是很有意义的。就阴阳变化，观察中间的矛盾；再由矛盾变化中间，观察其真实义理；由此项观察的义理，体会出摄生原则，归结出调节方法。古人为学，直欲把握阴阳，旋转天地，非仅局部的、孤立的、死形骸的可比。或谓阴阳二字，似嫌陈腐。扩为六气，尤觉支离。曰科学不亦曰阳电阴电，阳极阴极乎？新医学不亦曰阳性反应，阴性反应乎？六气风、寒、燥、火、湿、热各气，固是人所自取的名称。西说氢气、氧气、氮气、碳气、水蒸气，岂不亦是人自取的名称乎？要在理求其是而已。人有气则生，无气则死。形不能外气，气可以统形。在医学方面，欲讲生的，非求到气不可；欲讲生生的，非求到天气不可。本篇阐发的阴阳二气，多警策语，而重心又是放在摄生上、调节上，学者所当深深体会也。

第十三节　灵枢

《灵枢·经脉》曰：人始生，先成精，精成而脑髓生，骨为干，脉为营，筋为刚，肉为墙，皮肤坚而毛发长，谷入于胃，脉道以通，血气乃行。

冉雪峰曰：此篇专详经脉起止，腧穴部位。而首述此段，明经脉之所由生成，亦即人身整个机体之所由生成也。生化原始，西说系由一个精细胞、一个卵细胞，会合而成。在本编前篇已经叙及，中说所生之来之谓精，二五之精，妙合而凝。本篇又曰："人始生，先成精。"均是归结到精的方面，此为中西学说相同之点。精尤是粗指形迹，进一步研究，西说深求到精中之核、之仁、之染色小体、染色网，中说深求到精中所含一点几微温度、先天的元真，此为中西学说同而不同之点。凡此在本篇前篇，均有叙及。本篇人始生的"始"字，先成精的"先"字，血气乃行的"乃"字，均当着眼。此可看出未有此身，先有此精，既由精成，复以次生。其发生有程序，其构成有基原，近代胎生学叙述尤为详明。本篇先述精气，以明人之所由生成；末述谷气，以明人之所以育养。精气赖谷气，乃复充沛；谷气赖精气，乃有统摄。精气谷气，先天后天，浑全并蓄，扩充至尽，蔚为此块然之身，乃所以生此身之生理，为讲生理者所先当了解。生人之根本，医理之大原，咸在于此。本篇"精成而脑髓生"句，殊堪惊异。西说论脑至详，脑神经已蔚为专科，但脑之所生的源头，尚少辨及。本篇明言“精成而脑髓生”，盖肾生精，精生髓，脑者髓之海，其形式由脑披离而下，其气化实由肾溯洄而上。精生髓，故肾内有髓，肾主骨，故骨中亦有髓。或谓肾不生精化髓，然肾中髓质胡为者。骨端易髓有孔，脊髓中有脊中河，俨为周身髓气上通，髓质上输道路。凡此均先代文化遗产可宝贵的部分，值得深入研究者也。

第十四节　灵枢

《灵枢·决气》曰：两神相搏，合而成形，常先身生，是谓精。上焦开发，宣五谷味，熏肤充身泽毛，若雾露之溉，是谓气。腠理发泄，汗出溱溱，是谓津。谷入气满，淖泽注于骨，骨属屈伸，泄泽补益脑髓，皮肤润泽，是谓液。中焦受气取汁，变化而赤，是谓血。壅遏营气，令无所避，是谓脉。

《灵枢·本神》曰：故生之来谓之精，两精相搏谓之神，随神往来者谓之魂，并精而出入者谓之魄，所以任物者谓之心，心有所忆谓之意，意之所存谓之志，因志而存变谓之思，因思而远慕谓之虑，因虑而处物谓之智。

冉雪峰曰：此系合两篇的两段为一篇。前之一段，系言精和气泽，津液血脉。后之一段，系言精神魂魄和心意志思虑智。均讲生的生理的切要所在，不离形质，又不局于形质，此为中医学术基质精神的表现。二段叙述，有相同处。但前段，主要论气，后段主要在辨神。论气者，推到涵濡附丽的津液血脉；辨神者，抉出归结转变的意志思虑。是加一倍写法。两段言精的意蕴，已详上各篇，兹不复释。后段言意志思虑，而总归一心。意蕴虽深，辨析较微，亦不多释。前段值得阐发者二：①“谷入气满，淖泽注于骨，骨属屈伸，泄泽补益脑髓”四句，是言谷气补骨，骨气补脑，二泽虽同，而一淖一泄，曲绘出骨部新陈代谢反浊为清的景象。脑无补法，此则居然生出补法来！他项治疗，有求其所属而衰之。此项生理，乃求其所属而益之。

摩挲玩读，令人惊叹不已。②“中焦受气取汁，变化而赤，是谓血，壅遏营气，令无所避，是谓脉”六句，是言食物化血，营血吸含卫气。食至小肠，化为糜浆，由肠之毛吸管吸出，色白，至汇胸，连贯到血脉系去，乃变赤。血中动力，由动脉而小动脉，而毛细动脉，经各组织后，以达毛细静脉，循环到静脉。这个不减动力，实在无法说明，试读下三句可以恍然。糜浆由总管输出，是连贯的吸含。卫气由脉管摄入，是内外的吸含。古书内的宝藏，处处可以掘到。观此，不宁中西学理可以相通，且有现代学理难明者，尚可藉古书学理以明之，意蕴无穷。在学者体会到如何境谊耳。

第十五节　素问

《素问·经脉别论》曰：食气入胃，浊气归心，淫精于脉。脉气流经，经气归于肺，肺朝百脉，输精于皮毛。毛脉合精，行气于府。府精神明，留于四脏。

又曰：饮入于胃，游溢精气，上输于脾。脾气散精，上归于肺，通调水道，下输膀胱。水精四布，五经并行。

冉雪峰曰：本编系言后天饮食，化气化血之原委。谷入于胃，脉道乃行。水入于经，其血乃成。故先言食入，次言饮入。查食入在胃，仅消化十之二成半，在小肠消化七成，在大肠消化半成。小肠消化力大，食物至此，化为糜浆，由肠毛吸管吸出，汇胸，流向血脉循环。而血脉的总枢在心，言食入于胃，浊气归心，淫精于脉，意义甚显。然营卫之道，纳谷为宝。营者，水谷之精气；卫者，水谷之悍气。曰营曰卫，均系以气，义可深思。本节脉气流经，经气归于肺，肺朝百脉，输精于皮毛，连缀数气字，曰浊气、曰脉气、曰经气，又曰行气于府的行气，皆一气之所贯注。经脉本体原是血，而必求到统摄之气，此是生理进一层的研究。后节言饮入，尤注重气的方面。西说虽详泌尿系，谓水由肾盂尿道球玛氏小体滤出，经输尿管以次下泄。而其涵濡五脏，润泽皮毛，滋沃各体素各组织，并未研及，似乎直趋而下。生理方面，颇欠具体。本节“游溢精气”四字，摹写玲珑。曰“脾气散精，上归于肺”，如地气之上腾为云然；曰“通调水道，下输膀胱”，如天气之下降为雨然。“水精四布，五经并行”，是气是水，非气非水，将水化气，气化水，气化水行，水行气化，活泼泼一片化机，曲曲绘出。如此方是抉出生理，抉出生的生理。本节“游溢精气”，“脾气散精”，“水精四布”，三“精”字，与上节“输精皮毛，毛脉合精”，“府精神明”三“精”字当合看。本节“上归于肺”“归”字，与上节“精气归于肺”“归”字，当分看。学者潜心玩索，则外输内输，上输下输，不难历历在目矣。

第十六节　灵枢

《灵枢·五味》曰：谷始入于胃，其精微者，先出于胃之两焦，以溉五脏，别出两行，营卫之道。其大气之抟而不行者，积于胸中，命曰气海。

《灵枢·营卫生会》曰：营出中焦，卫气出于下焦。

又曰：上焦如雾，中焦如沤，下焦如渎。

冉雪峰曰：此言营卫之所由生、所从出、所以行、所以积及上中下三焦体象，生化来源，出入分合，均于此显出。而言营必言卫，言血必言气，尤为中医学术讲生理超越处。营者血，卫者气，以体质言则曰气血，以功用言则曰营卫。《营卫生会》，“人受气于谷，谷入于胃，以传与肺，五脏六腑，皆以受气”。《五味》，“水谷皆入于胃，五脏六腑秉气于胃”。凡此皆言饮食化生气血之原委也。《决气》，“上焦开发，宣五谷味，薰肤、充身、泽毛”；《五味》，“谷始入于胃，其精微者，先出于胃之两焦，以溉五脏，别出两行，营卫之道”。凡此皆言所化气血营卫之运行也。《邪客》，“宗气积于胸中，出于喉咙，以贯心脉，而行呼吸”。《五味》，“其大气之抟而不行者，积于胸中，命曰气海”。凡此对气的方面，推阐具体，充类至尽者也。西说辨呼吸气甚详。有潮气、有可动气、有不动气。虽努力呼吸，其中尚有若干不动气存储。此与中说宗气大气之旨符合，但未研及本身后天饮食精微化生之谷气，暨本身先天根本默藏之祖气，只知客气而不知本气，只知气之积于上，而不知气之根于下。盖气之资始在下，资生在中，抟积在上。学者中西会参，对生的生理，必有进一步的了解。或拟改“卫气出于下焦”的“下”字为“上”字，浅矣。至末段“上焦如雾，中焦如沤，下焦如渎”，乃三焦游部具体的象征。“沤”字，《白虎通》作“编”，各有意义，两可互参云。

第十七节　素问

《素问·阴阳应象大论》曰：天不足西北，故西北方阴也，而人右耳目不如左明也。地不满东南，故东南方阳也，而人左手足不如右强也。东方阳也，阳者，其精并于上，并于上则上明而下虚，故使耳目聪明而手足不便也。西方阴也，阴者，其精并于下，并于下则下盛而上虚，故其耳目不聪明而手足便也。故俱感于邪，其在上则右甚，在下则左甚，此天地阴阳所不能全也。

冉雪峰曰：此篇所引经论，为普通生理，亦为特殊生理。人在气交之中，受天地支配。天地形气不能全，故人身之形体功用，亦不能全也。人的耳目，右不如左聪明，手足左不如右灵便，百分之九十九皆然，故曰此为普通性生理。而耳目组织同，营卫经脉、荣养贯注亦同。两手足组织同，营卫经脉、荣养贯注亦同。何以有左右之殊？故曰此即为特殊生理。本节条文，“天不足西北”“地不满东南”。一为阳精并于上，一为阴精并于下。近今生理不能说明者，仍可藉古书生理以说明之。或问天地何必留此缺憾，曰二气流行，上下往复，唯虚乃灵，唯虚乃化，若必呆钝满足，则天地成死物，化机或几息矣。观条文煞末，归结到俱感于邪，在上右甚，在下左甚。由生理推到病理，重心仍是放在唯物事实上。于此一方面可看出邪从虚入，正可敌邪；一方面又可看出人与天地息息相关。中说生理，求到人与天地同共生，并非渺茫空泛，无征不信。今再以西医学生理诠释：颈动脉系由左而上，左耳目先得到优胜的荣养，故左耳目较右聪明。淋巴管在胸左者名胸总吸管，在胸右者，名右总吸管。胸总吸管统布于左手及左右两足，分散则力小，右总吸管仅布于右手，专注则力大，故手足右较左灵便。此又不以中说阴阳气化诠释，而以西说生理实质诠释，均可明白照显者也。学者举一反三，以此例彼，生理学将再有特殊发现，别开新的研究途径矣。

第十八节　素问

《素问·五运行大论》曰：地为人之下，太虚之中者也。凭乎？大气举之也。燥以干之，暑以蒸之，风以动之，湿以润之，寒以坚之，火以温之。故风寒在下，燥热在上，湿气在中，火游行其间，寒暑六入，故令虚而生化也。

又曰：故燥胜则地干，暑胜则地热，风胜则地动，湿胜则地泥，寒胜则地裂，火胜则地固矣。

冉雪峰曰：此言天地气化运行，人在其中，息息相通，气相得则和，不相得则病。而注家多就司天在泉图位诠释，既失空浮，又嫌呆钝，种种滞疑难通。观本段所叙天地体象，气化运行，何等活泼，何等精透。张隐庵《素问集注》引浑天象曰“天半覆于地上，半在地下，其天居地上见者，一百八十二度半强，地下亦然。北极出地上三十六度，南极入地下亦三十六度”云云。谓浑天之说，本之《素问》。此为世界最早之天文历数，亦即为东方最早之宇宙观。后人谓天动地静者非，谓地动天不动者亦非。须知天地有动时，天地亦有静时。善夫《易·系辞》曰：“夫乾，其动也专，其静也直。夫坤，其动也辟，其静也翕。”不唯言天动，并言天静，不唯言地静，并言地动。且将天地动静形态，各各体会摹写出来，令人一读一惊。《素问》此段所叙，相互发明，其奥颐处实可为近今学术强有力之考证。儒家穷天地运行，是直探造化之源。医家穷天地运行，是深求疾疴之本。本段燥胜地干，暑胜地热六句，即是寒暑六入实际，即是二气流行，六入生出来的象征。善言天者，必验于人，人体心肺在上，肝肾在下，土位中央，三焦之火，游行上下之间，恍惚似之。中医学术基质，重心是放在上穷天纪，下极地理，中合人事上。原欲包罗万象，贯通三才。不是局部的，是整体的；不是孤立的，是联系的。学者理求其是，归诸实验，如张巨烛而游洞天，愈深愈明，其亦可以不惑矣夫。

复习题

1.《内经》开宗明义第一篇，以“天真”标题，乃篇中不言“天真”，而言“天癸”，“天癸”何以可明“天真”？“天癸”何以可推天数？能阐扬其精义否？

2. 经言人始生先成精，精成而后脑髓生。又言骨属屈伸，泄泽补益脑髓。几寻出脑的来源、脑的补法，能诠释其意蕴否？

3. 饮入于胃，水化气，气化水，上输下输，外输内输，一身无所不到。试说明其体象，兼诠释其义理。

4. 中焦受气取汁，变化而赤，是谓血。试问如何受取，如何变化？

第三章　形身

第十九节　素问

《素问·灵兰秘典论》曰：心者，君主之官也，神明出焉。肺者，相傅之官，治节出焉。肝者，将军之官，谋虑出焉。胆者，中正之官，决断出焉。膻中者，臣使之官，喜乐出焉。脾胃者，仓廪之官，五味出焉。大肠者，传导之官，变化出焉。小肠者，受盛之官，化物出焉。肾者，作强之官，伎巧出焉。三焦者，决渎之官，水道出焉。膀胱者，州都之官，津液藏焉，气化则能出矣。

冉雪峰曰：《素》《灵》脏腑多通称。脏者藏也，腑者府也。形脏四，神脏五，故或称四脏，或称五脏，或称七脏，或称九脏，或称十一脏，此则合六脏六腑而称十二脏者也。十二脏各有官司，故名十二官。脾胃合共一官，只十一官。一本作"脾者，谏议之官，知周出焉"，以足十二官之数。查《甲乙》《太素》无此篇文字，未知孰是，待考。官名职司，各有取材，譬喻亲切，意蕴弘深。学者总会《素》《灵》全书，以经解经，则十二脏之功用以明，十二官之职守以定，各官各有本司特殊的功用，各官又各有连贯相互的功用，中说记述脏腑较详。论后天则归重于脾，论先天则归重于肾，论气血则归重于心肺。《刺禁论篇》"隔肓之上，中有父母"。此篇"君主之官""相傅之官"，彼曰"父母"，此曰"君相"，尊之也。又《本输》，"肾将两脏"，以两腑配一脏。此篇曰脾曰胃，合脏腑为一官，得毋以中焦谷气，为奉生之本，慎重其官守耶。但中说只知脏腑与腑脏的关系，不知人身整个机体尚有统一管辖的大脑皮质高级神经活动在。既知脏腑与腑脏的关系，须再知脏腑与脑神经的关系。第十脑神经由前别下脏腑，学者名迷走神经，又名脏腑神经。脏腑的作用，可反映到脑，脑的指挥，可传达到脏腑，二者关联密切，为适当调节配合。脑荐的神经为一系，胸腰的神经为一系，彼促助则此抑制，彼抑制则此促助，俾协于平。由此观之，是十二官皆秉承于无上玉清的脑。十二官不得相失，十二官与脑更不得相失，学者须进一步研究。

第二十节　素问

《素问·宣明五气》曰：五脏所藏：心藏神，肺藏魄，肝藏魂，脾藏意，肾藏志。

又曰：五脏所主：心主脉，肺主皮，肝主筋，脾主肉，肾主骨。

又曰：五脏化液：心为汗，肺为涕，肝为泪，脾为涎，肾为唾。

又曰：五脏所恶：心恶热，肺恶寒，肝恶风，脾恶湿，肾恶燥。

又曰：五气所病：心为噫，肺为咳，肝为语，脾为吞，肾为欠为嚏，胃为气逆、为哕、为恐，大肠小肠为泄，下焦溢为水，膀胱不利为癃，不约为遗溺，胆为怒。

冉雪峰曰：此篇乃宣明五气，解说五脏所藏、所主、所化、所恶、所病，而详其性情功用病变也。五脏，西说心属血脉系，肺属呼吸系，肝和脾属消化系，肾属泌尿系。中说则合五者为脏，而称五脏。盖学术基本不同，观点各异，而归类命名，因之各是其是。此可分看以各致其功，亦可合看以互穷其义。本篇所重在五脏所藏，乃深探精英凝聚，而寻求其功用转变，以归于“脏者藏也”的本义，故拔居首段。曰神、曰魄、曰魂、曰意、曰志，皆一气之所传化。都是由无可命名中，而各为之命名，可见古人为学，原是在实际上讲求。于此有三点宜研究：

①《内经》叙五脏目次，各各不同。有言心肺脾肝肾者，有言肺心脾肝肾者，各有各的取义。本篇则言心肺肝脾肾，盖取制则生化，抑制之即所以生成之。观《五脏生成》所叙目次，与此正同，义可互证。②五脏所恶，本气何必恶，自胜过乃恶之。以故心恶热、肝恶风、脾恶湿，推斯义也，肺当恶燥，肾当恶寒，乃肺恶肾之寒，肾恶肺之燥，既参错以尽变，可推阐于无穷。③本篇所藏、所主、所化、所恶，均只言五脏。而本节所病，则兼言六腑，盖重心放在病变上。虽是解说宣明五气的生理，不啻解说宣明五气的病理，所以合脏腑两两而言，不厌求详。吾人为学，大抵其相同者，不过取以相互印证，其歧异者，未容轻轻放过，务于歧异中求出真理。此项歧异的方法，一言以蔽之曰：捣奥披窽，证入最深层的意蕴而已。

第二十一节　灵枢

《灵枢·本脏》曰：肺合大肠，大肠者，皮其应；心合小肠，小肠者，脉其应；肝合胆，胆者，筋其应；脾合胃，胃者，肉其应；肾合三焦膀胱，三焦膀胱者，腠理毫毛其应。

《灵枢·本输》曰：肺合大肠，大肠者，传导之腑；心合小肠，小肠者，受盛之腑；肝合胆，胆者，中精之腑；脾和胃，胃者，五谷之腑；肾和膀胱，膀胱者，津液之腑也。少阴属肾，肾上连肺，故将两脏。三焦者，中渎之腑也，水道出焉，属膀胱，是孤之腑也。是六腑之所与合者。

冉雪峰曰：此篇乃论脏腑相合而外应于形身，内昭其功用也。肺合大肠，心合小肠，肝合胆，脾合胃，肾合三焦膀胱，全书他篇，亦多言及，虽叙次略有前后，而隶属并无差别。中医学学术基本，无论生理病理，均以脏腑为前提，故录此二节，以昭其义。前节明其外应生理如是，外应病理亦如是。内之应外如是，外之应内亦如是，学者可以活看。后节著其功用：曰传导、曰受盛、曰中精、曰谷府、曰中渎。此与《灵兰秘典》

十二官所叙，大略相同。彼统脏腑而言，此专就六腑而言也。中西医学术基本不同，故其对于脏腑百骸、内外形身、归类编次各异。如本篇六腑，就西医，言胃、大小肠、胆属消化系，肾膀胱属泌尿系，三焦大抵即指胸膜、腹膜、少腹膜而言。但不如中医三焦为游部、发源肾系、内连脏腑、外通皮毛之为一气浑全。上焦如雾，是言其水的化气；中焦如沤，是言其水的流行；下焦如渎，是言其水的汇聚。本节“中渎”，是言其水的排泄；下通水道，是言其下出；上合三焦，化气外达，是言其外出。内合外应，下出外出，化机鼓荡，一片神行，这是言生理灵活妙婉的体现。肾上连肺，是将两脏。两合三焦膀胱，亦是将两脏。脏腑互通，腑亦称脏，属膀胱。不宁腑与脏合，而且腑与腑合，孤而不孤。所谓孤者，内连脏腑外通皮毛，正是反词以透写不孤。其功用普泛，与他腑特异，几为人身机体的整个联络线，此所以谓之孤也。学者可以领会其中意义矣。

第二十二节　灵枢

《灵枢·本脏》曰：赤色小理者，心小；粗理者，心大。无𩩲骬者，心高；𩩲骬小、短、举者，心下。𩩲骬长者，心坚，𩩲骬弱小以薄者，心脆。𩩲骬直下不举者，心端正；𩩲骬倚一方者，心偏倾也。

白色小理者，肺小；粗理者，肺大。巨肩反膺陷喉者，肺高；合腋张胁者，肺下。好肩背厚者，肺坚；肩背薄者，肺脆。背膺厚者，肺端正；胁偏疏者肺偏倾也。

青色小理者，肝小；粗理者，肝大。广胸反骹者，肝高；合胁兔骹者，肝下。胸胁好者，肝坚；胁骨弱者，肝脆。膺腹好相得者，肝端正；胁骨偏举者，肝偏倾也。

黄色小理者，脾小；粗理者，脾大。揭唇者，脾高；唇下纵者，脾下。唇坚者，脾坚；唇大而不坚者，脾脆。唇上下好者，脾端正；唇偏举者，脾偏倾也。

黑色小理者，肾小；粗理者，肾大。耳高者，肾高；耳后陷者，肾下。耳坚者，肾坚；耳薄不坚者，肾脆。耳好前居牙车者，肾端正；耳偏高者，肾偏倾也。

冉雪峰曰：此篇乃由外形以审及内形之五脏也。五脏各缘体素、各具组织、各成形态、各有部位，平人大抵相同。亦有或大或小，或高或下，或坚或脆，或正或偏，各有差异者。其差异又有先天的、后天的、优性的、劣性的，观原书意义，大旨重在先天。若出后天病变，内形差异，外形未必尽差异。测验大法，分赤、白、青、黄、黑五色，理的或小或粗。张隐庵注云："大肉䐃脂，五脏所生，观其肉理之粗细，即知其脏形之大小。"盖即由内而生出于外，故即由外而反证于内。《灵枢·五色》云："五色之见，各出其色部。"此条五色，或亦各有色部，非普通色诊之比。但言未昭示，注家无明文，待考。其测验心、肺、肝三项：心在胸前蔽骨髃骬内，故以髃骬候心；肺在肩膺胁腋之间，故以肩膺胁腋候肺；肝居偏右胁部，抵膈，其脉下循腹章门，上循膺期门，故以胸膺胁腹候肝。脾肾稍偏于里，则以所主开窍部位候之。如脾开窍于口，则以唇候脾；肾开窍于耳，则以耳候肾。本脏缘周有形可验者，验之于形；无形可验者，验之于窍。既参错以立法，可推阐以尽变。人身整个机体是联系的，是统一的，不唯内形与内形有关，内形与外形亦有关，生理如是，病理亦如是。以外之生理，测内之生理如是；以外之病理，测内之病理如是。新说论内脏之体素组织形态详矣，但言其常而未言其变，言其局部而未言其全体，此则合全体内外常变而通之。古人不宁讲病理是活泼的，讲生理亦是活泼的，学者所当潜心体会云。

第二十三节　灵枢

《灵枢·本脏》曰：肺应皮。皮厚者，大肠厚，皮薄者，大肠薄。皮缓，腹裹大者，大肠缓而长；皮急者，大肠急而短；

皮滑者，大肠直；皮肉不相离者，大肠结。

心应脉，皮厚者，脉厚，脉厚者，小肠厚；皮薄者，脉薄，脉薄者，小肠薄；皮缓者，脉缓，脉缓者，小肠大而长；皮薄而脉冲小者，小肠小而短；诸阳经脉皆多纡屈者，小肠结。

脾应肉，肉䐃坚大者，胃厚；肉䐃么者，胃薄。肉䐃小而么者，胃不坚；肉䐃不称身者，胃下，胃下者，不管约不利。肉䐃不坚者，胃缓；肉䐃无小果累者，胃急。肉䐃多小果累者，胃结，胃结者，上管约不利也。

肝应爪，爪厚色黄者，胆厚；爪薄色红者，胆薄。爪坚色青者，胆急；爪濡色赤者，胆缓。爪直色白无纹者，胆直；爪恶色黑多纹者，胆结也。

肾应骨，密里厚皮者，三焦、膀胱厚；粗理薄皮者，三焦、膀胱薄。疏腠理者，三焦、膀胱缓；皮急而无毫毛者，三焦、膀胱急。毫毛美而粗者，三焦、膀胱直；稀毫毛者，三焦、膀胱结也。

冉雪峰曰：此篇乃由外形以审及内形之六腑也。腑合于脏，各脏的所应，即各腑的所应。故由外形，可以测知内形的五脏，亦可由五脏所应，转而测知所合的六腑，此可见为脏为腑，为外为内，整个机体是连属的、统一的。亦可见内部某部分与外部某部分相关，外部某部分与内部某部分相关，尤为密切。肺应皮、心应脉、脾应肉、肝应爪、肾应骨，《内经》全书他篇言脏腑处，亦多详及。而以皮测验大肠、以脉测验小肠、以肉测验胃、以爪测验胆、以骨测验三焦及膀胱，则为本篇独具的特义。肺气通于皮毛，肺具呼吸机能，皮肤亦具呼吸机能。肺合大肠，以皮测验大肠固已，而肾应骨，亦以皮为测验何也？盖肾上连肺、三焦、膀胱，即是肾所将两脏，三焦、腠理、毫毛其应，毫毛即皮的外华，故其测验不以骨而以皮。心应脉，以脉测验心，测验心所合的小肠可矣。乃先以皮候脉，再以脉候小肠，多一个曲折。因脉出于阳分，多纡曲易察外，余均隐晦，直接不易测验，故间接测验。《邪气脏腑病形》云：“脉急，尺之皮肤亦急。脉缓，尺之皮肤亦缓。”所以以皮测验小肠也。窃五脏营养，取材于六腑，百体生化，基缘于五脏，脏腑内外百骸形体，一气相连。西说第十神经别下脏腑，又脑荐系与胸腰系各成一组，胸腰系联系心、肺、肝、脾、胆、胃、大小肠等，脑荐系联系肾膀胱、睾丸、子脏等。而神经有线联络之外，又有内分泌无线联络。学者由是而推阐焉，夫亦可以愈周至愈精密云。

第二十四节 素问

《素问·五脏别论》曰：脑、髓、骨、脉、胆、女子胞，此六者地气之所生也，皆藏于阴而象于地，故藏而不泻，名曰奇恒之腑。夫胃、大肠、小肠、三焦、膀胱，此五者，天气之所生也，其气象天，故泻而不藏，此受五脏浊气，名曰传化之腑，此不能久留，输泻者也。

又曰：五脏者，藏精气而不泻也，故满而不能实。六腑者，传化物而不藏，故实而不能满也。所以然者，水谷入口，则胃实而肠虚；食下，则肠实而胃虚。故曰实而不满，满而不实也。

冉雪峰曰： 五脏藏精气而不泻，六腑传化物而不藏，此为生理常轨。然观点不同，类别各异，取材不同，义例攸分。本编上各篇所述，如十二官之主宰在心，十一脏之取决在胆，此即类别各异的昭示。本篇胃、大小肠、三焦、膀胱皆泻，而胆独不泻。于普通各腑外，增脑、髓、骨、脉、女子胞、五腑，与胆同为奇恒之腑，以其余为传导之腑，此即义例攸分的昭示。中说脏腑为根本，故不惮求详，反复解说，以尽其义。其实所谓传导之腑，不过形质较大之可见者耳。胆非不泻，余五奇恒，亦非不泻。盖胆开口于十二指肠，其汁具特殊消化要素。若“五瘅”“七瘅”，乃胆之病变而泻者耳。脑与髓亦有新陈代谢，动作的神经比静止的神经排氮较多，早经学者测出。骨易髓有孔，成圈穴道，哈氏穴道，即是排泻道路。脉的毛细血管，在腑脏百骸体素组织间，碳氧交换，即是排泻的实际。女子月事轮回及妊娠诞子，均是排泻，其崩漏赤白带下，又秽浊排泻病变之显见者。由上所述观之，若之何不泻？所谓不泻者，其形不大著，别是一义。故原书本篇标题曰《五脏别论》，其实易作"六腑别论"，尤为切实合拍。故又续论曰："五脏者藏精气而不泻，六腑者传化物而不藏。"归于正义，并以满而不实，实而不满，摹拟形容其意蕴。又再续曰："食入则胃实而肠虚，食下则肠实而胃虚。"复申明满实形状意旨，总结上奇恒传导两节，以完其义。至是而五脏六腑义理阐说，已为尽致云。

第二十五节　灵枢

《灵枢·胀论》曰：夫胸腹者，脏腑之郭也。膻中者，心主之宫城也。胃者，太仓也。咽喉小肠者，传送也。胃之五窍者，闾里门户也。廉泉玉英者，津液之道也。

《灵枢·忧恚无言》曰：咽喉者，水谷之道也。喉咙者，气之所以上下者也。会厌者，音之户也。口唇者，音声之扇也。舌者，音声之机也。悬雍垂者，音声之关也。颃颡者，分气之所泄也。横骨者，神气所使，主发舌者也。

冉雪峰曰：此篇乃言人体生理紧要部分，而明其部位，昭其功用也。前段胸腹为外部脏腑居之，而详其内外功用；后段咽喉为要隘，出入由之，而明其上下机括。骤观文气似为排比叙述，细查前段侧重消化，后段侧重语言。故上段五项中，三项均关消化；后段七项中，四项均详语言。脾胃为后天消化营养所从出，人之所以奉生周命者，在此。语言为最新生理第二信号，人之所以灵慧超出凡百动物者，在此。重此二者，并非偶然，再即经文细绎之。胃者太仓也，即胃者仓廪之官。喉咽连食管，接胃的上端，小肠连十二指肠，接胃的下端，食管及小肠，食物不能久留，传送二字，形容妥帖恰合。胃上为进口，即贲门；下为出口，即幽门。近出口体壁较厚处凸出部，有紧挤孔眼，王清任名为津门，共只三窍，旁通于脾为一窍，所谓脾为胃行其津液，脾之与胃以膜相连者也。上通于肺为一窍，所谓谷入于胃，以传于肺，脉气流经，经气归于肺者也。气过声带，合成语言，既以语言代表心意，又以文字代表语言，第二信号因以完成，可以深刻地认识过去以及未来事物的发展。对于语言的生理，中医两千多年前早已明了，即与声带邻近相关附着器，亦早已明了，如会厌者，音声之户也；口唇者，音声之扇也；舌者，音声之机也；悬壅垂者，音声之关也。明辨详悉，后贤五音，即缘此推出。不宁新说发明的，已早发明，并有新说未发明，而旧说足资启迪者，此即所谓宝藏也。发扬先代文化，讵宁经验，学说亦当注意焉。

第二十六节　灵枢

《灵枢·大惑论》曰：骨之精为瞳子，筋之精为黑眼，血之精为络，其窠气之精为白眼，肌肉之精为约束。

《灵枢·五癃津液别》曰：五谷之津液，和合而为膏者，内渗入于骨空，补益脑髓，而下流于阴股。

冉雪峰曰：此篇乃论精气精液之注目渗骨，而为形身本末始终吃紧重要关键。肝开窍于目，目受血而能视，此举其大略而言耳，其实五脏六腑之精气皆上注于目。本篇“骨之精为瞳子，筋之精为黑眼，血之精为络，其窠气之精为白眼，肌肉之精为约束”，已缕分明白昭示。后贤眼科五轮七廓，即由此推演而出。西说视觉中枢在脑枕叶，本篇下文云裹撷筋骨血气之精，而与脉并为系，上属于脑后，出于项中，义亦相通。特西说多从脑神经主宰解说，中说多从精华上奉解说，致力点各有不同。再西说论脑髓甚详，神经系已蔚为专科，但未研及脑的发生来源。中说脑者髓之海，其形式由脑披离而下，其气化由肾溯洄而上。盖谷入于胃，五脏六腑皆以受气。后天谷气，与先天精气和合，其浓厚如膏样者（原书“高”当作“膏”），由骨空渗入，上补脑髓，下流阴股，上下一贯，营周不休。《灵枢·决气》云：“谷入气满，淖泽注于骨，骨属屈伸，泄泽补益脑髓。”与此盖相互发明，寻出脑的来源，故明标脑的补法。“补益脑髓”四字，值得注意。“膏泽”“淖泽”，亦可互通。窃大脑皮质高级神经活动，主宰人身机体，是整个的、统一的，为西医的生理。古时脑的学说未昌，故只在脏器与脏器相关要点上求。然能抉出精华上奉的类别，气液生化的根本，实为难能而可贵。脑能指挥内脏，内脏亦可影响脑，本末始终，归于一贯。形身如是，整个医学亦如是，学者可以面面透彻矣。

第二十七节　素问

《素问·骨空论》曰：髓空在脑后三分，在颅际锐骨之下，一在断基下，一在项后中复骨下，一在脊骨上空在风府上。脊骨下空，在尻骨下空。数髓空在面挟鼻，或骨空在口下当两肩。两髆骨空，在髆中之阳。臂骨空在臂阳，去踝四寸两骨空之间。股骨上空在股阳，出上膝四寸。骺骨空在辅骨之上端。股际骨空在毛中动下。尻骨空在髀骨之后，相去四寸。扁骨有渗理凑，无髓孔，易髓无空。

冉雪峰曰：按此篇言周身髓气循环流通在骨，而指出骨的流通空穴也。骨空即髓空，人身通体骨节之交，莫不有空穴，以资髓气流通，循环营周。虽扁骨无空，而有渗理凑代偿此项功用，与有空无异。本篇“髓空在脑后”六句，是言髓气上至脑，下至尻，而别出达于齿下舌下。“数骨空”“或骨空”四句，是言面骨之通于肩骨。而“髆骨空”“臂骨空”四句，是言两臂骨之相通。“股骨上空”“骺骨空”“股际骨空”“尻骨空”八句，是言股际骨、尻骨、股骨、骺骨之相通。一身上下四末，一气连贯，真是透徹入骨。西说骨的生成，由胚胎发育，初生脊索细胞群集脊索周围，为脊椎体的原始，再由脊索形成头骨基础及四肢骨基础。成人骨数计头面二十八骨，躯干五十四骨，四肢一百二十四骨，共二百零六骨。构造形成，有圆者扁者，长者短者，凸者凹者、轴输者、蝶绞者、锯齿者、弯勾者、空筒者、嵌合者、动者、不动者、整齐者、不整齐者，各具其形，各成其功，又互妙其用，可谓详明透悉。中说用人的中指作寸，按人身长短取穴，以骨度骨，君子终折。又以骨度定脉度，以骨度测内部脏腑长短广狭。如谓某胃至某骨几寸，过则某脏大，不满则某脏小。某骨至某骨几寸，过则某腑广长，不及则某腑狭小之类。暨本篇并抉出易髓空穴，直穷到底，犹可为今日骨学强有力的参考。古人长期经验阅历所得，真未可忽视。西说重形质，中说重气化。然形质上，中说亦有补西说未及者。学者所当会通中西，而更上一层楼也。

复习题

1. 十二官中有膻中而无胞络，十二经有包络而无膻中，试说其义。

2. 以外形测内形脏腑大小短长坚脆正斜，是先代特殊经验，试诠释其所以能测的义理。

3. 五脏六腑配合，则余剩一个三焦；六腑六脏配合则增加一个心包络。试言其参错尽变所以然之故。

4. 骨空易髓，义颇精透，扁骨无孔，其髓气髓质，由何处出入，能实指之否。

第四章　经络

第二十八节　灵枢

《灵枢·营气》曰：营气之道，内谷为宝。谷入于胃，气传之肺，流溢于中，布散于外。精专者，行于经隧，常营无已，终而复始，是谓天地之纪。

《灵枢·营卫生会》曰：人受气于谷，谷入于胃，以传于肺，五脏六腑，皆以受气，其清者为营，浊者为卫，营在脉中，卫在脉外，营周不休，五十而复大会，阴阳相贯，如环无端。

冉雪峰曰：此篇言血脉之由所资生，而经络之所由流贯也。人身整个机体，全藉经络连贯，经行正道，络行绝道，一身上下内外，无所不到。连贯的物质为何？气血是已。以体质言则曰气血，以功用言则曰营卫。脾胃为后天仓廪之本，气血生化之源。西说食物至小肠化为糜桨，由肠毛吸管吸出，汇入淋巴管，流向血脉循环去。此即中说小肠受盛之官，化物出焉，及水入于经，其血乃成。即中焦受气取汁，变化而赤是谓血也。此为中西学说，可互证互通之处。本篇所引二节，曰常营无已，终而复始；曰营周不休，五十而复大会，阴阳相贯，如环无端。所言血液循环，其行有时刻，其过有部位，其度有长短，其究有孔穴，明白畅晓，始于肺终于肝，包大小循环及门脉循环而言。中西对照，两两无异。是哈斐氏发明血液循环，尚在公历十七世纪，此则占先二三千年。东方文化开明之早，值得惊服！再《灵枢·五十营》篇所载经脉循行时刻，上合天宿，下应水漏，原颇切实。但错字错句，不一而足。各注辩说，迄无定准，故本编未著录。然一呼脉再动，气行三寸；一吸脉亦再动，气行三寸。呼吸定息，气行六寸，二百七十息，气行十六丈二尺周于身，为一小周。积至一万三千五百息，气行五十营于身，为一大周。所谓水下百刻，日行二十八宿，漏水皆尽，计行八百一十丈者是也。凡此尚可辨认其原理总数。则日行分数，气行息数，漏刻实数，均可据此演推。营卫当分，而有不必分者；顺逆当辨，而有不必辨者。是谓古书虽乱而未乱，虽不全而犹全可也。

第二十九节　灵枢

《灵枢·卫气行》曰：故卫气之行，一日一夜五十周于身，昼日行于阳二十五周，夜行于阴二十五周。

又曰：其始入于阴，常从足少阴注于肾，肾注于心，心注于肺，肺注于肝，肝注于脾，脾复注于肾为周。

《灵枢·痈疽》曰：血和则孙脉先满溢，乃注于络脉，络脉皆盈，乃注于经脉。阴阳已张，因息乃行，行有经纪，周有道理，与天合同，不得休止。

冉雪峰曰：此言卫气与营气合致为功。而营气之营周，正有赖于卫气之行也。清者为营，浊者为卫。营者水谷之精气，卫者水谷之悍气。营卫同出异名，在《素》《灵》全书中，屡屡言及。盖血中之温度即气，气中之液泽即血，两两关系密切，几分不开。唯中说侧重气分，故为营为卫，均系以“气”字，曰“营气”“卫气”，此为中医学理特殊之点。人身先天之精气在肾，后天之谷气在脾，与天地相通，生生呼吸之气在肺。故营卫本出中焦，而又曰“营出中焦”；卫气出于下焦；又曰宗气“积于胸中，出于喉咙，以贯心脉，而行呼吸”。所以然者，资始在下，资生在中，与天地合同在上。匪各歧异，乃灵活摹写，将整个机体曲曲绘出，不局局讲死的生理，此亦中医学理特殊之点。但书帙浩繁，因文见义，无系统整齐的记载，非慧心人不能了了，易生误会。又亥豕鲁鱼脱节衍文，所在多有。如本

《卫气行》篇，日行一舍，人气行一周，及水下一刻，人气在太阳二节。度舍刻数多不符合，尤易生误会。所以注家訾言百出，什么营气顺行，卫气逆行，各走其道；什么始肺终肝、循行十二经的营气与循太阳出、循度应漏的营气不同。愈解说愈支离，不知径历有往来，行次并无顺逆，同是各分昼夜、五十而复大会，有何不同。学者须知营中有卫，卫中有营，营外有营，卫外有卫。亦如淋巴血脉，两个体系合成一个体系；大小循环、门脉循环、冠脉循环，合成一个循环。道并行而不相悖，万物并育而不相害。学者可以会其通，破其的矣。

第三十节　灵枢

《灵枢·经脉》曰：肺手太阴之脉，起于中焦，下络大肠，还循胃口，上膈属肺，从肺系横出腋下，下循臑内，行少阴心主之前，下肘中，循臂内上骨下廉，入寸口，上鱼，循鱼际，出大指之端；其支者，从腕后直出次指内廉，出其端。

又曰：大肠手阳明之脉，起于大指次指之端，循指上廉，出合谷两骨之间，上入两筋之中，循臂上廉，入肘外廉，上肠外前廉，上肩，出髃骨之前廉，上出于柱骨之会上，下入缺盆络肺，下膈属大肠；其支者，从缺盆上颈贯颊，入下齿中，还出夹口，交人中，左之右，右之左，上夹鼻孔。

又曰：胃足阳明之脉，起于鼻，交頞中，旁约太阳之脉，下循鼻外，入上齿中，还出夹口环唇，下交承浆，却循颐后下廉，出大迎，循颊车，上耳前，过客主人，循发际，至额颅；其支者，从大迎前下人迎，循喉咙，入缺盆，下隔属胃络脾；其直者，从缺盆下乳内廉，下夹脐，入气街中；其支者，起于胃口，下循腹里，下至气街中而合，以下髀关，抵伏兔，下入膝膑中，下循胫外廉，下足跗，人中指内间；其支者，下膝三寸而别，下入中指外间；其支者，别跗上，入大指间，出其端。

又曰：脾足太阴之脉，起于大指之端，循指内侧白肉际，过核骨后，上内踝前廉，上腨内，循胫骨后，交出厥阴之前，上循膝股内前廉，入腹属脾络胃，上膈，挟咽，连舌本，散舌下；其支者，复从胃，别上膈，注心中。

又曰：心手少阴之脉，起于心中，出属心系，下膈络小肠；其支者，从心系上夹咽，系目系；其直者，复从心系却上肺，出腋下，下循臑内后廉，行太阴心主之后，下肘内，循臂内后廉，抵掌后锐骨之端，入掌内廉，循小指之内出其端。

又曰：小肠手太阳之脉，起于小指之端，循手外侧上腕，出踝中，直上循臂骨下廉，出肘内侧两骨之间，上循臑外后廉，出肩解，绕肩胛，交肩上，入缺盆络心，循咽下膈，抵胃属小肠；其支者，从缺盆循颈上颊，至目锐眦，却入耳中；其支者，别颊上䪼抵鼻，至目内眦，斜络于颧。

又曰：膀胱足太阳之脉，起于目内眦，上额交巅；其支者，从巅至耳上角；其直者，从巅入络脑，还出别下项，循肩髆内，挟脊抵腰中，入循膂，络肾属膀胱；其支者，从腰中下夹脊贯臀，入腘中；其支者，从髆内左右，别下贯胛，夹脊内，过髀枢，循髀外后廉下合腘中，以下贯踹内，出外踝之后，循京骨，至小指之端外侧。

又曰：肾足少阴之脉，起于小指之下，邪走足心，出于然骨之下，循内踝之后，别入跟中，上踹内，出腘内廉，上股内后廉，贯脊属肾络膀胱；其直者，从肾上贯肝膈，入肺中，循喉咙，夹舌本；其支者，从肺出络心，注胸中。

又曰：心主手厥阴心包络之脉，起于胸中，出属心包络，下膈，历络三焦；其支者，循胸出胁，下腋三寸，上抵腋，下循臑内，行太阴少阴之间，入肘中，下循臂行两筋之间，入掌中，循中指出其端；其支者，别掌中，循小指次指出其端。

又曰：三焦手少阳之脉，起于小指次指之端，上出两指之间，循手表腕，出臂外两骨之间，上贯肘，循臑外上肩，而交出足少阳之后，入缺盆，布膻中，散络心包，下膈，遍属三焦；其支者，从膻中上出缺盆，上项，系耳后直上，出耳上角，以屈下颊至颇；其支者，从耳后入耳中，出走耳前，过客主人前，交颊，至目锐眦。

又曰：胆足少阳之脉，起于目锐眦，上抵头角，下耳后，循颈行手少阳之前，至肩上，却交出手少阳之后，人缺盆；其支者，从耳后入耳中，出走耳前，至目锐眦后；其支者，别锐眦，下大迎，合于手少阳，抵于𩓐，下加颊车，下颈合缺盆以下胸中，贯膈络肝属胆，循胁里，出气街，绕毛际，横入髀厌中；其直者，从缺盆下腋，循胸过季胁，下合髀厌中，以下循髀阳，出膝外廉，下外辅骨之前，直下抵绝骨之端，下出外踝之前，循足跗上，出小指次指之端；其支者，别跗上，入大指之间，循大指歧骨内出其端，还贯爪甲，出三毛。

又曰：肝足厥阴之脉，起于大指丛毛之际，上循足跗上廉，去内踝一寸，上踝八寸，交出太阴之后，上腘内廉，循股阴入毛中，环阴器，抵少腹。夹胃属肝络胆，上贯膈，布胁肋，循喉咙之后，上入颃颡，连目系，上出额，与督脉会于巅；其支者，从目系下颊里，环唇内；其支者，复从肝别贯膈，上注肺。

冉雪峰曰：人身原无划然的十二条经脉。但有心、肺、肝、脾、肾五脏，胆、胃、大肠、小肠、膀胱、三焦六腑，再加心包络，为六脏六腑。凡脏腑均有经脉历络，万绪千头，纷无可纪。西法所绘血脉循环图不过想象的，而非真实的。且中说十二经外，尚有经正、经别、经筋等。所谓经脉，实际不只血脉一项，连淋巴、精管、髓管及神经联系，均包括在内。试就神经一项说，在腹部已成神经丛，谁为知觉，谁为运动，都分不清。再就血脉淋巴说，内呼吸毛细管在百骸体素，交换碳氧，其数不可计，其形不可绘。而中法在此繁颐纷乱、莫可纪极状况下，以六脏六腑为主，寻出此所属十二项系统来。且叙述朴质，用字精审。如曰起曰从、曰注曰至、曰循曰过、曰别曰合、曰连曰散、曰交曰挟、曰抵曰绕、曰上曰直上、曰下曰直下、曰出曰外出、曰入曰别人、曰络曰历络、曰贯曰上贯、曰下贯、曰横贯，其主要转归者曰属。试披读一通，各字形容，情景毕绘，先代文化遗留，真有足多者。特是古昔中说仅在脏腑方面着力，不知尚有大脑皮质高级神经活动统辖全体。在吾人为学，当随时代进展，再进一层。既以脏腑分管经脉，即可以经脉转证脏腑；即以经脉概括神经，亦可以由神经辨析经脉。西医学者，近谓中法针灸穴道，合乎神经皮肤刺激点，盖已开中西会通之先声矣，启迪开发，实为多多，整个会通，为时不远。录此经文，以待后之学者。

第三十一节　灵枢

《灵枢·经脉》曰：手太阴之别，名曰列缺，起于腕上分间，并太阴之经直入掌中，散入于鱼际。

又曰：手少阴之别，名曰通里。去腕一寸，别而上行，循经入于心中，系舌本，属目系。

又曰：手心主之别，名曰内关，去腕二寸，出于两筋之间别走少阳，循径以上，系于心包，络心系。

又曰：手太阳之别，名曰支正，去腕五寸，内注少阴；其别者，上走肘，络肩髃。

又曰：手阳明之别，名曰偏历，去腕三寸，别走太阴；其别者，上循臂，乘肩髃，上曲颊遍齿；其别者，入耳合于宗脉。

又曰：手少阳之别，名曰外关。去腕二寸，外绕臂，注胸中，合心主。

又曰：足太阳之别，名曰飞阳，去踝七寸，别走少阴。

又曰：足少阳之别，名曰光明，去踝五寸，别走厥阴，并经下络足跗。

又曰：足阳明之别，名曰丰隆，去踝八寸，别走太阴；其别者，循径骨外廉，上络头项，合诸经之气，下络喉嗌。

又曰：足太阴之别，名曰公孙，去本节之后一寸，别走阳明；其别者，入络肠胃。

又曰：足少阴之别，名曰大钟，当踝后绕跟，别走太阳；

其别者，并经上走于心包，下外贯腰脊。

又曰：足厥阴之别，名曰蠡沟，去内踝五寸，别走少阳；其别者，循经上睾，结于茎。

又曰：任脉之别，名曰尾翳，下鸠尾，散于腹。

又曰：督脉之别，名曰长强，挟膂上项，散头上，下当肩胛左右，别走太阳，入贯膂。

又曰：脾之大络，名曰大包，出渊腋下三寸，布胸胁。

冉雪峰曰：经脉外有络脉，络由经分支，经由络总汇，二者相连一气，相互为功。人身脏腑液腺百骸体素，碳氧交换，新陈代谢，唯经脉环周是赖。经脉功能吃紧处，尤在毛细管。盖外呼吸在肺作用，是微细血管与微小气胞的关系。内呼吸在各组织作用，是毛细血管与毛细淋巴管的关系。设无毛细管，则经脉虽贯注，无法用弥散渗透原则，渡出渡入，经脉输氧排碳的功用目的，即达不到。此项细小脉管，中说别于正经，称之曰经别。或称之曰大络、络、孙络。本篇十二经有十二络：曰列缺、通里、内关、支正、偏历、外关、飞扬、光明、丰隆、公孙、大钟、蠡沟，再加任之尾翳、督之长强、脾之大包，共为十五络，然此特举络之大者耳。须知不宁大包为大络，其余均为大络。血脉管由总会而分散，由分散而总会；淋巴管由分散而总会，又由总会而分散。总分始末不同，总分实际则同。二者分散究极，细不可量，多不可纪。古无科学精良器械，亦无科学实验方法，故只有简略著其大体。或谓经脉伏行，深不可见。浮而外见者均络脉，其实络脉何尝不深入，特浅出者人易察觉。又谓经脉不到之处为绝道，络脉循绝道出入。其实经到之处，即络到之处；络到之处，即经到之处。分之为二，合之为一。经曰："经有十二，络有十五，凡二十七气。相随上下，完整统一。"意义甚显。再本篇十五络与十二经，同出《灵枢·经脉》一篇，所叙目次各各不同。前者正经，昭其连贯；后者别络，明其类别。体象事实如此，不特编纂义例，参错尽变而已，学者所当玩索体会也。

第三十二节 灵枢 素问

《灵枢·脉度》曰：手之六阳，从手至头，长五尺，五六三丈。手之六阴，从手至胸中，三尺五寸，三六一丈八尺，五六三尺，合二丈一尺。足之六阳，从足上至头，八尺，六八四丈八尺。足之六阴，从足至胸中，六尺五寸，六六三丈六尺，五六三尺，合三丈九尺。跻脉从足至目，七尺五寸，二七一丈四尺，二五一尺，合一丈五尺。督脉、任脉各四尺五寸，二四八尺，二五一尺，合九尺。凡都合一十六丈二尺，此气之大经隧也。

《素问·气穴论》曰：脏俞五十穴，腑俞七十二穴，热俞五十九穴，水俞五十七穴，头上五行行五，五五二十五穴，中膂两傍各五，凡十穴，大椎上两傍各一，凡二穴，目瞳子浮白二穴，两髀厌分中二穴，犊鼻二穴，耳中多所闻二穴，眉本二穴，完骨二穴，项中央一穴，枕骨二穴，上关二穴，大迎二穴，下关二穴，天柱二穴，巨虚上下廉四穴，曲牙二穴，天突一穴，天府二穴，天牖二穴，扶突二穴，天窗二穴，肩解二穴，关元一穴，委阳二穴，肩贞二穴，喑门一穴，脐一穴，胸俞十二穴，背俞二穴，膺俞十二穴，分肉二穴，踝上横二穴，阴阳跻四穴，水俞在诸分，热俞在气穴，寒热俞在两骸厌中二穴，大禁二十五，在天府下五寸，凡三百六十五穴，针之所由行也。

冉雪峰曰：此篇言人身脉度总数及气穴总数，而为经脉腧穴最切实的部分。向谓《素》《灵》多文词繁赜，只可因文见义，少系统朴质的记载，不合科学文字。而此数篇，则切切实实，无一浮光掠影之谈，殊堪宝贵。经脉方面，上篇分研，寻出十二个隶属类别来；本篇合研，寻出长短度数总结来。分之各昭其功，合之连贯一气。既非含混笼统，又非隔绝划断，值得重视。经脉分繁，细散处多至无可纪极，而此能明著度数者，乃就主干正经的大者而言耳。其间督脉绕于周身前后，而只云四尺五寸；跻脉阴阳左右共四，而只云二七一丈四尺，二五一尺。又跻维同属奇经，跻脉隶入，而维脉不隶入。凡此经无明文，均耐探索。故全书他处厌其词繁，本篇此处则嫌其词简也。气穴为经脉紧要关键，既有经脉度数可查，又有气穴部位可考。由经脉可以循求出气穴的来源，由气穴可以反映出经脉的背影，气穴各有意义，非漫然云尔。如五脏六腑，其大者各有所出所溜所注所行所入，井荥输经合。其余亦各缘至止分合，连贯交会等，而各有取材。虽书缺有间，不无脱简讹佚。所叙穴数，与篇末总数不符。又天突、关元、环跳，中多重复。然脏俞腑俞，有《本输》篇可互证；热俞水俞，有《水热穴论》篇可互证；其他并有经别“气府”“动俞”“背俞”“根结”等篇，亦可互证。大只十之九尚可明晰。参证新的义理，融会新的解说，讵宁针灸是赖，中医整个学术基础，均将于此奠定云。

第三十三节　灵枢

《灵枢·本输》曰：肺出于少商，少商者，手大指端内侧也，为井木；溜于鱼际，鱼际者，手鱼也，为荥；注于太渊，太渊，鱼后一寸陷者中也，为输；行于经渠，经渠，寸口中也，动而不居，为经；入于尺泽，尺泽，肘中之动脉也，为合。手太阴经也。

又曰：心出于中冲，中冲，手中指之端也，为井木；溜于劳官，劳宫，掌中中指本节之内间也，为荥；注于大陵，大陵，掌后两骨之间方下者也，为输；行于间使，间使之道，两筋之间，三寸之中也，有过则至，无过则止，为经；入于曲泽，曲泽，肘内廉下陷者之中也，屈而得之，为合。手太阴经也。

又曰：肝出于大敦，大敦者，足大指之端及三毛之中也，为井木；溜于行间，行间，足大指间也，为荥；注于太冲，太冲，行间上二寸陷者之中也，为输；行于中封，中封，内踝之前一寸半，陷者之中，使逆则宛，使和则通，摇足而得之，为经；入于曲泉，曲泉，辅骨之下，大筋之上也，屈膝而得之，为合。足厥阴经也。

又曰：脾出于隐白，隐白者，足大指之端内侧也，为井木；溜于大都，大都，本节之后下陷者之中也，为荥；注于太白，太白，核骨之下也，为输；行于商丘，商丘，内踝之下，陷者之中也，为经；入于阴之陵泉，阴之陵泉，辅骨之下，陷者之中也，伸而得之，为合。足太阴经也。

又曰：肾出于涌泉，涌泉者，足心也，为井木；溜于然谷，然谷，然骨之下者也，为荥；注于太溪，太溪，内踝之后，跟骨之上，陷者中也，为输；行于复留，复留，上内踝二寸，动而不休，为经；入于阴谷，阴谷，辅骨之后，大筋之下，小筋之上也，按之应手，屈膝而得之，为合。足少阴经也。

又曰：膀胱出于至阴，至阴者，足小指之端也，为井金；溜于通谷，通谷，本节之前外侧也，为荥；注于束骨，束骨，本节之后陷者中也，为输；过于京骨，京骨，足外侧大骨之下，为原；行于昆仑，昆仑，在外踝之后，跟骨之上，为经；入于委中，委中，腘中央，为合，委而取之，足太阳经也。

又曰：胆出于窍阴，窍阴者，足小指次指之端也，为井金；溜于侠溪，侠溪，足小指次指之间也，为荥；注于临泣，临泣，上行一寸半陷者中也，为输；过于丘墟，丘墟，外踝之前下，陷者中也，为原；行于阳辅，阳辅，外踝之上，辅骨之前，及绝骨之端也，为经；入于阳之陵泉，阳之陵泉在膝外陷者中也，为合，伸而得之，足少阳经也。

又曰：胃出于厉兑，厉兑者，足大指内次指之端也，为井金；溜于内庭，内庭，次指外间也，为荥；注于陷谷，陷谷者，上中指内间，上行二寸陷者中也，为输；过于冲阳，冲阳，足跗上五寸陷者中也，为原，摇足而得之；行于解溪，解溪上冲阳一寸半陷者中也，为经；入于下陵，下陵，膝下三寸，胻骨外三里也，为合；复下三里三寸为巨虚上廉，复下上廉三寸，为巨虚下廉也，大肠属上，小肠属下，足阳明胃脉也，大肠小肠皆属于胃，是足阳明经也。

又曰：三焦者，上合手少阳，出于关冲，关冲者，手小指次指之端也，为井金；溜于液门，液门，小指次指之间也，为荥；注于中渚，中渚，本节之后陷者中也，为输；过于阳池，阳池，在腕上陷者之中也，为原；行于支沟，支沟，上腕三寸，两骨之间陷者中也，为经；入于天井，天井，在肘外大骨之上陷者中也，为合，屈肘乃得之；三焦下腧，在于足大指之前，少阳之后，出于腘中外廉，名曰委阳，是太阳络也。手少阳经也。

又曰：小肠者，上合于太阳，出于少泽，少泽，小指之端也，为井金；溜于前谷，前谷，在手外廉本节前陷者中也，为荥；注于后溪，后溪者，在手外侧本节之后也，为输；过于腕骨，腕骨，在手外侧腕骨之前，为原；行于阳谷，阳谷，在锐骨之下陷者中也，为经；入于小海，小海，在肘内大骨之外，去端半寸陷者中也，伸臂而得之，为合。手太阳经也。

又曰：大肠上合手阳明，出于商阳，商阳，大指次指之端也，为井金；溜于本节之前二间，为荥；注于本节之后三间，为输；过于合谷，合谷在大指歧骨之间，为原；行于阳溪，阳溪，在两筋间陷者中也，为经；入于曲池，在肘外辅骨陷者中，屈臂而得之，为合。手阳明经也。

冉雪峰曰：此篇言脏腑经脉，由出而入，由外而内，而并详其五输穴部位也。凡经脉所出为井、所溜为荥、所注为输、所行为经、所入为合，此其大彰明较著者。五脏六腑，莫不各有井荥输经合，阳经并有原穴，阴经则俞以代原。所以五脏五俞，五五二十五俞；六腑六俞，六六三十六俞。窃经脉有三百六十五穴会，络脉有三百六十五穴会，孙脉亦有三百六十五穴会。繁颐万端，莫可纪极。又书缺有间，脱简错讹。如本编上篇所引《素问·气穴论》，三百六十五气穴，比按亦不尽符合。唯本篇举其大者，只言所出、所溜、所注、所行、所入，上仅至肘，下仅至膝，脉行次序，五输穴部位，厘然明白，所以示人者至深且切，此可看出几项意义。①十二官有膻中而无包络，十二经有包络而无膻中，此篇又只有心而无包络。心所系俞穴，即包络俞穴，盖心不受邪，外经病而脏不病。少阴无俞，此与《灵枢·邪客》篇可互参互证。②六气原无手足之分。所谓足者，正以其井荥输经合等穴，自足而行。所谓手者，正以其井荥输经合等穴，自手而行。无形气化，合于有形经脉，所以各分手足。③经脉一气连贯。但如由中府云门，循天府侠白，以至少商，为由内而外，是顺行。由少商井荥输经合，以至云门中府，为由外而内，是逆行。彼之所起，即此之所止；此之所出，即彼之所终；此内外顺逆终始的判别。所以然者，繁赜杂错之经脉，最难了了，故不惮反复推阐，错综以明其义，学者所当各各会通贯彻也。

第三十四节　灵枢

《灵枢·根结》曰：太阳根于至阴，结于命门。命门者，目也。阳明根于厉兑，结于颡大。颡大者，钳耳也。少阳根于窍阴，结于窗笼。窗笼者，耳中也。太阳为开，阳明为阖，少阳为枢。

又曰：太阴根于隐白，结于太仓。少阴根于涌泉，结于廉泉。厥阴根于大敦，结于玉英，络于膻中。太阴为开，厥阴为阖，少阴为枢。

冉雪峰曰：此篇言经气从出有根，卒归有结，而辨其开阖枢之关键也。本编所引经文，出《灵枢·根结》篇。根结云者，及明其所自始，抉其所转归，与他篇详经脉始终标本类似。但始终是言其起止，标本是言其本末，而根结则更探出其肯要，尤有深一层的意义。本编所辑经文，为足的三阳三阴。骤观六经六气咸备，其实遗却手的三阴三阳，尚只得十二经全数之半。原书此二节下，尚有足太阳根于至阴，溜于京骨，注于昆仑一节。节内系言足之三阴，手之三阳，不知何篇之文，脱简错移在此，备注亦囫囵混过而已。如系本篇条文，则所叙足太阳根于至阴云云，与上重复；又只言根未言结，所叙手太阳根于少泽云云，固可补上二节所未备，但只言手三阳，未言手三阴，仍失疏漏，总核亦属不合。自此以下尚有三节，亦意义不贯，文气不续。于此以经证经，与《本输》篇言所出合读，即可全知其根。与《卫气》篇言标本合读，则为根与结，大抵均可得到，互证明了，然后乃肯定本篇之为佚脱错讹的不虚。“开阖枢”三句，“开”古作“关”，“开”字意义，不如“关”字具体。且作“关”，方与原书上文“折关败枢，开阖而走”连贯。若从“阖”字字面，对此易作“开”，犹浅矣。《灵枢》此篇要旨，原欲深求经气根源，经气归结，经气枢纽关键。由生理寻出病理，由病理归结治疗。虽遗佚脱简，书缺有间，可与全书他篇会而通之。此即本编总纲所谓连贯合并读也。顾学者致力何如耳。

第三十五节　灵枢

《灵枢·九针十二原》曰：五脏有六腑，六腑有十二原，十二原出于四关，四关主治五脏，五脏有疾，当取之十二原，十二原者，五脏之所以禀三百六十五节气味也。五脏有疾也，应出十二原，而原各有所出，明知其原，睹其应，而知五脏之害矣。

阳中之少阴，肺也，其原出于太渊，太渊二。阳中之太阳，心也，其原出于大陵，大陵二。阴中之少阳，肝也，其原出于太冲，太冲二。阴中之至阴，脾也，其原出于太白，太白二。阴中之太阴，肾也，其原出于太溪，太溪二。膏之原，出于鸠尾，鸠尾一，肓之原，出于脖胦，脖胦一。凡此十二原者，主治五脏六腑之有疾者也。

冉雪峰曰：此篇统言十二原，可与上所引《本输》篇合看。《本输》篇五脏五输，六腑六输，腑比脏多一输，即各腑各多一原穴的缘故。脏不称原者，非无原也，俞即是原。所以在腑，治原即是治俞；在脏，治俞即是治原。其叙六腑之原，不曰“五输一原”，统曰“六输”。原俞互称，义甚昭显。六腑原穴：膀胱曰京骨、胆曰丘虚、胃曰冲阴、三焦曰阳池、小肠曰腕骨、大肠曰合谷。本篇补出五脏原穴：肺曰太渊、心曰大陵、肝曰太冲、脾曰太白、肾曰太溪。盖被所注之俞，即此所出之原。然五脏六腑各各一原，特十一原耳。而云十二何也，注家或以为依照难经六十六难所载，加入少阴之原，出于兑骨，以足其数。究之非此篇原书本义。原书本义是太渊二、大陵二、太冲二、太白二、太溪二，五二一十，再加鸠尾一、脖胦一，合为十二原。煞末“凡此十二原”云云，“凡此”二字，明明是指上文言，与《本输》等篇，又各是一义也。再为学者彻底诠释，人体在后，背曰背俞、腰曰腰俞，在前胸曰胸膜，腹曰腹膜，所以联系贯通此腰背胸腹脏百骸者，三焦也。三焦发源肾系，之人生命，十二经中之根本。故曰“三焦者，原气之别使”。又曰“五脏六腑原者，三焦之尊号也”。膏者脂膏，肓者肓膜，为三焦重要基质，因取穴于此。先天祖气，合后天谷气，氤氲鼓荡，一片神行，一身上下内外，无所不到。后之背俞等为此气，前之膜原等亦为此气。生理由此气运行，病理由此气探测，治疗即由此气决定。知其要者，一言而终；不知其要，流散无穷。参之错之，分之合之，各各均可佐我互证云。

第三十六节　灵枢

《灵枢，经别》曰：足少阴之正，至腘中，别走太阳而合，上至肾，当十四椎，出属带脉；直者，系舌本，复出于项，合于太阳，此为一合。

又曰：足厥阴之正，别跗上，上至毛际，合于少阳，与别俱行，此为二合也。

又曰：足太阴之正，上至髀，合于阳明，与别俱行，上结于咽，贯舌中，此为三合也。

又曰：手少阴之正，别入于渊腋两筋之间，属于心，上走喉咙，出于面，合目内眦，此为四合也。

又曰：手心主之正，别下渊腋三寸，入胸中，别属三焦，出循喉咙，出耳后，合少阳完骨之下，此为五合也。

又曰：手太阴之正，别入渊液少阴之前，入走肺，散之大肠，上出缺盆，循喉咙，复合阳明，此为六合也。

冉雪峰曰：此篇实指十二经各各相合，命之曰六合。原文出《灵枢·经别》篇。“经别”云者，明其非正经，而为经别，亦非别之为大络支络，而为别的正经也。或谓诸阴之别皆为正，故别亦称正。六气相合，六脏六腑相合，他篇屡详。得此六经相合，因而证明脏腑相合的联系，昭显气化相合的实际。可见脏腑相合，气化相合，并非理想空谈。但其经脉循行道路，迥然不同。学者当循其别的名称，辨其别的真相，析其别的义理，基础上有一分松懈，即事实上生一分困难。再就双方并合质言。①足太阳之正，其直者从膂上出于项，足少阴之正，直者系舌本，复出于项，此为一合实际。②足少阳之正，绕髀入毛际，足厥阴之正，别跗上，上至毛际，此为二合实际。③足阳明之正，上循咽，出于口，足太阴之正，上结于咽，贯舌中，此为三合实际。④手太阳之正，入腋走心，手少阴之正，入渊液属心，上走合目内皆，此为四合实际。⑤手少阳之正，下走三焦，入于胸中，手心主之正，入于胸中，别属三焦，此为五合实际。⑥手阳明之正，上循喉咙，出缺盆，手太阴之正，上出缺盆，循喉咙，此为六合实际。凡此六者，相互连属，与别俱行，正别合并之间，义例见焉。查本篇叙经脉起止，腧穴部位，不及《经脉》篇十二经之详，此可与《本输》篇分看合看。彼重心在本经之五输，此重心在两经之合。彼之合为所入，为内外连贯；此之合为所并，为相将联系。推类尽致，会而通之，在学者之自为领会耳。

复习题

1. 血和则孙脉先满溢，乃注于络脉，皆盈，乃注于经脉。阴阳既张，因息乃行。准以近代生理名词，孙脉、络脉、经脉，当作何称谓，其行何缘因息，各各言之。

2. 营行脉中，卫行脉外，常营无已，周而复始，此为中国之最早的血液循环说。究之，其循环始于何所，终于何所，可以晓否？

3. 五脏五输，五五二十五输；六腑六输，六六三十六输。六腑比五脏为何多出一输？

4. 何谓井荥输经合，试各详其穴名，各指其部位。

第五章　运气

第三十七节　素问

《素问·阴阳应象大论》曰：故积阳为天，积阴为地。阴静阳躁，阳生阴长，阳杀阴藏。阳化气，阴成形。寒极生热，热极生寒。寒气生浊，热气生清。清气在下，则生飧泄；浊气在上，则生䐜胀。

又曰：地气上为云，天气下为雨；雨出地气，云出天气。故清阳出上窍，浊阴出下窍；清阳发腠理，浊阴走五脏；清阳实四肢，浊阴归六腑。

又曰：水为阴，火为阳，阳为气，阴为味。味归形，形归气，气归精，精归化，精食气，形食味，化生精，气生形。味伤形，气伤精，精化为气，气伤于味。

冉雪峰曰：此篇言天地之阴阳，万物之阴阳，而合于人身之阴阳。阴阳二字，乃昭显相对的演绎，而总括六气五运者也。儒家讲阴阳，是欲体天以明德；道家讲阴阳，是欲法天以全真；医家讲阴阳，是欲穷人与天地所以共同生，而追溯病源之所由肇始。观经文“积阳为天，积阴为地”云云，是天地亦由阴阳生成，不宁免不了大自然规律支配。且天地本身，即是精化气、气化质，气凝质聚，垂象成形，根本即是大自然规律产生而出。《五运行》（即《五运行大论》）篇云“天地之动静，神明为之纲纪”，尚只显得后半。再进一步言，阴阳生天地，亦是神明为之纲纪。神明为何？纲纪为何？即大自然，大自然之规律而已。本篇首节明阴阳的性情，详阴阳的功用，而以寒热清浊之易见者，归结到病理，此为善言天者，必验于人。非凿空侈谈气化可比。次节“清阳”，“浊阴”二句，补足上节积阳积阴未尽之义。上节是肇基化源，此节是辨析性质，而地气天气，为雨为云，内外上下，清浊攸分，重心仍是将天地人融成一片。末节就精气味形，归伤生化，反复推阐，一层进一层，奥折渊懿。坚劲简峭，而变而化，自诠自释，经义横披，更耐探索。得其一字一句，即可通无穷意蕴，开无限法门。五运者，六气之形质也；六气者，二气之推演也。欲明五运，先明六气；欲明六气，先明二气；曰阴曰阳，曰柔曰刚，生生化化，品物咸章，此为先哲遗留东方最早之宇宙观。近代进化论学者所谈义理，不出其范围，学者分别体认，不得以其哲学色彩较浓而忽之也。

第三十八节　素问

《素问·天元纪大论》曰：故物生谓之化，物极谓之变，阴阳不测谓之神，神用无方谓之圣。夫变化之为用也，在天为元，在人为道，在地为化，化生五味，道生智，元生神。神在天为风，在地为木，在天为热，在地为火，在天为湿，在地为土，在天为燥，在地为金，在天为寒，在地为水，故在天为气，在地成形，形气相感而化生万物矣。

《素问·六微旨大论》曰：出入废则神机化灭，升降息则气立孤危。故非出入，则无以生长壮老已；非升降，则无以生长化收藏。是以升降出入，无器不有。故器者生化之宇，器散则分之，生化息矣。故无不出入，无不升降。化有小大，期有近远，四者之有，而贵常守，反常则灾害至矣。

冉雪峰曰：此篇言阴阳变化，形气感召，而推阐其升降出入之机缄也。天地生成，肇自阴阳。天地功用，显于阴阳。而升而降，而出而入，而气而形，而生而化，自然而然，即天法道，道法自然。亦即人在宇宙中，为宇宙大自然所支配的自然。“在天为元，在人为道，在地为化。”此三句，先从天而人而地，为体天以明德，化生五味。“道生智，元生神”，此二句复从地而人而天，为明德以达天。“神在天为风、在地为木；在天为热、在地为火；在天为湿、在地为土；在天为燥、在地为金；在天为寒、在地为水。”将形气类比昭显，而形气感召，化生万物，尤将天地阴阳形气变化，赤裸裸整个写出。物生谓之化，物极谓之变，化者变之始，变者化之终。既变又化，已化再变，以不测为测，以无方揆方，神圣超越境谊，即此亦可钻仰。然所以生成变化者，升降也，出入也。自然规律，无不出入，无不升降，特有大小近远迟速常变之分耳。如果出入废，则神机化灭；升降息，则气立孤危。不生不化，则天地或几乎息矣。本节所引二节经文，意义连贯，相互发明，学者玩索有得。辟天地之机缄，抉阴阳之奥窍，将于是乎在。尤有进者，一元默运，化机不息。阳根于阴，阴根于阳，阳中有阴，阴中有阳。升降出入，无器不有。以入为出，以出为入，以降为升，以升为降，不息而息，息而不息，此所谓天地之纲纪，此所谓自然的规律。生理从此出，疾病从此起，调摄治疗从此肯定。一言以蔽之，曰：天地人一而已矣。

第三十九节　素问

《素问·天元纪大论》曰：所以欲知天地之阴阳者，应天之气，动而不息，故五岁而右迁，应地之气，静而守位，故六期而环会，动静相召，上下相临，阴阳相错，而变由生也。

又曰：天以六为节，地以五为制。周天气者，六期为一备；终地纪者，五岁为一周。君火以明，相火以位。五六相合而七百二十气，为一纪，凡三十岁；千四百四十气，凡六十岁，而为一周，不及太过，斯皆见矣。

冉雪峰曰：此篇言天以六为节，地以五为制。动静相召，上下相临，阴阳相错，而推阐其变化周纪也。天以六为节者，以三阴三阳为度数之节也；地以五为制者，以五行之位为度数之制也。此言其常也。然阴阳互换互根，天地相感相召，故天化六为五，而合于地；地化五为六，而应于天。天干，甲乙丙丁戊己庚辛壬癸为十，刚柔相合，排列组合为五，非化六为五乎！地支，子丑寅卯辰巳午未申酉戌亥为十二，刚柔相合，排列组合为六，非化五为六乎！唯其天六地五，化为天五地六，所以动静相召，上下相临，阴阳相错，而变生焉。五岁右迁，即五化之表征；六期环会，即化六之表征。究之天以六为度数之节，地以五为度数之制，是其常体。故周天气者，六期为遍六气的一备。终地纪者，五岁为遍五运的一周。由此五六相合而推演之，三十岁为一纪，以五六三十，六五亦三十也，六十岁为一整周。始甲子终癸亥。六十年中，太乙天符四年，天符十二年，岁会八年，同天符六年，同岁会六年。所谓太过不及，斯皆见者也。虽未至而至，至而不至，时有定位，气无必然。此项推演，类似科学假设，然其道甚大，百物不废，包括天文、气象、历数、算章。数至极而不纷，理至极而不惑，至道无穷，端资推阐。近代各项科学，多由哲学分划而出，多系先有假设，而后推演成理论，实验为事实，归纳成方法，渊奥哲理，转变为科学，运用于科学者多矣。范围天地，曲成万物，冶科哲于一炉，焚天人而归化，是在学者。

第四十节　素问

《素问·天元纪大论》曰：厥阴之上，风气主之；少阴之上，热气主之；太阴之上，湿气主之；少阳之上，相火主之；阳明之上，燥气主之；太阳之上，寒气主之。

《素问·五运行大论》曰：诸上见厥阴，左少阴右太阳；见少阴，左太阴右厥阴；见太阴，左少阳右少阴；见少阳，左阳明右太阴；见阳明，左太阳右少阳；见太阳，左厥阴右阳明。所谓面北而命其位，言其见也。

又曰：厥阴在上则少阳在下，左阳明右太阴；少阴在上则阳明在下，左太阳右少阳；太阴在上则太阳在下，左厥阴右阳明；少阳在上则厥阴在下，左少阴右太阳；阳明在上则少阴在下，左太阴右厥阴；太阳在上则太阴在下，左少阳右少阴。所谓面南而命其位，言其见也。

冉雪峰曰：此篇辨六气性质，而定其位的上下，并明其上下二者，左右的间气也。曰厥阴、曰少阴，曰太阴、曰少阳、曰阳明、曰太阳，此三阴三阳之气化耳。而在天为风、在天为热、在天为湿、在天为火、在天为燥、在天为寒，乃言其性质也。主之者，六气周流，各各加临。六六三十六气，先立岁气。故各以各的性质为主体也。首厥阴者，司天始地之左间，由阴出阳，地气自下而上，厥阴为初之气也。次少阴，次太阴，次少阳，次阳明，终太阳。与伤寒六经目次适得其反，盖一由外而内，一由阴而阳，各有各的意义。即此一节，可以看出六气的性质，看出六气的次序，并可以看出六气司天在泉的定位，左右间气的环周。古人以此项义理，幽远难明，故不惮其详，反复诠说。本篇次节诸上见厥阴，左少阴，右太阳十八句，是言六气司天各各之左右间气，所谓左右有纪也。末节厥阴在上，则少阳在下，左阳明，右太阴二十四句，是言六气在泉各各之左右间气。而厥阴在上，则少阳在下，少阴在上，则阳明在下；太阴在上，则太阳在下；少阳在上，则厥阴在下；阳明在上，则少阴在下；太阳在上，则太阴在下，所谓上下有位也。此两节煞末北面南面当着眼。盖面北的左间，即面南的右间；面南的右间，即面北的左间。上下异位，左右异名。理数既极，迷惘易生。此为六气司天在泉，上下间气，主客加临，六六环周，整个图解所在。数中寓理，气可统形。见浅见深，见仁见智，在学者造诣何如耳。

第四十一节　素问

《素问·六微旨大论》曰：上下有位，左右有纪。故少阳之右，阳明治之；阳明之右，太阳治之；太阳之右，厥阴治之；

厥阴之右，少阴治之；少阴之右，太阴治之；太阴之右，少阳治之。此谓气之标，盖南面而待也。

又曰：显明之右，君火之位也；君火之右，退行一步，相火治之；复行一步，土气治之；复行一步，金气治之；复行一步，水气治之；复行一步，木气治之；复行一步，君火治之。

又曰：相火之下，水气承之；水位之下，土气承之；土位之下，风气承之；风位之下，金气承之；金位之下，火气承之；君火之下，阴精承之。

冉雪峰曰：此篇言六气运行的次序，五运应天的部位，及上下生化承制，成败倚伏原理，而燮理调节的方法，即由此探得着手也。前篇所引“厥阴之上，风气主之”一节，虽三阴三阳顺序叙述，可以窥见天气六六环周的次序，但未明显昭示。且只言六气性质的所主，未言六气部位的所治，故本篇再详言之。首节曰“少阳之右，阳明治之；阳明之右，太阳治之；太阳之右，厥阴治之；厥阴之右，太阴治之；太阴之右，少阳治之”。地左旋，天右旋，此以右为始，一气连贯。故右属右，左亦属右，非彼此歧异也。所歧异者，上篇由厥阴起，此篇由少阳起。一由阴出阳，缘于六气部位的初气；一由阳返阴，缘于六气二火的代权。此言天气统地气以环周也。次节再论地气应天。六节气运的左转，显明之右，君火之位也。君火之右，退行一步，相火治之。复行一步，土气治之；复行一步，金气治之；复行一步，水气治之；复行一步，木气治之；复行一步，君火治之。终而复始，如环无端。地的左旋，即天的右旋，南面北面，其义一而已矣。五运六气之理，亢则害，承乃制。制则生化，害则败乱。以故相火之下，水气承之；水位之下，土气承之；土位之下，风气承之；风位之下，金气承之；金位之下，火气承之；君火之下，阴精承之。先叙二火，君火以明，相火以位，不啻转为本篇二节，自下注脚。其生克制化，不假安排，自然而然。天枢以上，天气主之；天枢以下，地气主之；气交之中，人气从之。中国医学，反映出中国天时地理者，在此。如曰不科学，则天文、地理、历数、算章，亦得谓之不科学耶？

第四十二节　素问

《素问·五常政大论》曰：木曰敷和，火曰升明，土曰备化，金曰审平，水曰静顺。

又曰：木曰委和，火曰伏明，土曰卑监，金曰从革，水曰涸流。

又曰：木曰发生，火曰赫曦，土曰敦阜，金曰坚成，水曰流衍。

冉雪峰曰：按此言五运岁分平气不及太过，而有三气之纪名也。各气盛衰不同，损益相从，顾名思义，种种意蕴，即可由此推阐而出。原书下文，即其纪以推其候。计三类，三五一十五节，其词简括，其理渊懿，其义广袤。古朴类说卦，精审似月令。将各纪德化令政行，为常为变，为胜为复，全盘托出。不宁寻出矛盾，并追求到矛盾的起因，矛盾的后果，推阐尽致，尤为辨证切实之更进一层者，论义理则探寻得最深刻。平纪一和咸和，如曰宣平、曰均衡、曰齐修、曰宣明、曰咸整，统备五化。是不宁所胜同化，即所不胜亦同化。其不及太过，则木从金化、火从水化、土从木化、金从火化、水从土化，其变振拉摧拔，其变炎烈沸腾，其变震惊飘骤崩溃，其变肃杀凋零，其变冰雪霜雹，不恒其德。所胜来复，微者复微，甚者复甚，其几甚微，其应无差，其理不忒，论体制则编写得最切实。即此三纪命名，宏括肃深，已将各气常变意蕴体象，摹写绘出。篇中所叙天地气运常变，不啻为人身生理病理作一个根本总反映。有是气运，却有是感应，有是体象，又推到胜复的感应，胜复的体象，直穷到底。观其处处归结到人体病理治疗，足徵在大处落笔，实处着想。与辩证的唯物，唯物的辩证，颇多符合。其言曰必先岁气，勿伐天和，勿盛盛，勿虚虚。又曰不知年之所加，气之异同，不足以言生化。国学基础所在，为发扬先代文化者所当着眼。若浅尝摒置，甚非真正学者应持的态度云。

第四十三节　素问

《素问·气交变大论》曰：春有鸣条律畅之化，则秋有雾露清凉之政，春有惨凄残贼之胜，则夏有炎暑燔烁之复。

又曰：夏有炳明光显之化，则冬有严肃霜寒之政，夏有惨凄凝冽之胜，则不时有埃昏大雨之复。

又曰：四维有埃云润泽之化，则春有鸣条鼓拆之政，四维发振拉飘腾之变，则秋有肃杀霖霪之复。

又曰：夏有光显郁蒸之令，则冬有严凝整肃之应，夏有炎烁燔燎之变，则秋有冰雹霜雪之复。

又曰：四维有湍润埃云之化，则不时有和风生发之应，四维发埃昏骤注之变，则不时有飘荡振拉之复。

冉雪峰曰：本类上篇言五运岁气的胜复，此篇言五运四时的胜复。上篇尚是以气化推阐，此篇则直以象征推阐。合而观之，一岁四时，义较周备。分而观之，气化象征，理更切实。本篇五节，一、二、四、五为木运、火运、金运、水运，土旺四季之末，故曰四维，土在其中，三即五数当中。末节亦言四维，乃就所不胜的对勘。各节前二句是言化之常，后二句是言化之变。变的化中，有就我所不胜贼邪言者，有就子来复仇言者。盖恒其德，则所胜同化；不恒其德，则所胜来复。因之己所不胜者，侮而乘之；已所乘者，轻而侮之。变化的常化也。唯以感应的象征，再推象征的感应。不宁所推是唯物的，所本亦是唯物的。在某一个阶段，有某项象征；在某一个阶段，就有某项感应。在某一个阶段有某项感应，在某一个阶段，亦有某项象征。可以探索其来源，可以肯定其后果，可以未来而先事预防，可以既至而适当调治，此即所谓在矛盾中间，寻出真理。先天而天弗违，后天而奉天若，下手功夫，即在于此。究之大自然，有一定的规律。胜甚复甚，胜微复微，德化政令灾变，不能相加也。以德报德，以化报化，胜复盛衰，不能相多也。有余而往，不足随之；不足而往，有余随之。往来大小，不能相过也。升中寓降，降中寓升；升已而降，降已而升。用之升降，不能相无也。善言天者，必应于人；善言古者，必验于今；善言气者，必彰于物；善言应者，同天地之化；善言化言变者，通神明之理。学者其可不玩索体认欤？

第四十四节　素问

《素问·气交变大论》曰：东方生风，风生木，其德敷和，其化生荣，其政舒启，其令风，其变振发，其灾散落。南方生热，热生火，其德彰显，其化蕃茂，其政明曜，其令热，其变销烁，其灾燔焫。中央生湿，湿生土，其德溽蒸，其化丰备，其政安静，其令湿，其变骤注，其灾霖溃。西方生燥，燥生金，其德清洁，其化紧敛，其政劲切，其令燥，其变肃杀，其灾苍陨。北方生寒，寒生水，其德凄沧，其化清谧，其政凝肃，其令寒，其变溧冽，其灾冰雪霜雹。

冉雪峰曰：按此言五方气宜，化生五运。上言岁气四时，此则言五方，而合于四时岁气也。四时变迁，五方异宜，实为讲岁气淫胜胜复者所未可忽视。欲精益之入神，须参错而尽变。《五运行大论》，东方“其德为和、其化为荣、其政为散、其令宣发、其变摧拉、其眚为陨”。南方“其德为显、其化为茂、其政为明、其令郁蒸、其变灾烁、其眚燔焫”。中央“其德为濡、其化为盈、其政为谧、其令雨云、其变动注、其眚淫溃”。西方“其德为清、其化为敛、其政为劲、其令雾露、其变肃杀、其眚苍落”。北方“其德为寒、其化为肃、其政为静、其令为寒、其变凛冽、其眚冰雹”。与此节相互发明，特彼泛言人体万物，与天地气运相合。此专言五方气宜，与天地气运相合也。岁气感应，理固无忒。或因四时而转移，四时递嬗，候原不忒。或因方土而变异。学者即分观以明其体，又合观以妙其用。须知转移变异，矛盾之间，真理寓焉。同而不同，不同而同，理愈求而愈精，法愈求而愈密。五方虽各异宜，而有德有化、有政有令、有变有眚。而物由之，而人应之。仍与岁气四时气运所具原理不二，不宁不相悖相妨，而且相益相助。盖可合岁气四时、五方而一之也。医学之所以能反映出所在天时，所在地理，所在气候风俗者，咸在于此。所以必须研究天时，研究地理，研究气候风俗者亦在此。大之有寒带热带之分，各有特殊环境，各有特殊证象，各有特殊疗法。小之一洲一国，区有南北，地有高下，土有燥湿，气有寒温，然后知本篇之论五方气宜也，意深哉。

第四十五节　素问

《素问·六元正纪大论》曰：司气以热，用热无犯，司气以寒，用寒无犯，司气以凉，用凉无犯，司气以温，用温无犯。

又曰：无失天信，无逆气宜，无翼其胜，无赞其复。?

《素问·气交变大论》曰：夫五运之政，犹权衡也，高者抑之，下者举之，化者应之，变者复之。

冉雪峰曰：此篇为总结气运治疗的大法。归于病理正面，以明前此各篇，反复研究者之非空泛也。《内经》详载气运，其六气加临，五运承制。貌观似涉空虚，而归结到而人应之、而物由之。又由生理归结到病理，由病理归到疗法，则虚而不虚。与他项科学由假设而理论，由事实而方法、而实验类似。而气运则假设中早具理论性质，实为超越。若摒除一切，唯守呆钝局部病理，与天地气候截然划断，适成为魏尔啸孤立机械生理病理治疗，早被批判为停顿在不合理错误漩涡中。人身机体是整个统一的，对外界是整个统一联系的。大自然规律，是人与天地统不能外的。吾人，求进一步医学，则于天地的运行，气候的变化，安得不辨认清楚，推阐明白，为入手实施调节治疗树基础。本节引经文曰："无失天信，无逆气宜，无翼其胜，无赞其复。"又曰："高者抑之，下者举之，化者应之，变者复之。"凡此对于调节治疗，都全了了。而又辨析气运性质，为热为寒，为凉为温。曰司气以热，用热无犯；司气以寒，用寒无犯；司气以凉，用凉无犯；司气以温，用温无犯。尤为切实正确。虽气运性质，不只此四项，而已细无不包；气运部位，不只此一位，而可左右逢源。以唯物的观点出发而辩证，以辩证的方法而归结于唯物。试问此为空泛否？为带哲学色彩太浓否？为不合科学方法科学原理否？往虚处求，则实者亦虚；往实处求，则虚者可实。整个改进中医路径在此矣，固不仅气运一项尔尔也。

复习题

1. "厥阴之上，风气主之；少阴之上，热气主之；太阴之上，湿气主之；少阳之上，相火主之；阳明之上，燥气主之；太阳之上，寒气主之。"先阴后阳，始厥阴而终太阳，是何意义？

2. "春有鸣条畅律之化，则秋有雾露清凉之政；春有凄惨残贼之胜，则夏有炎暑燔烁之复。"明其象征，当知其调节。其调节从何下手？

3. 医事何以能反映出所在天时、地理、气候、风俗，试言其所以然之故。

4. 何谓"无失天信""无逆气宜""无翼其胜""无赞其复"？

第六章　标本

第四十六节　灵枢

《灵枢·卫气》曰：能别阴阳十二经者，知病之所生。知候虚实之所在者，能得病之高下。知六腑之气街者，能知解结契绍于门户。能知虚实之坚软者，知补泻之所在。能知六经标本者，可以无惑于天下。

冉雪峰曰：此篇言经脉离合虚实，出入补泻，而归结标本。示人握要，抓住紧要环节也。经脉万端，莫可穷诘；病变千歧，安容肯定。然繁复杂错当中，要可寻出提纲挈领的办法。故本节所引经言，有分别阴阳，皆有标本虚实所离之处等语。本节所引经言，即是握要办法的指示。经文计十语，文气是五个排句，但并非五扇平列，乃一气连贯，归结于标本。盖生理病理虽头绪纷繁，统括人身，不过三阴三阳，手足十二经。经脉者，气血之终始。故能别阴阳十二经者，如阳经阴经，手经足经，知病之所生。经脉营周，上下循环，上实则下虚，下实则上虚，故候虚实之所在者，必能得病之高下。气街者，气的路径。胸气有街，腹气有街，头气有街，胫气有街，故知六腑之气街者，必能知所解所结所契所绍的门户。坚软者，病变虚实的形能，故能知虚实坚软者，必能知补泻之所在。凡此均各有标本。一系列的明晰了解，则繁者归简，晦者归明，主宰在我，方针不迷，可以无惑于天下。故合言之六气为本，六经为标；脏腑为本，病变为标。分言之，六气六经脏腑病变，又各有各的标本。标本二字，是辨析的名词，又是通用的名词。别其阴阳，定其柔刚；高下软坚，虚实判焉。循其道路，窥其门户。标本之道，思过半矣。夫气血生会，阴阳离合，气化出入，病变虚实，固繁颐幽渺，变化难极。学者会通全经意旨，以此证彼，以彼解此，亦可以整个会通，抉经之心云。

第四十七节　灵枢

《灵枢·卫气》曰：足太阳之本，在跟以上五寸中，标在两络命门，命门者，目也。足少阳之本，在窍阴之间，标在窗笼之前，窗笼者，耳也。足少阴之本，在内踝下上三寸中，标在背腧与舌下两脉也。足厥阴之本，在行间上五寸所，标在背腧也。足阳明之本，在厉兑，标在人迎颊夹颃颡也。足太阴之本，在中封前上四寸之中，标要背腧与舌本也。

又曰：手太阳之本，在外踝之后，标在命门之上一寸也。手少阳之本，在小指次指之间上二寸，标在耳后上角下外眦也。手阳明之本，在肘骨中，上至别阳，标在颜下合钳上也。手太阴之本，在寸口之中，标在腋内动也。手少阴之本，在锐骨之端，标在背腧也。手心主之本，在掌后两筋之间二寸中，标在腋下三寸也。

冉雪峰曰：此篇言手足三阴三阳，十二经脉标本，而明指其部位处所也。施治之道，不明经脉标本，揉杂经隧，违反气宜，开手便错。原书前节即本章前节，尚是浑言标本关联，而挈其概要，此则详言标本部位，而范以规律。此篇与《灵枢·根结》篇类似，可以相互印证。根结，根者本也，根本基缘也；结者末也，终末归结也。彼曰根曰结，此曰标曰本，其义一也。但以经脉起止言，则曰根结，以治疗肯綮言，则曰标本。本篇叙述六经次序，先叙足之三阴三阳，后叙手之三阴三阳。后节次序，与他篇普泛同；前节次序，移足阳明足太阴于节末。再四寻求，不达意旨。大抵以足太阳的命门，足少阴的窗笼，两两另加诠释。因求文气贯属，故连类而及耶。查命门之说不一，有谓两肾中间为命门，有谓左肾为肾，右肾为命门，又肾脉悬枢下阳关上，脊十四椎有命门穴，恐人误会，不得不加诠释。窗笼非穴名，虽手太阴之天窗，名义相似，系在扶突后陷中，近于肩头，非《根结》篇之谓“耳中”，本篇之谓“耳”也。窗笼前者，耳前也。故均不得不加诠释。知标知本用之不殆，本篇明指经脉标本所在，俾学者有切实下手处，实为唯物观的经脉研究。原书下文云“下虚则厥，下盛则热；上虚则眩，上实则热痛”。又曰“实者绝而止之，虚者引而起之”，为上为下、为实为虚、为厥为热、为眩为痛，用针用药，一以贯之。邪干于标，绝之勿俾深入；邪犯于本，引之俾可外出。各经标本治法，咸在于此，在学者体会何如耳。

第四十八节　素问

《素问·血气形志》曰：足太阳与少阴为表里，少阳与厥阴为表里，阳明与太阴为表里，是为足阴阳也。手太阳与少阴为表里，少阳与心主为表里，阳明与太阴为表里，是为手之阴阳也。

《素问·至真要大论》曰：清气大来，燥之胜也，风木受邪，肝病生焉。热气大来，火之胜也，金燥受邪，肺病生焉。寒气大来，水之胜也，火热受邪，心病生焉。湿气大来，土之胜也。寒水受邪，肾病生焉。风气大来，木之胜也，土湿受邪，脾病生焉。

冉雪峰曰：此篇言阳经与阴经互为表里。而经气与脏气，又迭有淫胜，乃标本之要素，运用标本之基础准则也。六气原无手足之分，以人之六经合之，乃曰手足。以手足三阴三阳共言，乃曰十二经。所以气只有六，而经有十二，然手足十二经，两两各有表里，是十二个目次，仍还为六个组别。太阳寒气，与少阴热气相表里；少阳火气，与厥阴风气相表里；阳明燥气，与太阴湿气相表里。彼之所谓表，即此之所谓里；此之所谓里，即彼之所谓表。表里互换，手足同法。知表里，则知标本。表里如是，标本亦如是。气相得则和，不相得则病。清气大来，燥之胜也。风木受邪，肝病生焉。寒气大来，水之胜也。火热受邪，心病生焉。湿气大来，土之胜也。寒水受邪，肾病生焉。风气大来，木之胜也。土湿受邪，脾病生焉。盖风热湿燥寒，为在天四时之五气。木火土金水，为在地四时之五行。五气而胜五行，五行而病五脏，此可徵五脏之外合五行。五行之上呈五气，有常有变，有胜有复。胜有甚微，复有大小。彼春之暖，为夏之暑，彼秋之忿，为冬之怒。春有凄惨残贼之胜，则夏有炎暑燔燎之复；夏有凄惨凝冽之胜，则不时有埃昏大雨之复；四维发振拉飘腾之变，则秋有肃杀霖淫之复；夏有炎烁燔燎之变，则秋有冰雹霜雪之复；四维发埃昏骤注之变，则不时有飘荡振拉之复。知往知来，气可与期。知顺知逆，正行无间。而五气五运五脏，各各标本，斯皆见矣。而本中之标，标中之本，标本中之标本，斯皆见矣。然则谓此为标本的要素、标本的基础准则也固宜。

第四十九节　素问

《素问·六微旨大论》曰：少阳之上，火气治之，中见厥阴；阳明之上，燥气治之，中见太阴；太阳之上，寒气治之，中见少阴；厥阴之上，风气治之，中见少阳；少阴之上，热气治之，中见太阳；太阴之上，湿气治之，中见阳明。所谓本也，本之下，中之见也，见之下，气之标也。

冉雪峰曰：此篇言六气性质，而昭其标本中见的部位也。上篇言表里，是此气与彼气相合；此篇言标本，是本气与本气攸分。少阳之与厥阴，阳明之与太阴，太阳之与少阴；厥阴之与少阳，太阴之与阳明，少阴之与太阳，配合隶属，两两同法。特上篇乃互为表里，此篇则互为中见。为火为风、为燥为湿、为寒为热，故各有取义。中见厥阴、中见太阴、中见少阴、中见少阳、中见阳明，亦各有取义。唯经旨深邃，奥折难明，寻常知见，几于无从证入。自其脏腑与气化相应的切实言之，如少阳本标的中见为厥阴，厥阴本标的中见为少阳。而人的胆、三焦少阳经，亦络肝、心包；肝、心包厥阴经，亦络胆、三焦。阳明本标的中见为太阴，太阴本标的中见为阳明。而人的胃、大肠阳明经，亦络脾、肺；脾、肺太阴经，亦络胃、大肠。太阳本标的中见为少阴，少阴本标的中见为太阳。而人的膀胱、小肠太阳经，亦络肾、心；肾、心少阴经，亦络膀胱、小肠。六气气化如是，六经经脉亦如是。本上标下，见居其中。所谓本之下，中之见也。见之下，气之标也。在六气与六经，原无此划然上中下界判，况互为标本中见。上下易位，是上下有定位，而上下并无定体，经文大抵指图表而言耳。因此项诠说，头绪纷繁，义理隐晦，故绘图列表以明之。学者玩索此项图表，思过半矣。夫六气之说，不过推天地变化，深究天地与人所以共同生。人在宇宙中，受大自然支配，是与科学原理相合的。学者归结事实，勿假定之中再安假定，夫亦可以愈深愈明云。

第五十节　素问

《素问·至真要大论》曰：少阳太阴从本，少阴太阳从本从标，阳明厥阴，不从标本从乎中也。

冉雪峰曰：此言运用六气标本中见，而从以取裁处百病的紧要据点，乃气运类之切实正文也。六气刚柔相错，标本各别，中见互异，理即渊微，词复隐晦，故各注多随文敷衍，不甚了了。唯张景岳诠释透辟，其言曰“少阳太阴从本者，以少阳本火而标阳，太阴本湿而标阴。标本同气，故当从本。然少阳太阴亦有中气，不言从中者，以少阳之中，厥阴木也。木火同气，则木从火化矣，故不从中也。太阴之中，阳明金也，土金相生，燥从湿化矣，故不从中也。少阴太阳，从本从标者，以少阴本热而标阴，太阳本寒而标阳，标本异气，故或从本或从标，而治之有先后也。然少阴太阳，亦有中气。以少阴之中，太阳水也；太阳之中，少阴火也。同于本，则异于标；同于标，则异于本。故皆不从中气也。至若阳明厥阴，不从标本，从乎中者，以阳明之中，太阴湿土也，亦以燥从湿化矣。厥阴之中，少阳火也，亦以木从火化矣。故阳明厥阴，不从标本，而从中见也。然六气从化，未必皆为有余。知有余之为病，亦当知不足之难化也。要之五行之气，以木遇火，则从火化；以金遇土，则从湿化。如木从火化也，火盛则木从其化，此化之太过也。阳衰则木失其化，此化之不前也。燥从湿化也，湿胜则燥从其化，此化之太过也。土衰则金失其化，此化之不前也。五行之气，正对俱然，此标本生化之理所必然者。化而过者宜抑，化而不及者不宜培耶"。其言举重若轻，一泓秋水，明漪澈底，足征天资学力俱到。而陈修园薄之，其亦所谓主观太深欤。

第五十一节　素问

《素问·至真要大论》曰：百病之起，有生于本者，有生于标者，有生于中气者，有取本而得者，有取标而得者，有取中气而得者，有取标本而得者，有逆取而得者，有从取而得者。逆，正顺也。若顺，逆也。故曰：知标与本，用之不殆，明知逆顺，正行无问。此之谓也。

冉雪峰曰：此篇言病变无常，顺逆各异，示人求之标本中见而活用其原则也。人与天地共同生，天地有此气化，人身亦有此气化。生化正常的气化如是，乖异病变的气化亦如是。故明得正常的气化，即可推病变的气化；明得病变的气化，乃能调正常的气化。而其关键在明了气化的标本中见。各各真实分际，为顺为逆，正治从治，似逆实顺，若顺反逆，学者须各各细心体会。人的六经，应天的六气。六经病变，可于六气求之。如太阳病，头痛、体痛、恶寒，此为太阳本病。如汗多、痉急、烦热，此为太阳标病。如少阴病，脉沉，用四逆急温，此病少阴标气，如咽干口燥，用大承气急下，此病少阴本气。如阳明病，发热而渴，大便燥结，病在阳明阳分；如胃中虚冷，水谷不别，病在阳明中见阴湿之化。如厥阴病，脉微、手足厥冷，病在厥阴阴分；如消渴，气上撞心，心中痛热，病在厥阴中见阳火之化。如太阴标阴而本湿，当用四逆辈温化；少阳标阳而本火，当用柴芩等清散。凡此六经病能，皆可求之六气气化。一部《伤寒论》，唯在脉病证上着力。撰用此项学理，不纠缠此项学理，证之义理而皆合，按之事实而不忒，所以超越今古。吾人为学，既未可向虚玄的，徒钻名词，亦未可向机械的，划然截断。须知理解必归事实，事实仍当本理解。虚的要归于实，实的更要求其真。如是则不宁在治疗上活用原则，且可在古今整个学术上活用原则矣。

第五十二节 素问 灵枢

《素问·标本病传论》曰：有其在标而求之于标，有其在本而求之于本，有其在本而求之于标，有其在标而求之于本。故治有取标而得者，有取本而得者，有逆取而得者，有从取而得者。故知逆与从，正行无问，知标本者，万举万当，不知标本，是谓妄行。

《灵枢·病本》曰：病发而有余，本而标之，先治其本，后治其标；病发而不足，标而本之，先治其标，后治其本。谨察间甚，以意调之。间者并行，甚者独行。

冉雪峰曰：此篇言标本治疗，相互活用原则。别其间甚，辨其从逆，较上篇更进一层也。本篇两节，意义略同，后节较前节尤为透辟。前节与上篇所引至真要大论经文，词意均同，俨似衍文重出。特此节多其有标而求之本二句，为另是一义。阴阳同处太极，其为物不二。二气又仍归一气，曰本曰标，乃一气之本之标耳。《内经》运气各篇，反复推阐，原欲明其气的常变，病的间甚，治的从违。标本二字，原系普泛互用。以气化的标本言，不过有个上下，有个初终；就病变的标本言，不过有个内外，有个主客；就疗法的标本言，不过有个先后，有个从逆。要均可一以贯之。标本的意指，亦不一格，有以上为本者，有以上为标者，有以主客为标本者，有以先后分标本者，有以内外分标本者。知其要者，一言而终；不知其要，流散无穷。与阴阳二字普泛互用一例。陈修园谓标本专指六经六气言，他未可从，盖未遍读全经之过也。明其标本，定其治疗，此为正法。其有在标而求之本，在本而求之标，此为活法。本而标之，先治其本，后治其标；标而本之，先治其标，后治其本。此为活法中之活法，乃古人经验总结治疗枢要的体现。所谓必伏其所主，而先其所因。其始则异，其终则同，诸深层治疗意蕴，即此均可求得。中医治疗有效，即是在人身机体全部，真假虚实表里重轻上衡量，是原因的，不是呆相的，是整个的，不是局部的。“以意调之”四字，度尽金针，学者所当潜心，深深体会也。

第五十三节　灵枢

《灵枢·病本》曰：先病而后逆者，治其本；先逆而后病者，治其本。

先寒而后生病者，治其本；先病而后生寒者，治其本。先热而后生病者，治其本。先病而后生热者，治其本。

先病而后泄者，治其本；先泄而后生他病者，治其本。必且调之，乃治其他病。

先病而后中满者，治其标；先中满而后烦心者，治其本。

有客气，有同气。大小便不利，治其标；大小便利，治其本。

冉雪峰曰：此篇乃言标本治疗，须握住重心。上各篇详论标本义理，此篇乃明示治疗办法也。就大体言，治病当求其本。何谓治本？治本为原因疗法，治本为根本疗法。真知道者为知事理之因，善治疗者必治疾病之本。但标本二字，宜活看，如本篇“先病而后逆者”“先逆而后病者”二句，平列对举。先病，病就是本；先逆，逆就是本。病是本，则逆是标，逆是本，则病是标，一先一后，互为标本。故根据先后统括言为治本，而认识先后实际言，仍为治本治标。马玄台注：“谓凡病均治其本，惟中满大小便不利，则不分为本为标，必先治之。”此犹仅就字面貌观而粗言之耳。若必拘定治本，标本先后不分，间甚不辨，机械地死守教条，真徒读古书矣。查《灵枢》本篇经文，与《素问·标本病传论》所载同，特《素问·标本病传论》合为一篇。《灵枢》则《病本》篇论标本，《病传》篇论病之所传。《素问》“先病而后泄者，治其本”句，在先泄而后生他病者治其本上，以文气论，似《素问》为妥善。《素问》“先热而后生病者治其本”，下有“先热而后生中满者，治其标”句，以文气论，亦似《素问》为妥善。但以科学比拟法衡之，当作先病而后生热者治其本为是。且中满治标，讵宁出之于热，语病殊大。中满治标意义，已详下文，似无揉杂在此之必要。“有客气”“有同气”二句，虽蕴理解，但于上下文不属，故《素问》属之上段，《灵枢》属之下段，均不甚洽。可见代远年湮，书缺有间，脱简讹佚，所在多有。本编总纲，缺其所当缺，通其所可通，殆即为此类言欤。

第五十四节　素问

《素问·至真要大论》：病反其本，得标之病，治反其本，得标之方。

又曰：夫标本之道，要而博，小而大，可以言一而知百病之害，言标与本，易而勿损，察本与标，气可令调，明知胜复，为万民式，天之道毕矣。

冉雪峰曰：标本之义，至广至袁。有天地气运之标本，有人身脏腑之标本，有病理先后之标本，有治疗逆从之标本。粗言之则分别标本，运用标本。进一步言，则明了标本联系，辨析标本倚伏。再进一步言，则活用标本原则，紧握标本枢纽。然此均是在标本、先后、内外、连贯、分合、间甚、从违上着力。虽本而标之，标而本之，合两体为一体；先治后治，后治先治，又合两法为一法；究之尚有主观的界畔在。本篇《素问》“病反其本，得标之病，治反其本，得标之方”四句，则直合同而化，化一气为标本，又合标本为一气。标之病，即由本勘出；标之方，即由本得来。标之于本如是，中见之于本亦如是。标本中见异气的反观如是，标本中见同气的合观亦如是。执柯伐柯，其则不远。如此解说，眼前是道。轻灵妙婉，明漪澈底，不宁标本的义理透过数层，标本的疗法亦透过数层。此固是明就治疗标本说，而病理的标本，脏腑的标本，气化的标本，一以贯之。窃善言天者必验于人，善言人者必合于天，善言天人者必归结于事实，而经言切实透辟如此。所以下文总结云“标本之道，要而博，小而大，可以一言而知百病之害”，是得其标本。可由博而反约，以小而见大也。又云“言标与本，易而勿损，察本与标，气令可调”，是得其标本。病之易损者勿损，气之难调者可调也。阴甚格阳、阳甚格阴，真寒假热、假寒真热，察同察异，智愚分焉。气有胜复，理无差忒，天之道毕，人之道尽，医之道亦因之备云。

复习题

1．六气互为标本，何以有从本、从标、从中见之不同？

2．十二经各有标本，何者为标？何者为本？试言其标本部位处所。

3．何谓“本而标之”？何谓“标而本之”？“间者并行，甚者独行”是什么意义？各各注释。

4．何谓病反其本，能得标之病？治反其本，能得标之方？

第七章　病机

第五十五节　素问

《素问·调经论》曰：阳虚则外寒，阴虚则内热，阳盛则外热，阴盛则内寒。

《素问·阴阳应象大论》曰：阴胜则阳病，阳胜则阴病。阳胜则热，阴胜则寒。重寒则热，重热则寒。

冉雪峰曰：此篇乃言阴阳偏胜气，应异象之为病也。阴阳二字，普泛应用，为一种有意义的代名词。不宁古昔用，现代亦用；不宁医学用，各项学科亦用。如科学内有阳电阴电，阳极阴极，阳粒子阴粒子。新医学内亦有阳性反应，阴性反应。是阴阳二字，并非不祥名词。就物理实质说，譬如玻璃棒、橡胶摩擦俱可生电，一方带阳电，一方必带阴电，在上者为阳电，在下者为阴电。譬如磁石一端为南极，一端为北极，将其拆断，则两断体原有南极一段，其新极为北极，原有北极一段，其新极为南极，各各自为南北极，再折亦然。此就是说明物而不可遗，天地不过一大磁场耳。人在其间，安能不受大自然的支配。古人以此说医，境谊颇超，讵容厚非。本篇前节“阳虚则外寒，阴虚则内热，阳盛则外热，阴盛则内寒”云云，以阴阳衬出寒热，以寒热辨明内外，不在阴阳气化空泛上盘旋，而在寒热病变切实处阐发。至普泛，至真确，实合乎辩证唯物的观点。后节“阴胜则阳病”“阳胜则阴病”“阳胜则热”“阴胜则寒”四句，与前义同。特前节是就阴阳各自一方面病变言，此节是就阴阳两两相互的病变言。火极似水，水极似火，寒极生热，热极生寒，为物理应俱演变象征，安容死守教条，知其然则不知其所以然。故又续“重寒则热，重热则寒”二句，活用原则以广其义。再进一步就新的生理诠释，阳即是体温热力之类，阴即是液汁营血之类，为实为虚，为科为哲，亦智者见智，仁者见仁耳。此为中医学术基本问题，学者所当着眼也。

第五十六节　素问

《素问·金匮真言论》曰：春善病鼽衄，仲夏善病胸胁，长夏善病洞泄寒中，秋善病风疟，冬善病痹厥。

《素问·生气通天论》曰：春伤于风，邪气留连，乃为洞泄。夏伤于暑，秋天痎疟。秋伤于湿，上逆而咳，发为痿厥。冬伤于寒，春必温病。

冉雪峰曰：此篇言四气迭嬗，脏气法时之为病也。变通莫大乎四时，寒暑六入，虚而生化，生长收藏，统于四时见之，故曰四时阴阳者，万物之根本也。又曰阴阳四时者，万物之终始也。春逆奉长少，夏逆奉收少，秋逆奉藏少，冬逆奉生少。春夏养阳，秋冬养阴。此是就生理方面言。而就病理方面言，四时之气，更伤五脏，病变之至，迭迭相因，其所由来者渐矣。本节引文前节日“春善病鼽衄，仲夏善病胸胁，长夏善病洞泄寒中，秋善病风疟，冬善病痹厥”，盖各随其气化开降，脏器部位，腧穴通塞而为变耳。明得病的因素，即明得病的疗法，并明得病的预防法，在善读者会而通之。后节曰：“春伤于风，邪气留连，乃为洞泄；夏伤于暑，秋为痎疟；秋伤于湿，上逆而欬，发为痿厥；冬伤于寒，春必温病”。此节与《阴阳应象大论》及《论疾诊尺》篇所载，大抵相同，特繁简略异。其“秋伤于湿”句，三处均同。喻嘉言疑经有脱简，拟改为“长夏伤于湿，秋伤于燥”，意义较为周密。但改字训经，未脱经生武断气习。张隐庵云：六淫之邪，惟风寒暑湿伤人阳气。大暑、立秋、处暑、白露，乃太阴所主，似为近之。两存其说可也。合观两节，上节可分仲夏、长夏，则本节何不可分燥秋、清秋，两两比拟，大可补助此项诠释。既可以了解其义理，又无须再改窜其原文矣。“善病”为四时多发病，“必病”为四时伏邪病。或本气或标气，或新邪，或伏邪，或本气合于标气，或新邪触动伏邪，时有定位，气无必然。病有先后，治有重轻。学者合始末常变而通之，其斯为揆度阴阳四时以为常欤？

第五十七节　素问

《素问·热论》曰：伤寒一日，巨阳受之，故头项痛腰脊强。二日阳明受之，阳明主肉，其脉夹鼻络于目，故身热目疼而鼻干，不得卧也。三日少阳受之，少阳主胆，其脉循胁络于耳，故胸胁痛而耳聋。三阳经络皆受其病，而未入于脏者，故可汗而已。四日太阴受之，太阴脉布胃中络于嗌，故腹满而嗌干。五日少阴受之，少阴脉贯肾络于肺，系舌本，故口燥舌干而渴。六日厥阴受之，厥阴脉循阴器而络于肝，故烦满而囊缩。

冉雪峰曰：此篇乃标示伤寒六经本系主要正常之证象也，原文出《素问·热论》篇。寒病而归热类，乃深一层写法。故篇首开宗明义，自诠自释。其言曰：“热病者，皆伤寒之类也。”又曰“人之伤于寒也，则为病热”。所以然者，系从病气与人体关连，实际合勘抉出，这是寒变为热的所以然，亦即是寒水名太阳的所以然。曰巨阴、阳明、少阳；曰太阴、少阴、厥阴。是以六气分次序。曰其脉夹鼻络目，其脉循胁络耳，曰其脉布胃络嗌，其脉贯肾络肺及厥阴循阴器络肝，是以六经辨证象，以六气分次序，理较涵盖。以六经辨证象，义更切实。其间叙述，余五项都言经脉，独巨阳不排举经脉者，其脉连风府，已详原书上文。其叙经脉甚简，已详《经脉》《经别》各篇，此不过指出发病处所耳。仲景伤寒原系撰用《素问》《九卷》，故六经次序，与此全同。其六经提纲与此六经主证，有同有不同者，仲景乃合经气并言，又兼经气合人身病象、病情、常变实际言，非有歧异，正是仲景体会深刻，表现出先代文化的真精神。可知后贤拟将胁痛耳聋，加入伤寒少阳；烦满囊缩，加入伤寒厥阴等，反形浅率。至六经有日期，而不必拘拘日期。治法，未满三日可汗，已满三日可泄，亦不拘拘肯定此划然界畔，盖结合事实活用原则，亦是仲景体会深刻处。再伤寒六经分篇，而内部重心，却放在辨证辨脉实际上，不多在阴阳气化上盘旋。将理论用于事实，不使事实囿于理论，此尤是仲景为学致力超迈处。学者合《内经》《伤寒论》二书精研之，当必别有会心，更上一层楼云。

第五十八节　素问

《素问·热论》曰：其不两感于寒者，七日巨阳病衰，头痛少愈；八日阳明病衰，身热少愈；九日少阳病衰，耳聋微闻；十日太阴病衰，腹减如故，则思饮食；十一日少阴病衰，渴止不满，舌干已而嚏；十二日厥阴病衰，囊纵少腹微下，大气皆去，病日已矣。

冉雪峰曰：此篇乃言伤寒向愈之程序及伤寒两感之危证也。人之伤于寒也，则为病热，已详上条。热虽甚不死，所以然者，热为标阳，在外而不在内，病标而未病本，病在阳分而未在阴分。伤寒最忌阴证，如太阴的腹满；少阴的烦满；厥阴的囊缩。均系阴证。阴证不仅是寒，热邪传内，亦是阴证；挨次内传，固为重证；越次内传更为坏证；表里两传，尤为危证。故本篇经文，两节开始，均首冠“两感”字样，盖热甚不死，两感于寒而病者，则不免于死。着眼两感，明白显昭。其不两感于寒者，六经传遍，七日来复，病可转而向愈。病来有历程，病去亦有历程。观条文所叙，病之传为六日，病之解亦为六日，勿失机宜，勿违历程，怠忽不可，躁急不得。西法治伤寒有待证疗法，虽西医所谓伤寒与中医所谓伤寒不同，而其疗法精神，要可互通互证。伤寒古称难治，故经文言之綦严，与以死期。自仲景《伤寒论》出，研审极深，因之难治之证，多有可治之法。一则古人是用针，仲景是用药；二则古时学理尚疏，仲景学理很精。此为社会进化之阶梯，亦即医疗进展概况。“两感”二字，后贤或释为风寒两感，或释为表而再表之两感。须知经文一日太阳少阴俱病，二日阳明太阴俱病，三日少阳厥阴俱病，明明是言经气相互表里关系，不是挨经传，不是越经传，而是经气相互表里传。风寒两感，能表里相传；一再重感，亦可表里相传。但未容抛却经文表里相传本义，学者不可不辨也。

第五十九节　素问

《素问·阴阳应象大论》曰：冬伤于寒，春必温病。

《素问·金匮真言论》曰：藏于精者，春不病温。

冉雪峰曰：此篇言温邪性质，而抉出病变始末道路也。四时之气，春温夏暑，秋凉冬寒。温为四气之一，温病为常见的病，其在医籍，岐伯、越人、仲景，均曾言及，《素》《灵》言之尤详，并非隐怪奇恒之比。乃历唐宋元明各代，寒温混治，历时太久，不得谓非医学历史上一大污点。明季吴又可独辟洪蒙，撰《温疫论》。谓伤寒究六经，温病究三焦。伤寒推六经的传化，温病有九种的兼变。寒温界畔，厘然大白。惜混温于疫，犹欠精审。吴鞠通步吴又可，再进一层，所撰《温病条辨》，判别疫温，厘定疗法。但提纲将九项病证，是温非温，排合混列。又将三焦说成上中下三截的“死三焦”，于古人解说温病精义，毫未证入。窃三焦发源肾系，内连脏腑，外通皮毛，是肾系为三焦的根本，皮毛为三焦的末梢。冬不藏精，春必温病，是病三焦之本也；冬伤于寒，春必温病，是病三焦之末也。倘精气固藏，末病而本不病，则必病温者，仍可不病温；反之，冬不藏精，冬又伤寒，则本末同病，几若上篇伤寒之两感然。然则本节所引经言，“冬伤于寒，春必温病”“藏于精者，春不病温”。其义跃如昭然矣。于此可看出几项意义：热由寒化，寒温当分，寒温却是一源，此可识温的性质；内之水能制火，外之寒能郁热，内外相连一气，此可辨温的道路；正气邪气新邪伏邪，分病合病参错病，此可了解温病的整个病理。寒温为中医治疗两大纲，有清一代，各家致力温病，多所发明，然犹有未体会透彻处。予以叹先代文化遗留，真有价值，其宝藏值得挖掘也。

第六十节　素问

《素问·热论》曰：凡病伤寒而成温者，先夏至日者为病温，后夏至日者为病暑。

《灵枢·论疾诊尺》曰：尺肤热甚，脉盛躁者，病温也，其脉盛而滑者，病且出也。

冉雪峰曰：此篇言温邪病变之先后及脉诊病机之出入也。物生谓之化，物极谓之变。热极生寒，寒极生热，气化传变，迭迭相因。《素》《灵》二书，屡屡言及。本处两节经文，均寓有伏邪的意义：一是以时令先后，明气化的传变；一是以脉息盛衰，审病机的出入。曰“凡病伤寒而成温者”，此是寒变为温；又曰“先夏至日为病温，后夏至日为病暑”，此又是为暑为温皆一气所传化，语意甚为明显。水热合化则为温，湿热合化则为暑，均是两两合化。六气风寒燥火湿热，咸各独具一性质。唯暑与温，是两个性质合化成一个性质，所以温暑均不在六气中。气之所以限于六，而不能扩为八也，此项解说，与化学上元素及化合物，意义相符。我国数千年前学理，即精审如此。曰“尺肤热甚，脉盛燥者”，温病也。此项温病，即冬不藏精，春必温病的温病；与《评热病论》篇“有温病者，汗出辄复热而脉躁疾，不为汗衰”，可以互参。曰“其脉盛而滑者，病且出也”，此明言病由肾发，气机随时令而外出；与《邪气脏腑病形》篇，“脉急者，尺之皮肤亦急，脉滑者，尺之皮肤亦滑”，可以互参。寒温疗法，今已大明。但不混温于寒，却又混热于温。王世雄《温热经纬》，即是将各项热病强混入温病。究之，热是热，暑是暑，温是温，寒温易辨，温热难辨。叶香岩云："温邪无形无质，漫漫三焦，徒攻胃肠无益。"活绘出水热为温体象，活绘出司水的"活三焦"。又云："温病热炽津燥，阴伤液涸，药不得下时，徒用煎剂无益。"均有经验。绝世聪明人语，学者所当深深体会也。

第六十一节　素问

《素问·风论》曰：风中五脏六腑之俞，亦为脏腑之风，各入其门户所中，则为偏风。风气循风府而上，则为脑风。

《素问·调经论》曰：血之与气，并走于上，则为大厥，厥则暴死，气复反则生，不反则死。

冉雪峰曰：此篇言卒暴中风，而抉出病变的门户及生死的关键也。风伤于外，为感冒轻病；风中于内，为卒暴重病。因仲景《伤寒论》，风寒对举，寒则曰伤，风则曰中。其实伤寒所谓中风，是伤风轻病。而卒暴中风重病，仲景则另列于《金匮》杂病类。故伤寒中风的中字，宜轻看，宜分别看。古人之所谓中风病，即近代之所谓脑病，其昏瞀不知人，即脑知觉神经病变；其猝仆不遂㖞斜，即脑运动神经病变。特古时脑之学说未昌，故将此等证象，全指为外风。近代撇开外因，力主内因，谓水不涵木，肝阳上冒，又将此等证象，全指为内风。学者须知内风固能犯脑，外风亦能犯脑，中风不仅属外风，中风亦不仅属内风。切直言之，不仅外风与内风关系，而是犯脑不犯脑的关系。大脑皮质高级神经活动，统辖内部脏腑，人的机体是有统一性的，脑神经指挥脏腑，脏腑亦可干犯脑神经。本处所引经文，前节"风气循风府而上，则为脑风"。明拈出"脑"字，明指出风邪由脊循风府上犯的道路，实堪惊人。后节"血之与气，并走于上，则为大厥"。荣卫并行，血随气布，不宁脑充血，而且脑充气，其重心尤放在气的方面。故又紧续曰："厥则暴死，气复反则生，不反则死。"气上则血上，气反则血反，如此解说，实显出病的紧要环节，抉出病的生死关键，先代长期临床阅历经验，真有足多者。古人不知脑，尚悟到脑；今人既知脑，反抛却脑。内风、肝风、连篇累牍，长夜漫漫，致令中风问题，至今尚在惝恍迷离半明半暗中。辑录本篇，我心怦怦，不禁发思古之幽情也。

第六十二节　素问

《素问·生气通天论》曰：阳气者，烦劳则张，精绝辟积，于夏使人煎厥。目盲不可以视，耳闭不可以听，溃溃乎若坏都，汩汩乎不可止。

又曰：阳气者，大怒则形气绝，而血菀于上，使人薄厥。

冉雪峰曰：此篇言血的上菀，气的怒张，煎厥薄厥，类似中风。其实非有何物外风，亦非有何物内风也。中风病即脑神经病，已详上条。而此名厥者，脑指病的区域所在，厥状病的现象构成，厥成为癫疾，故厥病亦即脑病。西说血之脑病，有充血，有贫血，有溢血，有血塞血栓等，大抵均侧重血的方面。中说则兼重气，观本篇两节开始，均冠以“阳气者”三字，意义甚显。阴宜秘藏，阳强不能秘，又加烦劳，势必怒张，阳愈炽则阴愈伤，不至阴精竭厥不止。辟积于夏，安能再支。此即《扁鹊仓公列传》所谓“上有绝阳之络，下有破阴之纽”也。厥而曰煎，阴烁至尽。此条病发虽渐，亦有新病暴发者。次条大怒，则形气绝，血菀于上，使人薄厥。“薄”训“迫”，凭临以迫，来势颇锐。“菀”字尤有意义，毛诗有菀者柳，郁郁其特，注菀茂密貌。脑充血，“充”字，或释作“冲”，言上冲，又译作“充”，言充满，均不及“菀”字精妙。俨绘出紧挤，如树枝的茂密情状。此两条均系阳证。亦有阴气上冲者，《素问·奇病论》当有所犯大寒，内至髓，髓者以脑为主。证以事实，如瑞士某山脉，冬季风雪交加，气候酷冷时，每有路人倒毙，慈善家嗾犬负毡载酒，出径寻救，此非暴寒卒中者耶？后贤谓暴仆昏厥，只有内风而无外风，只有热证而无寒证，实为瞽谈。近代风门作家，首推张伯龙、张山雷二氏，但仍拘拘肝阳化风的一途，局局潜阳息风的一义，未尽摆脱俗障。学理之耐探索如此，古书之有研究价值如此。

第六十三节 素问

《素问·至真要大论》曰：诸风掉眩，皆属于肝。诸寒收引，皆属于肾。诸气膹郁，皆属于肺。诸湿肿满，皆属于脾。诸热瞀瘛，皆属于火。诸痛痒疮，皆属于心。诸厥固泄，皆属于下。诸痿喘呕，皆属于上。诸禁鼓栗，如丧神守，皆属于火。诸痉项强，皆属于湿。诸逆冲上，皆属于火。诸胀腹大，皆属于热。诸躁狂越，皆属于火。诸暴强直，皆属于风。诸病有声，鼓之如鼓，皆属于热。诸病胕肿，疼酸惊骇，皆属于火。诸转反戾，水液浑浊，皆属于热。诸病水液，澄澈清冷，皆属于寒。诸呕吐酸，暴注下迫，皆属于热。

冉雪峰曰：此篇由病名病形以推及病理，排合并列，类綦详实，而掌握病理的总要枢环也。本篇共十九条，征引病证甚多，而又以“属”字统之，“诸”字赅之，“皆”字括之，推类至尽，包罗富有。刘完素《原病式》，即是为诠释此十九条所作。中多创解，说理透辟，所以风行医林者几四五百年。《内经》他处论病多从阴阳升降，四时变迁着笔。唯此节兜转，由病理出发，各司其属，以令调违而至和平，是从唯物的观点而辩证，又以辩证的方法，而归结唯物。他处论病，多连篇累牍，此节则每项一二句，一项又包括多项，历代注家，对此亦颇注意。或抉其根本，或辨其疑似，或推其转变。如王冰注：“心虚则热收于内，肾虚则寒动于中，热之不热是无火也，寒之不寒是无水也。”马莳注：“有其病化者，恐其气之为假；无其病化者，恐其邪之为伏；病化似虚者，恐其虚之未真；病化似盛者，恐其盛之未的。”均透过一层。完素《原病式》，木极似金，金极似火，火极似水，水极似土，土极似木，真假虚实，承制胜复，多在证象上征实，辨析精微。时贤时逸人谓中医之所谓肝，包运动神经而言；所谓肾，包内分泌及泌尿器而言；所谓肺，包呼吸器而言。盖欲含古今中外而会通之，亦颇有意义。病机千歧万变，莫可纪极。《素》《灵》二书，收罗病证甚夥，本书限于篇幅，未能博采兼收，特注重伤寒、温病、中风落落诸大者。末辑此篇十九条，各杂病以广其义，聊以示例而已。究于无极，通于无穷，是在学者。

复习题

1. 阳虚则外寒，阴虚则内热，阳盛则外热，阴盛则内寒，此为气化病变，结合人身病变的实际，试言其为外为内，为盛为虚，为寒为热，变寒变热的所以然。

2. 伤寒讲六经，温病究三焦，试述六经的次序及三焦的本末。

3. 经言“血菀于上”及气血并上走，又言“风气循风府而上，则为脑风”。早悟到中风为脑病，中风为气血冲脑。何以后人两千余年仍多误治，其坐弊在什么地方。

4. 诸风掉眩，皆属于肝；诸寒收引，皆属于肾，凡十九项，以“属”字统之，“诸”字赅之，“皆”字括之，包罗很广，学者能推类尽致，再挖掘潜力否？

第八章　色脉

第六十四节　素问

《素问·脉要精微论》曰：诊法常以平旦，阴气未动，阳气未散，饮食未进，经脉未盛，络脉调匀，气血未乱，故乃可诊有过之脉。

又曰：微妙在脉，不可不察，察之有纪，从阴阳始，始之有经，从五行生，生之有度，四时为宜。

冉雪峰曰：此篇言脉理至微，法宜静察。所谓揆度阴阳四时，以为常也。脉者气息之先，上工治未病，全凭在脉。但必先知经脉，而后乃知病脉。脉的反应性灵敏，或动作、或饮食，阴动阳扰，即起变化。有过之脉，亦因之混淆朦胧，不易整个分剖，所以宜于平旦，宁静将事。本节所引经文，前条曰未动、未散、未进、未盛、未乱，连缀五“未”字，意旨甚显。或疑拘拘平旦，事实颇多障碍，今之人安能有之。曰：不必徒读古书，死于句下。所谓平旦，取其宁静，能宁静，则符平旦意义，非平旦亦平旦矣。诊脉工作细腻，辨析微芒，宁静乃能致远，安容粗疏。病者固当宁静，医者尤当慎密。后节曰有纪、有经、有度，连缀三“有”字，意旨亦显。所谓起度量，立规矩，称权衡者是也。西法听诊，是审心体跳跃；中法脉诊，是审脉管跳跃。西法察血压，是着眼在动脉出口部分；中法查脉息，是着眼在脉管萃会部分。其义一而已矣。《三部九候论》云：“独小者病，独大者病，独疾者病，独迟者病。”《玉机真脏论》云：“形气相得，谓之可治；色泽以浮，谓之易已；脉从四时，谓之可治。脉弱以滑是有胃气。又曰形气相失，谓之难治；色夭不泽，谓之难已；脉实以坚，谓之益甚；脉逆四时，为不可治。”《三部九候论》云：“形盛脉细，少气不足以息者危；形瘦脉大，胸中多气者死。三部九候，皆相失者死。”“形肉已脱，九候虽调犹死。”凡此均确确可据，无一毫掠空影响之谈。先代长期临床经验的遗留，诚堪宝贵。或谓脉理精神不可言宣，其可得言宣者，皆脉之粗淡浅糟，殊不尽然，顾学者体会何如耳。

第六十五节　素问

《素问·经脉别论》曰：脉气流经，经气归于肺，肺朝百脉，输精于皮毛。

又曰：气归于权衡，权衡以平，气口成寸，以决生死。

冉雪峰曰：此篇言脉的原理，脉的部位，为脉诊基原根本紧要关键也。善读者，尚可由此窥得脉的基质，脉的动力。脉者何？血是已。血何以活泼运行？血中含有温度是已。盖谷入于胃，五脏六腑，皆以受气。清者为营，浊者为卫。营行脉中，卫行脉外。卫中的液泽即血，血中的温度即气。营卫相含，如环无端。同出异名，实分不开。以功用言，则曰营卫；以体质言，则曰气血。是脉的基质，为血为气。中说尤重在气，观本篇曰：脉气流经，经气归肺，气归于权衡，气口成寸。连缀四“气”字，义可深思。肺朝百脉，并非空谈。实而指之，类似西说小循环。所以为血中排出碳气，输入氧气。具体地深一层说，即是一方面清理血中营养资料；一方面加添血中运行动力。外呼吸是在肺中增加原动力，内呼吸是在脏腑百骸体素组织间增加原动力，所以此项原动力，分不减少，散不消失。此为创解，即为确解，在后文当再详释。血行周身，受碳气重，由内外呼吸清洁。此是生理的，生理如是，病理亦如是。营卫二者，有天然适当配伍。亦如电的要性，凡阴阳两电，必同时发生。且同时所生两种电，其重量必相等，此即本篇“气归于权衡，权衡以平”之说也。腕后高骨下太渊，乃肺穴，为脉所萃会处。

十二经中皆有动脉，均不如此处为扼要。即分寸为尺，分尺为寸，阴得尺中一寸，阳得寸内九分，此说详《难经·第二难》。但脉察寸口，《素》《灵》已屡言及。论疾诊尺，且列专篇，由来者久，不自秦越人始，特秦越人诠释特殊明了云。

第六十六节　素问

《素问·三部九候论》曰：上部天，两额之动脉；上部地；两颊之动脉；上部人，耳前之动脉。中部天，手太阴也；中部地，手阳明也；中部人，手少阴也。下部天，足厥阴也；下部地，足少阴也；下部人，足太阴也。

《素问·脉要精微论》曰：尺内两傍，则季胁也，尺外以候肾，尺里以候腹中。附上，左外以候肝，内以候鬲；右外以候胃，内以候脾。上附上，右外以候肺，内以候胸中，左外以候心，内以候膻中。前以候前，后以候后。上竟上者，胸喉中事也；下竟下者，少腹腰股膝胫足中事也。

冉雪峰曰：此篇详言脉的部位，遍身诊寸口诊俱备，乃中说最早的诊法也。《素》《灵》《上经》《下经》，除《脉要精微》《三部九候》（即《脉要精微论》和《三部九候论》）《论疾诊尺》等各篇，系专篇论脉外，其余兼论脉者甚夥。历代脉诀精华，抽印图书集成所辑，计《素问》论脉者十九篇，《灵枢》论脉者十篇。各篇之中，论列遍身诊处固多，论列寸口诊处亦不少。如《平人气象论》，有一节言“寸脉者八”，一节言“尺脉者四”；《论疾诊尺》篇尤是独调其尺，以言其病。这就是说明远在《素》《灵》撰著时期，已遍身诊、寸口诊并用。遍身诊繁难费时，寸口诊简便省事，而寸口又是脉的终始大要会。善调尺者无待于寸，善调脉者无待于色，则善调寸口者，无待上下各部，例可类推。所以后世趋向寸口诊方面，而遍身诊的古法渐湮。或以秦越人独取寸口，为中医学术改革一大变迁。其实事实并非如此，乃越人《难经·第一难》，诠释寸口诊简明正确。《难经·第三难》又诠释寸关尺三部各有浮中沉，三而三之，分为九候。以寸口诊体象的三部九候，代遍身诊部位的三部九候，寸口诊的义理愈明，则遍身诊的方法愈废耳。观本处前节为遍身诊，后节为寸口诊，此项解说，愈可证明。至部位脏腑形身的分配，传之于今未坠，后世谈脉家，或各明一义，略有差异，大端要不外是。唯齐褚澄分男为阳顺，女为阴逆，因有左尺候肺，右尺候心等说，上下颠倒。徐春甫《古今医统大全》载《褚氏遗书》，谓女人脉反男，以心肺候两尺，此为妄谬，疑后人托名以欺人，学者辨之。然则古诊法之有价值，未容轻易变乱也昭昭矣。

第六十七节　素问

《素问·平人气象论》曰：人一呼脉再动，一吸脉亦再动，呼吸定息脉五动，闰以太息，命曰平人。平人者，不病也。常以不病调病人，医不病，故为病人平息以调之为法。

又曰：人一呼脉一动，一吸脉一动，曰少气。人一呼脉三动，一吸脉三动而躁，尺热曰病温，尺不热脉滑曰病风，脉涩曰痹。人一呼脉四动以上曰死，脉绝不至曰死，乍疏乍数曰死。

冉雪峰曰：此篇以呼吸定脉至数，辨平脉病脉死脉，而厘定出平息调脉的方法也。查西法察血压的高低，是注重在动力；察脉博的多寡，是注重在动率。人每分钟十八呼吸，每呼吸脉博跳四次，十八呼吸，跳七十二次，此西法诊脉次数。本节所引经文，一呼脉再动，一吸脉再动，每一呼吸，大数亦动四次，四得四，四八三十二，与西法恰合，此是平脉。再由平脉以推及病脉、死脉，直穷到底。如一呼脉一动，一吸脉一动，及一呼脉三动，一呼脉三动，此为病脉，即为病变。又如一呼吸各四动以上，反之一至俱无，成绝不至，或时如四至的太多，时如绝不至的太少。乍疏乍数，此为坏脉，即为死脉。凡此均确确实实，并不空玄。再进一步，由脉的动率，求到脉的动力。

脉的动力，都知缘于心的跳跃。心何以跳跃，大抵由脉耳结发动，牵及房室结，牵及房室束以至心的全体，然此为动的形态，而非动的原理。脉耳结何以有此动力，且血液自左心下室，而大动脉，而中动脉，而小动脉，而毛细动脉，又由毛细动脉，汇集循环到静脉去，分不减弱，散不消失。这个不变动力，值得研究。观本节所引经文，将脉的至数系于气的呼吸，眼前是道，石破天惊。盖主动力是缘于外呼吸而新加力是缘于内呼吸，《灵枢·动输》篇、《痈疽》篇，均与此相互发明。曰肺气从太阴而行之，以息往来，呼吸不已，动而不止。曰阴阳既张，因息乃行，与天合同，不得休止。凡此均溯源到气的方面。论脉而探到脉的原动力，且探到未经了解、不易了解的原动力。数千年来先代文化遗留，真值得深深挖掘云。

第六十八节　素问

《素问·平人气象论》曰：春胃微弦曰平，弦多胃少曰肝病，但弦无胃曰死，胃而有毛曰秋病，毛甚曰今病。

又曰：夏胃微钩曰平，钩多胃少曰心病，但钩无胃曰死，胃而有石曰冬病，石甚曰今病。

又曰：长夏胃微耎弱曰平，弱多胃少曰脾病，但代无胃曰死，耎弱有石曰冬病，弱甚曰今病。

又曰：秋胃微毛日平，毛多胃少曰肺病，但毛无胃曰死，毛而有弦曰春病，弦甚曰今病。

又曰：冬胃微石曰平，石多胃少曰肾病，但石无胃曰死，石而有钩曰夏病，钩甚曰今病。

冉雪峰曰：此篇乃论四时平脉及四时病脉、死脉也。变通莫大乎四时，春温、夏热、秋凉、冬寒，气候均有显著的变化。人在气交中，受宇宙大自然支配，所谓而物由之，而人应之，脉其彰彰显著者。脉有一定的组织，当有一定的体象。而四时各各不同，春弦夏钩，秋毛冬石，长夏耎弱，缓而近代，这就是说明受四时的变化以为变化。脉的四时体象，《脉要精微论》言之綦详，曰“春日浮，如鱼之游在波；夏日在肤，泛泛乎万物有余；秋日下肤，蛰虫将去；冬日在骨，蛰虫周密，君子居室”。又曰“春应中规，夏应中矩，秋应中衡，冬应中权”。诠释比拟，均亲切惟肖。本篇论列四时，注重胃气。故开始“春”“夏”“秋”“冬”“长夏”下，均紧系以“胃”字，且全节均在“胃”字上推阐。胃者后天生生之本，脉所资生，四时虽变，生生之本不变。故四时应象，不可太过，不可不及，要恰到好处。微弦、微钩、微毛、微石、微与弱，五“微”字，宜深玩。《玉机真脏论》，春脉如弦，夏脉如钩，秋脉如浮，冬脉如营四节，与此亦相互发明。曰浮曰营，与本篇略殊。大抵浮而轻涩近毛，营而固藏近石，义可相通。至其摹写四时脉息体象，尤可补本篇所未备。如谓其气来耎弱，轻虚而滑，端直以长，故曰弦；其气来来盛去衰，故曰钩；其气来轻虚以浮，来急去散，故曰浮；其气来沉以搏，故曰营。以此例彼，以彼证此，会而通之，可以整个贯彻。彼春之暖，为夏之暑；彼秋之忿，为冬之怒。四时之动，脉与之上下，出入升降，不能相无也；递嬗联系，不能相违也；促助抑制，不能相外也。然则中法诊脉境谊超超，夫固有真实至理在也。

第六十九节　素问

《素问·平人气象论》曰：平心脉来，累累如连珠，如循琅玕，曰心平，夏以胃气为本。病心脉来，喘喘连属，其中微曲，曰心病。死心脉来，前曲后居，如操带钩，曰心死。平肺脉来，厌厌聂聂，如落榆荚，曰肺平，秋以胃气为本。病肺脉来，不上不下，如循鸡羽，曰肺病。死肺脉来，如物之浮，如风吹毛，曰肺死。平肝脉来，耎弱招招，如揭长竿末梢，曰肝平，春以胃气为本。病肝脉来，盈实而滑，如循长竿，曰肝病。死肝脉来，急益劲，如新张弓弦，曰肝死。平脾脉来，和柔相离，如鸡践地，曰脾平，长夏以胃气为本。病脾脉来，实而盈数，如鸡举足，曰脾病。死脾脉来，锐坚如鸟之喙，如鸟之距，如屋之漏，如水之流，曰脾死。平肾脉来，喘喘累累如钩，按之而坚，曰肾平，冬以胃气为本。病肾脉来，如引葛，按之益坚，曰肾病。死肾脉来，发如夺索，辟辟如弹石，曰肾死。

冉雪峰曰：此篇乃论五脏平脉及五脏病脉、死脉也。脏器法时，以类相从。故五脏的平脉，即四时的平脉，各各可以互通互证。食入于胃，淫精于脉，脉气流经，以归于肺，肺气从太阴而行之，所谓气血既张，因息乃行。土为万物之母，交媾水火，间隔金木，咸在于此。其于人也，五脏六腑，皆以受气，为化源所资生，营养百骸，调和脏腑，亦咸在于此。中法论脉，一是皆以胃气为本。故本篇上节四时，均从胃气推阐，本节五脏，又各各明标胃气为本。以四时配五脏，则增入长夏湿土；以五脏合四时，则脾为孤脏。土旺四季之末，即此种种，精义均可窥见。质言之胃的体象，不大不小，不快不慢，不过有力，不过无力，舒徐自然，恰到好处；此谓生气，此谓神气，此即谓胃气。差者病，反者死，故反之则为真脏死气，如后世所谓七怪脉、八怪脉，理甚明显，事甚确实。微妙在脉，不可不察。如仰晴空而视浮云，又察不易察，故古人多从体象上罕譬而喻。本篇形容体象，开后世谈脉比拟摹写先声，值得注意。五脏生气，迭迭系连；五脏病气，亦层层传变。《玉机真脏论》云："肝受气于心，传之于脾，气舍于肾，至肺而死。心受气于脾，传之于肺，气舍于肝，至肾而死。脾受气于肺，传之于肾，气舍于心，至肝而死。肺受气于肾，传之于肝，气舍于脾，至心而死。肾受气于肝，传之于心，气舍于肺，至脾而死。"凡此解说，视他六经六气传化不同，其受、其传、其舍、其死，较他六经六气传化尤备。移有次序，机有顺逆，基缘有生我、我生，传变有所胜、所不胜，会而通之，病证脉息，虽繁赜奥折，无不门门洞彻矣。

第七十节　素问

《素问·至真要大论》曰：厥阴之至其脉弦，少阴之至其脉钩，太阴之至其脉沉，少阳之至大而浮，阳明之至短而涩，太阳之至大而长。

《素问·平人气象论》曰：太阳脉至，洪大以长；少阳脉至，乍数乍疏，乍短乍长；阳明脉至，浮大而短。

冉雪峰曰：此篇言六气应时平脉，即言六气当时旺脉也。脉论四时，是将一年分四个阶段；脉论六气，是将一年分六个阶段。本处前节出《至真要大论》。原书此节上文，系言六气之胜。故此节言六气之平，下文归结至而和则平，至而甚则病，至而反者病，至而不至者病，未至而至者病，阴阳易者危，凡以明其微甚胜复各原理而已。后节出《平人气象论》，系论四时脉象后，再论六气脉象。但只有三阳而无三阴，意者代远年湮，书缺有间，难免脱简讹佚。秦越人《难经·第七难》曰：经言少阳之至，乍大乍小，乍短乍长；阳明之至，浮大而短；太阳之至，洪大而长；太阴之至，紧大而长；少阴之至，紧细而微；厥阴之至，沉短而敦。此六者，是平脉也，抑病脉耶？然皆旺脉也。其气以何月各旺几日，然冬至后复得甲子少阳旺，复得甲子阳明旺，复得甲子太阳旺，复得甲子太阴旺，复得甲子少阴旺，复得甲子厥阴旺。旺各六十日，六六三百六十日，以成一岁云云。与此相互发明，补出三阴。六气以全，六位以序，条文明称，其言讵得无本。前说脱简讹佚，夫岂或诬，而以六甲配六旺以合四时，理论与事实结合，越人谊力，煞是可钦。然六甲旺脉合于四时平脉，多不符合。讵学说之两歧，抑义理之可通，曰皆是也。盖一为对峙，上下四旁，屹然不紊，所谓体也。一为流行，相连一气，迟早可推，所谓用也。明其体可以达其用，妙其用愈以定其体，从来注家多轻轻掠过。此项义理，《内经》亦自言及，如春不沉，夏不弦，秋不数，冬不涩，是谓四塞。明示四时未容划断，两两会通，庶几体用兼备云。

第七十一节　灵枢　素问

《灵枢·邪气脏腑病形》曰：虚邪之中身也，洒淅动形；正邪之中人也微，先见于色，不知于身，若有若无，若亡若存，有形无形，莫知其情。

《素问·刺热》曰：肝热病者左颊先赤，心热病者颜先赤，脾热病者鼻先赤，肺热病者右颊先赤，肾热病者颐先赤，病虽未发，见赤色者刺之，名曰治未病。

冉雪峰曰：此篇言色诊理微，机之先见，欲治未病者所当着眼也。查色诊最早记载见于《潞史》，神农命僦贷季理色脉，对察和齐摩踵，讷告以利天下。《素问》岐伯对黄帝曰：我于僦贷季调色脉，已二世矣。古者色脉并称，不曰脉色，而曰色脉，色在脉上，义可深思。脉者气血之先，有病未形而先见于脉者。色者神之旗，亦有脉未形而先见于色者。岐伯曰：变化相移，以观其妙，以知其要。欲知其要，则色脉是矣。又曰色脉者，上帝之所贵，先师之所传也。其推重色脉如此。扁鹊望齐桓候，仓公望舍人从者，仲景望王待中，均以一望决其生死。色诊的学理事实，两固有征矣。本处引文两节，均专言色诊病在机先。前节虚邪中人洒淅动形，病形显昭，此为亲笔。紧要在正邪之中人也微，不知其身，病者犹不自觉，若有若无，若亡若存，有形无形，莫知其情，模糊隐约，摹写惟肖。而却先见于色，“先见于色”四字，值得重读。后节肝心脾肺肾，邪热拂郁，各先见于其所主部位，部位有隶属，部位亦有顺逆，颜色有晦显，颜色亦有善恶，与全经各节互参，均可了了。吃紧在“病虽未发”四字，此四字亦值得重读。先见于色，病犹未发，病虽未发，已见于色，互文见义，如画龙之点睛，上工治未病，下手功夫，全在于此。后世以望闻问切为四诊，望即色诊，四诊之中，以色脉为最要。先代长期经验，望诊中又丰富舌诊目诊两项。苟初病未形脉或重病脉绝时，尤为重要。要之在正常平时诊察，则又当多方以求，各各互用慎妥也。

第七十二节　素问　灵枢

《素问·痿论》曰：肺热者色白而毛败，心热者色赤而络脉溢，肝热者色苍而爪枯，脾热者色黄而肉蠕动，肾热者色黑而齿槁。

《灵枢·五色》曰：沉浊为内，浮泽为外，黄赤为风，青黑为痛，白为寒，黄而膏润为脓，赤甚者为血，痛甚为挛，寒甚为皮不仁。五色各见其部，察其浮沉，以知浅深，察其泽夭，以观成败，察其散抟，以知近远，视色上下，以知病处，积神于心，以知往今。

冉雪峰曰：此篇发挥色诊功用。内合诸脏、外合诸形，辨其性质而昭其方法也。内脏与外形，两两相应，故诊外可以知内，而病内亦必形外，色其彰彰显著也。《素》《灵》《上经》《下经》，言色诊者多处。《五脏生成》，青如翠羽者生；赤如鸡冠者生；黄如蟹腹者生；白如豕膏者生；黑如乌羽者生。青如兹草者死；黄如枳实者死；黑如炲者死；赤如衃血者死；白如枯骨者死。此言色的生死概要也。又曰：面黄目青、面黄目赤、面黄目白、面黄目黑皆不死；面青目赤、面赤目白、面青目黑、面黑目白、面赤目青皆死。此言色的辨别方法也。经络论，寒多则凝泣，凝泣则青黑；热多则淖泽，淖泽则黄赤；此言色的转变性质也。凡此均纯单就色推阐。本处引文前节合色与形会参。肺主皮毛，肺热则色白而毛败；心主血脉，心热则色赤而络脉溢；肝主爪，肝热则色苍而爪枯；脾主肌肉，脾热则色黄而肉蠕动；肾主骨，齿为骨余，肾热则色黑而齿槁。相合为诊，病无遁情。后节沉浊浮泽，黄赤青黑，赤甚痛甚寒甚，推类尽致。而又察其浮沉，以知深浅；察其泽夭，以观成败；察其散抟，以知远近；视色上下，以知病处。诊色之道，明辨详晰，可谓度尽金针。其他《举痛论》《皮部论》各篇，亦有关于五色记载，或合脉，或合证，或合脏腑。所谓色诊形肉，不得相失也。诊断为治疗所取决，关系重要，虽善调尺者，无待于寸，善调脉者，无待于色。苟非特殊诊况，总以会参为上。经曰：能合色脉，可以万全。又曰诊之极要，无失色脉。用之不惑，治之大则。学者所当三复体味云。

复习题

1. 脉之动力基于心体之跳跃，心体跳跃基于何所？试详察其根源，而明辨其义理。

2. 独取寸口，废去遍身诊，起于何时？是何缘故？试博考而详说之。

3. 四时平脉与六甲旺脉，两两对比，多不相符，当以何者为是，抑或有道以会其通欤？

4. 脉何以贵有胃气？何谓胃气？胃气的体象如何？能正确诠释否？

第九章　治疗

第七十三节　素问

《素问·阴阳应象大论》曰：病之始起也，可刺而已；其盛，可待衰而已。故因其轻而扬之，因其重而减之，因其衰而彰之。形不足者，温之以气；精不足者，补之以味。其高者，因而越之；其下者，引而竭之；中满者，泻之于内；其有邪者，渍形以为汗；其在皮者，汗而发之；其慓悍者，按而收之；其实者，散而泻之。审其阴阳，以别柔刚，阳病治阴，阴病治阳，定其血气，各守其乡，血实宜决之，气虚宜掣引之。

冉雪峰曰：此段统言治疗方法，内外重轻，虚实补泻，乃总结经论全篇，而归于实际也。查此段虽寥寥一百三十九字，而词简义弘，包罗丰富，已为整个治疗树良好的基础。原书上文前节有“味归形，形归气，气归精，精归化，精食气，形食味，化生精，气生形”等语，其旨渊深，其义奥折。自彼为泛言理气的生化，此为专言治疗的准则。理气而归于治疗，至切至实。本段可分四段看：第一段自“病之始起也起”，至“因其衰而彰之”止。上二句，乃言病的始起，既病的正盛。下三句，因其轻因其重因其衰，而扬之而减之而彰之，机随病转，活用原则。第二段形“不足者”二句，为疗虚劳、诸虚、百不足大法。以气温形，即前节“气生形”意义；以味补精，即前节“化生精”意义。气味二者可分用，亦可合用，学者当体会于无言之表。自“其高者，因而越之”，至“其实者，散而泻之”，为第三段。前三句，是言上中下疗法原则，后四句，是言内外虚实疗法原则，不宁汗法泻法，而水疗法按摩法，亦统括在内。

后八句为第四段，是总结上三段。“审其阴阳，以别柔刚”，是先辨病的性质；“阳病治阴，阴病治阳”，是定法中有活法；“定其血气，各守其乡”，是活法中又有定法。此外尚可看出数义，其衰可待，合于今之待证疗法；其实宜决，合于今之抽血疗法；气虚掣引，合于今之输入氧气疗法。先民长期宝贵经验，煞是可钦。本节经文虽多就针刺立言，但用药之理，一以贯之。观“温之以气”“补之以味”云云，是经旨已合针药而整个昭示矣。因文见义，触类旁通，在善读者致力何如耳。

第七十四节　素问

《素问·脏气法时论》曰：肝欲散，急食辛以散之，用辛补之，酸泻之。

又曰：心欲耎，急食咸以耎之，用咸补之，甘泻之。

又曰：脾欲缓，急食甘以缓之，用苦泻之，甘补之。

又曰：肺欲收，急食酸以收之，用酸补之，辛泻之。

又曰：肾欲坚，急食苦以坚之，用苦补之，咸泻之。

冉雪峰曰：此篇言五脏性情，乃五脏各各补泻也。查辛甘发散为阳，酸苦涌泄为阴，咸味涌泄为阴，淡味渗泄为阳。六者或收或散，或缓或急，或燥或润，或耎或坚，以所刺行之，调其气，使其平也。上述云云，出《至真要大论》，乃方药效用的常规，即疾病治疗的正轨。但人身机体，五脏各有性情。有性情，即各有好恶，有好恶，即各有忌宜。治疗加于人身，其作用每多与方药原则不符，所以然者，方药原则，是言物的性质，五脏忌宜，是言人的性质。物质与人体当两相结合，与各项学科理解与事实当结合一例。本篇明标出五脏性情，曰欲散，欲耎，欲缓，欲收，欲坚。五味入五脏，各有各的忌宜，即各有各的补泻，因之以补为泻，以泻为补，各成其补，各成其泻。如辛为肺的本味，而在肺为泻，在肝为补；酸为肝的本味，而在肝为泻，在肺为补；苦为心的本味，乃苦不补心而补肾，咸为肾的本味，乃咸不补肾而补心，凡此深邃奥折，诸耐探索。唯脾为中州不偏不倚，苦泻甘补，昭其正常轨范。观五脏排列叙述，均先言补后言泻，而脾独先言泻后言补，煞是特笔。盖既由同中而生出异，即当由异中而归于同，治疗深层意蕴在此，整个医药深层意蕴亦在此。再进一层，人在宇宙受大自然支配，时有变迁，气有胜复，邪有间甚，治即宜有变通。如《至真要大论》，六气司天淫胜疗法，六气在泉淫胜疗法及六气相胜、六气相复各各疗法，转变从违，进退出入，可补本篇所未及。以人身机体，再结合宇宙环境，物我无间，天人合一，其斯为得辩证唯物环境统一性真谛云。

第七十五节　素问

《素问·至真要大论》曰：寒者热之，热者寒之，微者逆之，甚者从之，坚者削之，客者除之，劳者温之，结者散之，留者攻之，燥者濡之，急者缓之，散者收之，损者温之，逸者行之，惊者平之，上之下之，摩之浴之，薄之劫之，开之发之，适事为故。

冉雪峰曰：此篇为治疗大纲，亦即为治疗正法，汇集排比，兼收并蓄，而示人以规矩准绳也。全节二十三项，故文法连缀二十三之字，后四句每两项连属，合为一句，故前贤注释称为十九条。原书上节论病机为十九条，此节论疗法亦为十九条，若有意安排也者。金·刘完素《原病式》，是缘上病机而作。北齐·徐之才《十剂》，是本此疗法而作。后人就十剂加寒热二项，为十二剂，义更周至。或谓寒热两项不必加。十剂之中，皆有寒热之分，是名为十剂，不啻二十剂。推斯意也，则本篇开始“寒者热之，热者寒之”二句，可统摄全节。再推而广之，煞末“上之下之，摩之浴之，薄之劫之，开之发之”四句，又可兜转连属全节。全节各项，各致其用，各昭其功，各赴病机，各符疗法，究之各项可分用亦可合用，可参错用，亦可连贯用，要在适事为故而已。“适事为故”四字，为全节总结握要的明显昭示。再即各条义理诠释，寒者热之，热者寒之，此为一班学者所周知。但桂枝温外，附子温内，薤白温上；理中辈温中，诸“四逆”温下。用热殊有分辨，“白虎”清气分，“泻心”清血分，“竹叶石膏”清其上中，“黄连阿胶鸡子黄”清其上下。用寒殊有分辨，余各条可准此类推。尚热之不热，寒之不寒，非阳盛格阴，阴盛格阳，即寒极化热，热极化寒。治的逆从，由病的寒热为转移，余各条亦准此类推。居间“自坚者削之”，至“惊者平之”十一条，莫不各有特殊证象，即莫不各有特殊疗法。然总不外上文寒热逆从各原则及下文上下摩浴薄劫开发各方式。在学者会而通之，门门洞彻，焕出治疗整个真精神云。

第七十六节　素问

《素问·至真要大论》曰：热因寒用，寒因热用，塞因塞用，通因通用，必伏其所主，而先其所因，其始则同，其终则异，可使破积，可使溃坚，可使气和，可使必已。

冉雪峰曰：此篇由逆归从，由正归反。同是寒热，而辨寒热更进一层。同是治寒热，而治寒热，亦更进一层也。微者逆之，此为正治，已详上篇。甚者从之，此为反治，理较渊微，义甚奥折，故本篇再提出研究。原书上文有云，“逆者正治，从者反治，从少从多，观其事也”。理气如此变化，病机亦如此变化，且病理变化到如何程度，即治疗变化随之到如何程度，即不可死守教条，而不知变通，又安容不顾事实，而稍涉轻率，捣奥披窍，只争斯须，经文故明明昭我矣。本篇“热因寒用，寒因热用，塞因塞用，通因通用”四句，连缀四“因”字，看似排比平列，实则各分两截。“热因寒用，寒因热用”为一截，言热渐化寒，宜兼寒治，寒渐化热，宜兼热治。《五常政大论》“治热以寒，温而行之，治寒以热，凉而行之”，与此可以互证。“塞因塞用，通因通用”为一截，病为塞，则从其塞以为治；病为通，则从其通以为治。如单腹虚胀，塞也，用温补，亦塞也。下痢无度，通也，用苦降亦通也，与此可以说明。上截为病质的关系，下截为病象的关系。细审亦有分辨，或谓以热治热，以寒治寒，以塞治塞，以通治通，不过对假寒假热，半塞半通者言耳。只可意会，不必远求。不知重阳必阴，重阴必阳，重寒则热，重热则寒，病机既有此变化，治法亦应有此斡旋。本篇中段“必伏其所主，而先其所因，其始则同，其终则异”，不啻自下注脚。末段“可使破积，可使溃坚，可使气和，可使必已”，不啻自昭功用，先代长期临床经验，煞是可钦。不如是，安足以穷治疗精蕴欤？

第七十七节　素问

《素问·至真要大论》曰：逆之从之，逆而从之，从而逆之，疏气令调，则其道也。

《素问·五常政大论》曰：补上下者从之，治上下者逆之，以所在寒热盛衰而调之。故曰：上取下取，内取外取，以求其过。能毒者以厚药，不胜毒者以薄药。此之谓也。

冉雪峰曰：此篇会通从逆精神，诠释从逆正义，为疗法深层重要的关键也。上二节，一论正治疗法，即逆者正治。一论反治疗法，即从者反治。本节则合正反逆从，而会通其所以然。前曰逆曰从，尚是分而为二。此曰逆曰从，直是合而为一。盖即由逆中看出从来，从中看出逆来。又将逆法用于从内，从法用于逆内。原文“逆而从之，从而逆之”二语，至深至明，石破天惊。寒者热之，热者寒之，此为逆治，即为正治。寒因寒用，热因热用，此为从治，即为反治。寒渐化热，热渐化寒，或寒已化热，热已化寒，则寒剂中微佐热药，热剂中微佐寒药，或竟变寒剂为热剂，变热剂为寒剂。原书上文所谓“从少从多，观其事也”，即寒证变为热证，热证变为寒证。即逆治变为从治，从治变为逆治。前之所谓逆治，即后之所谓从治；后之所谓从治，即前之所谓逆治。凡以合乎病理现实，以不变应万变，原书上文谓“必伏其所主，而先其所因，其始则同，其终则异也”。“逆从”二字，颇耐思维。读本处后节“补上下者从之，治上下者逆之”，可以恍然。同其正气而助益为从，反其邪气而克制为逆；护其正气而捍御为逆，顺其邪气而深入为从，要在随其所在寒热盛衰而调之而已。此“调”字，与上节“疏令气调”，两“调”字大有功夫，乃活用逆从疗效结晶的体现，值得着眼。上取下取，内取外取，是求其过；逆而从之，从而逆之，亦是求其过。两节均相互发明。经论系多就用针言，然用药之道一以贯之。观“能毒者以厚药，不胜毒者以薄药”，其义更明白显昭云。

第七十八节　素问

《素问·五常政大论》曰：病在上，取之下；病在下，取之上；病在中，傍取之。治热以寒，温而行之；治寒以热，凉而行之；治温以清，冷而行之；治清以温，热而行之。故消之削之，吐之下之，补之泻之，久新同法。

《素问·至真要大论》曰：补上治上制以缓，补下治下制以急，急则气味厚，缓则气味薄，适其至所，此之谓也。

冉雪峰曰：此篇乃阐扬治疗精神，活用制剂原则，而示人以上下之分，缓急之用也。人身机体，有整个统一性，未可死守一面，拘拘局部。凡生理病理治疗，均当作如是观。故病的区域，不可不明确。而病的关联，亦不可不洞彻。详探病的所在，直接施治，固已。但病有顺逆，治宜圆通。如下胜而上反病者，病的现象在上，病的根源在下，当取之下；上胜而下反病者，病的现象在下，病的根源在上，当取之上。其居中傍侧亦如之，故病在中傍取之。部位如是，性质亦如是。马注所谓量其顺逆而行之，不以新久异法也。前节就病理诠释，后节就疗法诠释。前节“取”字，“取”如取穴，是多就用针言。后节

“制”字，“制”如制剂，多就用药言。要之用针用药，两可贯通，其义一而已矣。前节是辨病机上下，而明其所归。后节是求疗法缓急，而适其所至。同是在上下着眼，后节分出补上治上，补下治下，补上治上制以缓，补下治下制以急。在疗法上，后节较前节，实为更进一层。上节“久新同法”，活法之中有定法。后节“适其至所，”定法之中又有活法。至补的方面，用何项方法补，是补气补血，补阴补阳，或是各随其五脏气宜而补之。治的方面，用何项方法治，是以寒治热，以热治寒，寒因热用，热因寒用，或诸寒而热者取之阴，诸热而寒者取之阳，凡此又在会通全书。以此证彼，以彼证此，择别而善用之。推斯义也，则所谓上下，所谓缓急，不过举一隅以为例耳，究于无极，通于无穷，精神之内再焕精神，活法之中再生活法。更上一层楼，是在学者。

第七十九节　素问

《素问·至真要大论》曰：从内之外者，调其内；从外之内者，治其外；从内之外而盛于外者，先调其内而后治其外；从外之内而盛于内者，先治其外而后调其内；中外不相及，则治主病。

又曰：调气之方，必别阴阳，定其中外，各守其乡，内者内治，外者外治，微者调之，其次平之，盛者夺之，汗之下之，寒热温凉，衰之以属，随其攸利，谨道如法，万举万全，气血正平，长有天命。

冉雪峰曰：此篇言从内从外，疗法各别。而病有盛微，治有先后，须各随其攸利也。查气运承制，则有上下；气运标本，则有内外。而物由之，而人应之。故人身病变，大概统括于上下内外。理气如是，事实即如是。上节是研究上下，此节是研究内外。对于内之本气病变则曰调，对于外之邪气病变则曰治。调治二字，颇具意义，颇有分辨。体会此项意旨，全盘治疗，已可扼住紧要枢环。前后两段，同出《至真要大论》。诠释内外，相互发明；定其中外，各守其乡。内者内治，外者外治，此为定法。即从内而之外，仍调其内；从外而之内，仍治其外。盖发于内，则以内为本；发于外，则以外为本。不离正规原则，即从内之外而盛于外，仍先调其内；后治其外，从外之内而盛于内。仍先治其外，后治其内。盖发于内则外为标，发于外则内为标，亦不离正规原则。本节论内外，与上节论上下，亦相互发明。上节上胜而病反见下，取之上；下胜而病反见上，取之下。与此节内发而盛于外者，先调其内；外发而盛于内者，先治其外。病理的先后虽异，疗法的标本则同，一是皆不离正规原则。微者调之，此“调”字与上文“调”字义同。五脏各有性情，当随其攸利，盛者夺之，此“夺”字，与上文“治”字义同。邪盛勿掷孤注，当衰之以属。凡此内外标本，盛微先后，理中寓理，法外有法。尤有进者，中外不相及治本病，本气本治固已。但五味入胃，各归其所喜，久而增气，物化之常也。气增而久，夭之由也。积蓄作用，转变机窍，不误之误，不差之差，学者所当彻底了了也。

第八十节　素问

《素问·六元正纪大论》曰：木郁达之，火郁发之，土郁夺之，金郁泄之，水郁折之，然调其气，过者折之，以其畏也，所谓泻之。

冉雪峰曰：此篇言五郁疗法方针。由郁推到过，由调推到泻，乃总结全面整个疗法也。五运木火土金水，地之五运，上合天之六气，参错运行，而变而化，生化原理，治疗方法，均由此抉出。原书上半诠六气甚详，后半诠五运甚详。举凡德化政令，莫不各有气象气化时期先兆，其辨晰为精而备。而归结于民病治疗，将理气用于事实，足征全篇推阐不虚，其取用为奥且实。本节五郁象征，在原书前各节已详明昭示。如“土郁之发”“金郁之发”五条，即气运结合。水发而雹雪，土发而飘骤，木发而折毁，金发为清明，火发而曛昧云云。但彼多言气运的变化，此则专言人体的治疗。五运各有性质，五脏各有性情。所谓疗法，则调其性质，顺其性情。所谓补，不仅以补为补；所谓泻，不仅以泻为泻。盖五脏各有补泻，或在此为补，在彼为泻；在彼为泻，在此为补。此项义理，在本编治疗类已辨及，但上犹是仅言其常，本节达之、发之、夺之、泄之、折之，各有取义，各成补泻。系由肝欲散，心欲耎、脾欲缓、肺欲收、肾欲坚，肝苦急、心苦缓、脾苦湿、肺苦散、肾苦耎。所欲所苦，各各性情体会而出，尤为切合实际，抉出精神。推理既奥颐，义又参错，学者须与《至真要大论》，六气在泉为病，六气司天为病，六气相胜为病，六气相复为病疗法合勘。其不同处，正是其精华蕴藏处，本节煞末“以其畏也，所谓泻之”，即可相互解释五脏补泻。而上述至要四段，又可补五脏补泻的不足。理愈求而愈精，法愈求而愈密，非会通全经，其孰能与于斯？

第八十一节　素问

《素问·至真要大论》曰：夫气之胜也，微者随之，甚者制之。气之复也，和者平之，暴者夺之。皆随胜气，安其屈伏，无问其数，以平为期，此其道也。

又曰：治诸胜复，寒者热之，热者寒之，温者清之，清者温之，散者收之，抑者散之，燥者润之，急者缓之，坚者耎之，脆者坚之，衰者补之，强者泻之，各安其气，必清必静，则病气衰去，归其所宗，此治之大体也。

冉雪峰曰：按此篇明昭胜复治疗，期抵于平，归其所宗，而为研究治疗者下一总结也。治疗通例，辛甘发散为阳，酸苦涌泄为阴，咸味涌泄为阴，淡味渗泄为阳。六者或收或散，或缓或急，或燥或竭，或耎或坚，有补有泻，有逆有从，全书屡言。但五脏各有好恶，六气各有胜复，义理不能无转变，事实不能无歧异，矛盾之中，真理寓焉。胜复治疗方法，原书前已专条诠释，善读者已可理气证治合一，颖悟于不言之表。本节所引两段，乃总结昭示。前段胜的甚者，复的暴者，固当制之夺之。此即无翼其胜，无赞其复。在疗胜时，须防其复，所谓复之胜也。在疗复时，须防其胜，所谓胜之复也。所以微者、和者，只随之、平之，不多着力，皆随胜气，“随”字当体会。安其屈伏，“安”字亦当体会。后段各气胜复，各有各的性质，各有各的疗法，各安其气。此“安”字与上段“安”字，两相辉映。必清必静，则病气衰去。以清制扰，以静制动，盖逆其气而俾之强折，何如顺其气而使之自归。凡以求其平，求其安而已。上段皆随其胜，此段静待其衰。胜者使之衰，衰者勿俾胜，颇见功夫。“归其所宗”四字，如画龙点睛，尤为警辟。不平不能归，不安不能归。“宗”字为平、为安的根结核心，既归其宗矣，尚何不平不安之足云。前之理气辨证，均归结于后之事实治疗，后之事实治疗仍合于前之理气辨证。这个治疗，不是局部的，而是整个的；不是孤立的，而是环境统一的。范围天地而不过，曲成万物而不遗，通乎运气之道而知。合于治疗之则皆准，最高医事治疗境谊，咸在于斯。学者所当整个潜心而体察也。

复习题

1. 以寒治热、以热治寒为正治。寒以寒治、热以热治为从治。在什么状况下须用正治？在什么状况下才可用从治？

2. 方药补泻，原有常规。何以五脏补泻，各各不同？有此为补，而彼为泻，此为泄，而彼为补者，将安适准，能会通其义欤？

3. 经言“适其所至”“归其所宗”“随其攸利”“安其屈服”。种种疗法，你们有如何体会？

4. 用运气归结治疗，是为理解与事实的结合。但与寻常药理、脏腑性情，又有不合。能推阐尽致，抉经之心，求到治疗最高境谊欤？

卷末语

余编《内经讲义》竟，无任感慨。《内经》为中医最古典籍，亦即为中医最要课目。后世医家学理，无不胎源于此。得其一章一节一句一字，即可开无限法门。古典中唯《本经》与《伤寒》与《内经》鼎峙而三。《伤寒》侧重病的方面，《本经》侧重药的方面，唯《内经》渊懿博大，包罗宏富，理燮天人，义含科哲。不宁认识自然，调节自然，且欲征服自然。古人数千年前学术造诣，即精微到此。先代文化遗产宝藏所在，值得深深挖掘。惜代远年湮，书缺有间，焚縻收辑，抱残守缺，吾人摩挲玩读，能勿发思古之幽情。细勘全书内容，其逻辑固非出一代事实，其编纂亦非出一人手笔。然由理论而归结事实，由气化而归结治疗，有环境连属性，有机体统一性，弘括肃深，正确真实，未容湮没。乃或以为带哲学色彩太浓，不普泛，冀将此项古典废除，截断历史，虽煮鹤焚琴，在所不惜。衡以政府对待中医正确政策和发扬先代文化精神，似有未合。此风一播，致令真知灼见之士，亦忧谗畏讥，即有所见，亦不敢着笔深谈。际此改进过渡，稍纵即逝，学术真伪，只争斯须。此节与中医学术前途盛衰兴灭关系颇大，凡在医林，安可忽视。

编述《内经》，颇不易易。前贤纂著，多成过去，失时代性。居今太新，则离脱中医本位，未能切合实际要求。太旧，又未能随时代的进化而进化，阻碍学术进展，因而落后。况《内经》本身学术基质，为天人为一，侧重气化，虽善言天者必应于人，善言古者必验于今，善言气者必彰于物，善言应者同天地之化，善言化言变者，通神明之理，即此可以寻出天地纲纪，寻出自然规律。而理既奥折，义复幽隐，解人难索。其发展易流入空玄，为悠悠者所藉口。要之理解而流于虚玄，则近乎哲学；理解而证诸事实，则近乎科学。本编紧握枢要，由理解而归结到踏实方面，不由理解而深求到虚远方面。质言之就是把理论当作科学假定，当作科学有意义的假定，循科学方法，不在假定上再安假定，取其所当取，去其所当去。前此编纂《内经》者，多首列道生摄生各类，本编整个除去。其对气运标本，亦不在推阐演绎上斡旋，既不截断古人经验宝贵的遗留，亦不陷溺古人烟雾迷离的笼罩，总以引向科学轨道为前提。择其要者诠释，以供需要；因供需要，摘其要者诠释。归散为整，化虚为实，变哲学为科学，变中医为西医、为世界医。振起民众医学，以便更好地为民众服务，这是编者的一点愿望。

《内经》范围甚大，本编所引，不过十中一二，然其中颇有突出、足资近今研究的。试略举明义：一，小肠者，受盛之官，化物出焉。又食入于胃，浊气归心，淫精于脉，将食物化血源委，说地清清楚楚。二，营行脉中，卫行脉外，营周不休，终而复始。又营卫相含，如环无端，始肺终肝，常营不已，将血液循环始末，说得明明白白。三，饮入于胃，游溢精气，上输于脾，脾气散精，上归于肺，肺气通调，下输膀胱，水精四布，五精并行。气化水行，水行气化，将气水生化体象，说得活活泼泼。四，无髑骬者心高，髑骬短小举者心下，髑骬长者心坚，髑骬弱以薄者心脆。皮缓腹果大者大肠大而长，皮急者大肠急而短，皮滑者大肠直，皮肉不相离者大肠结。余各脏腑均有测验法，将外形测内形，说得确确实实。此犹曰中西大略从同也。还有不同足资启发者：一，骨空易髓。西法论骨甚详，至易髓空穴，则少记载。中说髓空在脑后三分，在颅际锐骨之下，两髆空在髆中之阳，股骨上空在股阳，尻骨空在髀骨之后，相去四寸等，将周身骨空，完全指出。二，泄泽补脑。近代脑的学理，蔚为专科。但脑髓生化原委，亦少记载。中说谷入气满，淖泽注于骨，骨属屈伸，泄泽补益脑髓。又五谷之精液合而为膏者，内渗于骨空，补益脑髓。将精气谷气，淖泽泄泽，益髓补脑，全盘托出。三，生命起源。前此学者长期辩论实验，仅将此归结于一个精细胞一个卵细胞会合而成。自苏联柏勒辛斯卡娅教授证明细胞是生活物质生成，不是分裂生成以来。从前肯定，几乎摇动。中说深研精中划分的真元，藉天癸以明天真，即天真以归天数，在各阶段又各有各的体象，直于无形无象中生出数来，不宁生化原始，即生死关头亦将由此勘透。四，血脉动力。血脉运行基于心体跳跃，由脉耳结牵动房室节及房室束。然脉耳结动力何来？何以分不减少，散不消失？中说一呼脉再动，一吸脉再动，呼吸不已，动而不止。又血和则孙脉先满溢，乃注于络脉，皆盈，乃注于经脉，阴阳既张，因息乃行，将血脉动率，系于呼吸气息的鼓荡。眼前是道，石破天惊，凡此种切，在今日不足异，在两千年前实足异。与西说相同不足异，与西说不同而堪资启发则深足异。其他病理诊断治疗各方面，精萃尤多，端资阐扬，这就是先代文化遗留优越显明的表现。

本讲义分二编。计九章、八十一节。其中征引《素问》六十三条，《灵枢》三十一条，共九十四条。因授课时间短少，编纂时间仓促，故缩龙成寸，举隅示例。总观以上种种所述，夫亦可谓聊具规模矣。全编方针，在由繁归简，由虚归实。讲天道的，须归结到人事；讲哲学的，须归结科学。且由博反约，利用其繁以纳诸简；返虚入浑，利用其虚，以证诸实。以天道说明人事，并以人事调节天道。以科学证实哲学，并以哲学启发科学。《内经》叙述繁颐，不似科学文学整齐朴质，幽隐空玄解说，处处看到，无可讳言。然既认中医为先代文化遗产紧要部分，若在古典中舍却《本经》《伤寒》及《内经》这些中医基本，就别无其他秘笈鸿文可考证。故安能一概抹煞，自坏汝万里长城！既去《内经》，何须中医；不去中医，何必去《内经》。《内经》正如玉之蕴于璞内，金之含于矿中，须于璞中琢出玉来，矿中炼出金来，方算功夫。苏联谢切诺夫的思想要素、巴浦洛夫的高级神经活动诸学理，均是从高远深邃处着力，而蔚为科学、蔚为最新的科学。中医学术内容基质，恍惚似之，得各大科学家为我们开辟先路，可以循着此项路线，奋勇前进，将中医数千年古典，整饬内容，革新外貌，通过实验，掌握实验，以完成此历史赋予我们的发扬光大先代文化光荣的任务，讵不懿欤？

附篇　选读

素问·上古天真论篇第一

昔在黄帝，生而神灵，弱而能言，幼而徇齐，长而敦敏，成而登天。乃问于天师曰：余闻上古之人，春秋皆度百岁，而动作不衰；今时之人，年半百而动作皆衰者，时世异耶？人将失之耶？岐伯对曰：上古之人，其知道者，法于阴阳，和于术数，食饮有节，起居有常，不妄作劳，故能形与神俱，而尽终其天年，度百岁乃去。今时之人不然也，以酒为浆，以妄为常，醉以入房，以欲竭其精，以耗散其真，不知持满，不时御神，务快其心，逆于生乐，起居无节，故半百而衰也。

夫上古圣人之教下也，皆谓之虚邪贼风，避之有时，恬惔虚无，真气从之，精神内守，病安从来。是以志闲而少欲，心安而不惧，形劳而不倦，气从以顺，各从其欲，皆得所愿。故美其食，任其服，乐其俗，高下不相慕，其民故曰朴。是以嗜欲不能劳其目，淫邪不能惑其心，愚智贤不肖不惧于物，故合于道。所以能年皆度百岁而动作不衰者，以其德全不危也。

帝曰：人年老而无子者，材力尽邪？将天数然也？岐伯曰：女子七岁，肾气盛，齿更发长。二七而天癸至，任脉通，太冲脉盛，月事以时下，故有子。三七，肾气平均，故真牙生而长极。四七，筋骨坚，发长极，身体盛壮。五七，阳明脉衰，面始焦，发始堕。六七，三阳脉衰于上，面皆焦，发始白。七七，任脉虚，太冲脉衰少，天癸竭，地道不通，故形坏而无子也。丈夫八岁，肾气实，发长齿更。二八，肾气盛，天癸至，精气溢泻，阴阳和，故能有子。三八，肾气平均，筋骨劲强，故真牙生而长极。四八，筋骨隆盛，肌肉满壮。五八，肾气衰，发堕齿槁。六八，阳气衰竭于上，面焦，发鬓斑白。七八，肝气衰，筋不能动，天癸竭，精少，肾脏衰，形体皆极。八八，则齿发去。肾者主水，受五脏六腑之精而藏之，故五脏盛，乃能泻。今五脏皆衰，筋骨解堕，天癸尽矣。故发鬓白，身体重，行步不正，而无子耳。帝曰：有其年已老而有子者何也？岐伯曰：此其天寿过度，气脉常通，而肾气有余也。此虽有子，男不过尽八八，女不过尽七七，而天地之精气皆竭矣。帝曰：夫道者年皆百数，能有子乎？岐伯曰：夫道者能却老而全形，身年虽寿，能生子也。

黄帝曰：余闻上古有真人者，提挈天地，把握阴阳，呼吸精气，独立守神，肌肉若一，故能寿敝天地，无有终时，此其道生。中古之时，有至人者，淳德全道，和于阴阳，调于四时，去世离俗，积精全神，游行天地之间，视听八达之外，此盖益其寿命而强者也，亦归于真人。其次有圣人者，处天地之和，从八风之理，适嗜欲于世俗之间，无恚嗔之心，行不欲离于世，被服章，举不欲观于俗，外不劳形于事，内无思想之患，以恬愉为务，以自得为功，形体不敝，精神不散，亦可以百数。其次有贤人者，法则天地，象似日月，辨列星辰，逆从阴阳，分别四时，将从上古合同于道，亦可使益寿而有极时。

素问·四气调神大论篇第二

春三月，此谓发陈，天地俱生，万物以荣，夜卧早起，广步于庭，被发缓形，以使志生，生而勿杀，予而勿夺，赏而勿罚，此春气之应，养生之道也。逆之则伤肝，夏为寒变，奉长者少。夏三月，此谓蕃秀，天地气交，万物华实，夜卧早起，无厌于日，使志无怒，使华英成秀，使气得泄，若所爱在外，此夏气之应，养长之道也。逆之则伤心，秋为痎疟，奉收者少，冬至重病。秋三月，此谓容平，天气以急，地气以明，早卧早起，与鸡俱兴，使志安宁，以缓秋刑，收敛神气，使秋气平，无外其志，使肺气清，此秋气之应，养收之道也，逆之则伤肺，冬为飧泄，奉藏者少。冬三月，此谓闭藏，水冰地坼，无扰乎阳，早卧晚起，必待日光，使志若伏若匿，若有私意，若已有得，去寒就温，无泄皮肤，使气亟夺，此冬气之应，养藏之道也。逆之则伤肾，春为痿厥，奉生者少。

天气，清净光明者也，藏德不止，故不下也。天明则日月不明，邪害空窍，阳气者闭塞，地气者冒明，云雾不精，则上应白露不下。交通不表，万物命故不施，不施则名木多死。恶气不发，风雨不节，白露不下，则菀槁不荣。贼风数至，暴雨数起，天地四时不相保，与道相失，则未央绝灭。唯圣人从之，故身无奇病，万物不失，生气不竭。逆春气，则少阳不生，肝气内变。逆夏气，则太阳不长，心气内洞。逆秋气，则太阴不收，肺气焦满。逆冬气，则少阴不藏，肾气独沉。

夫四时阴阳者，万物之根本也，所以圣人春夏养阳，秋冬养阴，以从其根，故与万物沉浮于生长之门。逆其根，则伐其本，坏其真矣。故阴阳四时者，万物之终始也，死生之本也，逆之则灾害生，从之则苛疾不起，是谓得道。道者，圣人行之，愚者佩之。从阴阳则生，逆之则死，从之则治，逆之则乱。反顺为逆，是谓内格。是故圣人不治已病治未病，不治已乱治未乱，此之谓也。夫病已成而后药之，乱已成而后治之，譬犹渴而穿井，斗而铸锥，不亦晚乎！

素问·生气通天论篇第三

黄帝曰：夫自古通天者，生之本，本于阴阳。天地之间，六合之内，其气九州九窍、五脏、十二节，皆通乎天气。其生五，其气三，数犯此者，则邪气伤人，此寿命之本也。苍天之气，清净则志意治，顺之则阳气固，虽有贼邪，弗能害也；此因时之序。故圣人传精神，服天气，而通神明。失之则内闭九窍，外壅肌肉，卫气散解，此谓自伤，气之削也。阳气者，若天与日，失其所则折寿而不彰，故天运当以日光明。是故阳因而上，卫外者也。因于寒，欲如运枢，起居如惊，神气乃浮。因于暑，汗，烦则喘喝，静则多言，体若燔炭，汗出而散。因于湿，首如裹，湿热不攘，大筋软短，小筋弛长，软短为拘，弛长为痿。因于气，为肿，四维相代，阳气乃竭。阳气者，烦劳则张，精绝辟积，于夏使人煎厥。目盲不可以视，耳闭不可以听，溃溃乎若坏都，汩汩乎不可止。阳气者，大怒则形气绝，而血菀于上，使人薄厥。有伤于筋，纵，其若不容，汗出偏沮，使人偏枯。汗出见湿，乃生痤痱。高粱之变，足生大丁，受如持虚。劳汗当风，寒薄为皶，郁乃痤。阳气者，精则养神，柔则养筋。开阖不得，寒气从之，乃生大偻。陷脉为瘘，留连肉腠。俞气化薄，传为善畏，及为惊骇。营气不从，逆于肉理，乃生痈肿。魄汗未尽，形弱而气烁，穴俞以闭，发为风疟。故风者，百病之始也，清静则肉腠闭拒，虽有大风苛毒，弗之能害，此因时之序也。故病久则传化，上下不并，良医弗为。故阳蓄积病死，而阳气当隔，隔者当泻，不亟正治，粗乃败之。故阳气者，一日而主外，平旦人气生，日中而阳气隆，日西而阳气已虚，气门乃闭。是故暮而收拒，无扰筋骨，无见雾露，反此三时，形乃困薄。

岐伯曰：阴者，藏精而起亟也；阳者，卫外而为固也。阴不胜其阳，则脉流薄疾，并乃狂。阳不胜其阴，则五脏气争，九窍不通。是以圣人陈阴阳，筋脉和同，骨髓坚固，气血皆从。如是则内外调和，邪不能害，耳目聪明，气立如故。风客淫气，精乃亡，邪伤肝也。因而饱食，筋脉横解，肠澼为痔。因而大饮，则气逆。因而强力，肾气乃伤，高骨乃坏。凡阴阳之要，阳密乃固，两者不和，若春无秋，若冬无夏，因而和之，是谓圣度。故阳强不能密，阴气乃绝；阴平阳秘，精神乃治；阴阳离决，精气乃绝。因于露风，乃生寒热。是以春伤于风，邪气留连，乃为洞泄。夏伤于暑，秋天痎疟。秋伤于湿，上逆而咳，发为痿厥。冬伤于寒，春必温病。四时之气，更伤五脏。阴之所生，本在五味，阴之五宫，伤在五味。是故味过于酸，肝气以津，脾气乃绝。味过于咸，大骨气劳，短肌，心气抑。味过于甘，心气喘满，色黑，肾气不衡。味过于苦，脾气不濡，胃气乃厚。味过于辛，筋脉沮弛，精神乃央。是故谨和五味，骨正筋柔，气血以流，腠理以密，如是则骨气以精，谨道如法，长有天命。

素问·金匮真言论篇第四

黄帝问曰：天有八风，经有五风，何谓？岐伯对曰：八风发邪，以为经风，触五脏，邪气发病。所谓得四时之胜者，春胜长夏，长夏胜冬，冬胜夏，夏胜秋，秋胜春，所谓四时之胜也。东风生于春，病在肝，俞在颈项；南风生于夏，病在心，俞在胸胁；西风生于秋，病在肺，俞在肩背；北风生于冬，病在肾，俞在腰股；中央为土，病在脾，俞在脊。故春气者病在头，夏气者病在脏，秋气者病在肩背，冬气者病在四肢。故春善病鼽衄，仲夏善病胸胁，长夏善病洞泄寒中，秋善病风疟，冬善病痹厥。故冬不按跻，春不鼽衄，春不病颈项，仲夏不病胸胁，长夏不病洞泄寒中，秋不病风疟，冬不病痹厥，飧泄，而汗出也。夫精者，身之本也。故藏于精者，春不病温。夏暑汗不出者，秋成风疟。此平人脉法也。

故曰：阴中有阴，阳中有阳。平旦至日中，天之阳，阳中之阳也；日中至黄昏，天之阳，阳中之阴也；合夜至鸡鸣，天之阴，阴中之阴也；鸡鸣至平旦，天之阴，阴中之阳也。故人亦应之。夫言人之阴阳，则外为阳，内为阴。言人身之阴阳，则背为阳，腹为阴。言人身之脏腑中阴阳，则脏者为阴，腑者为阳。肝心脾肺肾五脏皆为阴，胆胃大肠小肠膀胱三焦六腑皆为阳。所以欲知阴中之阴、阳中之阳者，何也？为冬病在阴，夏病在阳，春病在阴，秋病在阳，皆视其所在，为施针石也。

故背为阳，阳中之阳，心也；背为阳，阳中之阴，肺也；腹为阴，阴中之阴，肾也；腹为阴，阴中之阳，肝也；腹为阴，阴中之至阴，脾也。此皆阴阳、表里、内外、雌雄相输应也，故以应天之阴阳也。

帝曰：五脏应四时，各有收受乎？岐伯曰：有。东方青色，入通于肝，开窍于目，藏精于肝，其病发惊骇，其味酸，其类草木，其畜鸡，其谷麦，其应四时，上为岁星，是以春气在头也，其音角，其数八，是以知病之在筋也，其臭臊。南方赤色，入通于心，开窍于耳，藏精于心，故病在五藏，其味苦，其类火，其畜羊，其谷黍，其应四时，上为荧惑星，是以知病之在脉也，其音徵，其数七，其臭焦。中央黄色，入通于脾，开窍于口，藏精于脾，故病在舌本，其味甘，其类土，其畜牛，其谷稷。其应四时，上为镇星，是以知病之在肉也，其音宫，其数五，其臭香，西方白色，入通于肺，开窍于鼻，藏精于肺，故病在背，其味辛，其类金，其畜马，其谷稻，其应四时，上为太白星，是以知病之在皮毛也，其音商，其数九，其臭腥，北方黑色，入通于肾，开窍于二阴，藏精于肾，故病在谿，其味咸，其类水，其畜彘。其谷豆。其应四时，上为辰星，是以知病之在骨也。其音羽，其数六，其臭腐，故善为脉者，谨察五脏六腑，一逆一从，阴阳、表里、雌雄之纪，藏之心意，合心于精，非其人勿教，非其真勿授，是谓得道。

素问·阴阳应象大论篇第五

黄帝曰：阴阳者，天地之道也，万物之纲纪，变化之父母，生杀之本始，神明之府也。治病必求于本。故积阳为天，积阴为地。阴静阳躁，阳生阴长，阳杀阴藏。阳化气，阴成形。寒极生热，热极生寒。寒气生浊，热气生清。清气在下，则生飧泄；浊气在上，则生䐜胀。此阴阳反作，病之逆从也。故清阳为天，浊阳为地；地气上为云，天气下为雨；雨出地气，云出天气。故清阳出上窍，浊阴出下窍；清阳发腠理，浊阴走五脏；清阳实四肢，浊阴归六腑。水为阴，火为阳，阳为气，阴为味。味归形，形归气，气归精，精归化，精食气，形食味，化生精，气生形。味伤形，气伤精，精化为气，气伤于味。阴味出下窍，阳气出上窍。味厚者为阴，薄为阴之阳。气厚者为阳，薄为阳之阴。味厚则泄，薄则通。气薄则发泄，厚则发热。壮火之气衰，少火之气壮。壮火食气，气食少火。壮火散气，少火生气。气味，辛甘发散为阳，酸苦涌泄为阴。阴胜则阳病，阳胜则阴病。阳胜则热，阴胜则寒。重寒则热，重热则寒。寒伤形，热伤气。气伤痛，形伤肿。故先痛而后肿者，气伤形也；先肿而后痛者，形伤气也。风胜则动，热胜则肿，燥胜则干，寒胜则浮，湿胜则濡泻。天有四时五行，以生长收藏，以生寒暑燥湿风。人有五脏，化五气，以生喜怒悲忧恐。故喜怒伤气，寒暑伤形。暴怒伤阴，暴喜伤阳。厥气上行，满脉去形。喜怒不节，寒暑过度，生乃不固。故重阴必阳，重阳必阴。故曰：冬伤于寒，春必温病；春伤于风，夏生飧泄；夏伤于暑，秋必痎疟，秋伤于湿，冬生咳嗽。

帝曰：余闻上古圣人，论理人形，列别脏腑，端络经脉，会通六合，各从其经，气穴所发，各有处名，溪谷属骨，皆有所起，分部逆从，各有条理，四时阴阳，尽有经纪，外内之应，皆有表里，其信然乎？岐伯对曰：东方生风，风生木，木生酸，酸生肝，肝生筋，筋生心，肝主目。其在天为玄，在人为道，在地为化。化生五味，道生智，玄生神，神在天为风，在地为木，在体为筋，在脏为肝，在色为苍，在音为角，在声为呼，在变动为握，在窍为目，在味为酸，在志为怒。怒伤肝，悲胜怒；风伤筋，燥胜风；酸伤筋，辛胜酸。

南方生热，热生火，火生苦，苦生心，心生血，血生脾，心主舌。其在天为热，在地为火，在体为脉，在脏为心，在色为赤，在音为徵，在声为笑，在变动为忧，在窍为舌，在味为苦，在志为喜。喜伤心，恐胜喜；热伤气，寒胜热苦伤气，咸胜苦。

中央生湿，湿生土，土生甘，甘生脾，脾生肉，肉生肺，脾主口。其在天为湿，在地为土，在体为肉，在脏为脾，在色为黄，在音为宫，在声为歌，在变动为哕，在窍为口，在味为甘，在志为思。思伤脾，怒胜思；湿伤肉，风胜湿；甘伤肉，酸胜甘。

西方生燥，燥生金，金生辛，辛生肺，肺生皮毛，皮毛生肾，肺主鼻。其在天为燥，在地为金，在体为皮毛，在脏为肺，在色为白，在音为商，在声为哭，在变动为咳，在窍为鼻，在味为辛，在志为忧。忧伤肺，喜胜忧；热伤皮毛，寒胜热；辛伤皮毛，苦胜辛。

北方生寒，寒生水，水生咸，咸生肾，肾生骨髓，髓生肝，肾主耳。其在天为寒，在地为水，在体为骨，在脏为肾，在色为黑，在音为羽，在声为呻，在变动为栗，在窍为耳，在味为咸，在志为恐。恐伤肾，思胜恐；寒伤血，燥胜寒；咸伤血，甘胜咸。

故曰：天地者，万物之上下也；阴阳者，血气之男女也；左右者，阴阳之道路也；水火者，阴阳之征兆也；阴阳者，万物之能始也。故曰：阴在内，阳之守也；阳在外，阴之使也。帝曰：法阴阳奈何？岐伯曰：阳胜则身热，腠理闭，喘粗为之俯仰，汗不出而热，齿干以烦冤，腹满，死，能冬不能夏。阴胜则身寒汗出，身常清，数栗而寒，寒则厥，厥则腹满，死，能夏不能冬。此阴阳更胜之变，病之形能也。帝曰：调此二者奈何？岐伯曰：能知七损八益，则二者可调，不知用此，则早衰之节也。年四十，而阴气自半也，起居衰矣。年五十，体重，耳目不聪明矣。年六十，阴痿，气大衰，九窍不利，下虚上实，涕泣俱出矣。故曰：知之则强，不知则老，故同出而名异耳。智者察同，愚者察异，愚者不足，智者有余，有余则耳目聪明，身体轻强，老者复壮，壮者益治。是以圣人为无为之事，乐恬憺之能，从欲快志于虚无之守，故寿命无穷，与天地终，此圣人之治身也。

天不足西北，故西北方阴也，而人右耳目不如左明也。地不满东南，故东南方阳也，而人左手足不如右强也。帝曰：何以然？岐伯曰：东方阳也，阳者其精并于上，并于上则上明而下虚，故使耳目聪明而手足不便也。西方阴也，阴者其精并于下，并于下则下盛而上虚，故其耳目不聪明而手足便也。故俱感于邪，其在上则右甚，在下则左甚，此天地阴阳所不能全也，故邪居之。故天有精，地有形，天有八纪，地有五里，故能为万物之父母。清阳上天，浊阴归地，是故天地之动静，神明为之纲纪，故能以生长收藏，终而复始。惟贤人上配天以养头，下象地以养足，中傍人事以养五脏。天气通于肺，地气通于嗌，风气通于肝，雷气通于心，谷气通于脾，雨气通于肾。六经为川，肠胃为海，九窍为水注之气。以天地为之阴阳，阳之汗，以天地之雨名之；阳之气，以天地之疾风名之。暴气象雷，逆气象阳。故治不法天之纪，不用地之理，则灾害至矣。

故邪风之至，疾如风雨，故善治者治皮毛，其次治肌肤，其次治筋脉，其次治六腑，其次治五脏。治五脏者，半死半生也。故天之邪气，感则害人五脏；水谷之寒热，感则害于六腑；地之湿气，感则害皮肉筋脉。故善用针者，从阴引阳，从阳引阴，以右治左，以左治右，以我知彼，以表知里，以观过与不及之理，见微得过，用之不殆。善诊者，察色按脉，先别阴阳；审清浊，而知部分；视喘息，听音声，而知所苦；观权衡规矩，而知病所主。按尺寸，观浮沉滑涩，而知病所生，以治无过，以诊则不失矣。故曰：病之始起也，可刺而已；其盛，可待衰而已。故因其轻而扬之，因其重而减之，因其衰而彰之。形不足者，温之以气；精不足者，补之以味。其高者，因而越之；其下者，引而竭之；中满者，泻之于内；其有邪者，渍形以为汗；其在皮者，汗而发之；其慓悍者，按而收之；其实者，散而泻之。审其阴阳，以别柔刚，阳病治阴，阴病治阳，定其血气，各守其乡，血实宜决之，气虚宜掣引之。

素问·灵兰秘典论篇第八

黄帝问曰：愿闻十二脏之相使，贵贱何如？岐伯对曰：悉乎哉问也！请遂言之。心者，君主之官也，神明出焉。肺者，相傅之官，治节出焉。肝者，将军之官，谋虑出焉。胆者，中正之官，决断出焉。膻中者，臣使之官，喜乐出焉。脾胃者，仓廪之官，五味出焉。大肠者，传导之官，变化出焉。小肠者，受盛之官，化物出焉。肾者，作强之官，伎巧出焉。三焦者，决渎之官，水道出焉。膀胱者，州都之官，津液藏焉，气化则能出矣。凡此十二官者，不得相失也。故主明则下安，以此养生则寿，殁世不殆，以为天下则大昌。主不明则十二官危，使道闭塞而不通，形乃大伤，以此养生则殃，以为天下者，其宗大危，戒之戒之！至道在微，变化无穷，孰知其原！窘乎哉，消者瞿瞿，孰知其要！闵闵之当，孰者为良！恍惚之数，生于毫氂，毫氂之数，起于度量，千之万之，可以益大，推之大之，其形乃制。黄帝曰：善哉，余闻精光之道，大圣之业。而宣明大道，非斋戒择吉日，不敢受也。黄帝乃择吉日良兆，而藏灵兰之室，以传保焉。

素问·五脏别论篇第十一

黄帝问曰：余闻方士，或以脑髓为脏，或以肠胃为脏，或以为腑，敢问更相反，皆自谓是，不知其道，愿闻其说。岐伯对曰：脑、髓、骨、脉、胆、女子胞，此六者，地气之所生也，皆藏于阴而象于地，故藏而不泻，名曰奇恒之腑。夫胃、大肠、小肠、三焦、膀胱，此五者，天气之所生也，其气象天，故泻而不藏，此受五脏浊气，名曰传化之腑，此不能久留，输泻者也。魄门亦为五脏使，水谷不得久藏。所谓五脏者，藏精气而不泻也，故满而不能实。六腑者，传化物而不藏，故实而不能满也。所以然者，水谷入口，则胃实而肠虚；食下，则肠实而胃虚。故曰实而不满，满而不实也。帝曰：气口何以独为五脏主？岐伯曰：胃者，水谷之海，六腑之大源也。五味入口，藏于胃，以养五脏气，气口亦太阴也。是以五脏六腑之气味，皆出于胃，变见于气口。故五气入鼻，藏于心肺，心肺有病，而鼻为之不利也。凡治病必察其下，适其脉，观其志意与其病也；拘于鬼神者，不可与言至德。恶于针石者，不可与言至巧。病不许治者，病必不治，治之无功矣。

素问·脉要精微论篇第十七

黄帝问曰：诊法何如？岐伯对曰：诊法常以平旦，阴气未动，阳气未散，饮食未进，经脉未盛，络脉调匀，气血未乱，故乃可诊有过之脉。切脉动静而视精明，察五色，观五脏有余不足，六腑强弱，形之盛衰，以此参伍，决死生之分。夫脉者，血之府也，长则气治，短则气病，数则烦心，大则病进，上盛则气高，下盛则气胀，代则气衰，细则气少，涩则心痛，浑浑革至如涌泉，病进而色弊，绵绵其去如弦绝，死。夫精明五色者，气之华也，赤欲如白裹朱，不欲如赭；白欲如鹅羽，不欲如盐；青欲如苍璧之泽，不欲如蓝；黄欲如罗裹雄黄，不欲如黄土；黑欲如重漆色，不欲如地苍。五色精微象见矣，其寿不久也。夫精明者，所以视万物，别白黑，审短长。以长为短，以白为黑，如是则精衰矣。五脏者，中之守也，中盛脏满，气胜伤恐者，声如从室中言，是中气之湿也。言而微，终日乃复言者，此夺气也。衣被不敛，言语善恶，不避亲疏者，此神明之乱也。仓廪不藏者，是门户不要也。水泉不止者，是膀胱不藏也。得守者生，失守者死。夫五脏者，身之强也。头者，精明之府，头倾视深，精神将夺矣。背者，胸中之府，背曲肩随，府将坏矣。腰者肾之府，转摇不能，肾将惫矣。膝者筋之府，屈伸不能，行则偻附，筋将惫矣。骨者髓之府，不能久立，行则振掉，骨将惫矣。得强则生，失强则死。岐伯曰：反四时者，有余为精，不足为消。应太过，不足为精；应不足，有余为消。阴阳不相应，病名曰关格。

帝曰：脉其四时动奈何？知病之所在奈何？知病之所变奈何？知病乍在内奈何？知病乍在外奈何？请问此五者，可得闻乎？岐伯曰：请言其与天运转大也。万物之外，六合之内，天地之变，阴阳之应，彼春之暖，为夏之暑，彼秋之忿，为冬之怒，四变之动，脉与之上下，以春应中规，夏应中矩，秋应中衡，冬应中权。是故冬至四十五日，阳气微上，阴气微下；夏至四十五日，阴气微上，阳气微下。阴阳有时，与脉为期，期而相失，知脉所分，分之有期，故知死时。微妙在脉，不可不察，察之有纪，从阴阳始，始之有经，从五行生，生之有度，四时为宜，补泻勿失，与天地如一，得一之情，以知死生。是故声合五音，色合五行，脉合阴阳。是知阴盛则梦涉大水恐惧，阳盛则梦大火燔灼，阴阳俱盛则梦相杀毁伤；上盛则梦飞，下盛则梦堕；甚饱则梦予，甚饥则梦取；肝气盛则梦怒，肺气盛则梦哭；短虫多则梦聚众，长虫多则梦相击毁伤。是故持脉有道，虚静为保。春日浮，如鱼之游在波；夏日在肤，泛泛乎万物有余；秋日下肤，蛰虫将去；冬日在骨，蛰虫周密，君子居室。故曰：知内者按而纪之，知外者终而始之。此六者，持脉之大法。心脉搏坚而长，当病舌卷不能言；其耎而散者，当消环自已。肺脉搏坚而长，当病唾血；其耎而散者，当病灌汗，至今不复散发也。肝脉搏坚而长，色不青，当病坠若搏，因血在胁下，令人喘逆；其耎而散色泽者，当病溢饮，溢饮者渴暴多饮，而易入肌皮肠胃之外也。胃脉搏坚而长，其色赤，当病折髀；其耎而散者，当病食痹。脾脉搏坚而长，其色黄，当病少气；其耎而散色不泽者，当病足䯒肿，若水状也。肾脉搏坚而长，其色黄而赤者，当病折腰；其耎而散者，当病少血，至今不复也。帝曰：诊得心脉而急，此为何病？病形何如？岐伯曰：病名心疝，少腹当有形也。帝曰：何以言之？岐伯曰：心为牡脏，小肠为之使，故曰少腹当有形也。帝曰：诊得胃脉，病形何如？岐伯曰：胃脉实则胀，虚则泄。帝曰：病成而变何谓？岐伯曰：风成为寒热，瘅成为消中，厥成为巅疾，久风为飧泄，脉风成为疠，病之变化，不可胜数。帝曰：诸痈肿筋挛骨痛，此皆安生？岐伯曰：此寒气之肿，八风之变也。帝曰：治之奈何？岐伯曰：此四时之病，以其胜治之愈也。

帝曰：有故病五脏发动，因伤脉色，各何以知其久暴至之病乎？岐伯曰：悉乎哉问也！征其脉小色不夺者，新病也；征其脉不夺其色夺者，此久病也；征其脉与五色俱夺者，此久病也；征其脉与五色俱不夺者，新病也。肝与肾脉并至，其色苍赤，当病毁伤不见血，已见血，湿若中水也。尺内两傍，则季胁也，尺外以候肾，尺里以候腹中。附上，左外以候肝，内以候鬲；右外以候胃，内以候脾。上附上，右外以候肺，内以候胸中，左外以候心，内以候膻中。前以候前，后以候后。上竟上者，胸喉中事也；下竟下者，少腹腰股膝胫足中事也。粗大者，阴不足阳有余，为热中也。来疾去徐，上实下虚，为厥巅疾；来徐去疾，上虚下实，为恶风也。故中恶风者，阳气受也。有脉俱沉细数者，少阴厥也；沉细数散者，寒热也；浮而散者为眴仆。诸浮不躁者皆在阳，则为热；其有躁者在手。诸细而沉者皆在阴，则为骨痛；其有静者在足。数动一代者，病在阳之脉也，泄及便脓血。诸过者切之，涩者阳气有余也，滑者阴气有余也。阳气有余为身热无汗，阴气有余为多汗身寒，阴阳有余则无汗而寒。推而外之，内而不外，有心腹积也。推而内之，外而不内，身有热也。推而上之，上而不下，腰足清也。推而下之，下而不上，头项痛也。按之至骨，脉气少者，腰脊痛而身有痹也。

素问·平人气象论篇第十八

黄帝问曰：平人何如？岐伯对曰：人一呼脉再动，一吸脉亦再动，呼吸定息脉五动，闰以太息，命曰平人。平人者，不病也。常以不病调病人，医不病，故为病人平息以调之为法。人一呼脉一动，一吸脉一动，曰少气。人一呼脉三动，一吸脉三动而躁，尺热曰病温，尺不热脉滑曰病风，脉涩曰痹。人一呼脉四动以上曰死，脉绝不至曰死，乍疏乍数曰死。平人之常气禀于胃，胃者，平人之常气也，人无胃气曰逆，逆者死。春胃微弦曰平，弦多胃少曰肝病，但弦无胃曰死，胃而有毛曰秋病，毛甚曰今病。脏真散于肝，肝脏筋膜之气也。夏胃微钩曰平，钩多胃少曰心病，但钩无胃曰死，胃而有石曰冬病，石甚曰今病。脏真通于心，心藏血脉之气也。长夏胃微耎弱曰平，弱多胃少曰脾病，但代无胃曰死，耎弱有石曰冬病，弱甚曰今病。脏真濡于脾，脾藏肌肉之气也。秋胃微毛曰平，毛多胃少曰肺病，但毛无胃曰死，毛而有弦曰春病，弦甚曰今病。脏真高于肺，以行荣卫阴阳也。冬胃微石曰平，石多胃少曰肾病，但石无胃曰死，石而有钩曰夏病，钩甚曰今病。脏真下于肾，肾藏骨髓之气也。胃之大络，名曰虚里，贯鬲络肺，出于左乳下，其动应衣，脉宗气也。盛喘数绝者，则病在中；结而横，有积矣；绝不至曰死。乳之下其动应衣，宗气泄也。

欲知寸口太过与不及，寸口之脉中手短者，曰头痛。寸口脉中手长者，曰足胫痛。寸口脉中手促上击者，曰肩背痛。寸口脉沉而坚者，曰病在中。寸口脉浮而盛者，曰病在外。寸口脉沉而弱，曰寒热及疝瘕少腹痛。寸口脉沉而横，曰胁下有积，腹中有横积痛。寸口脉沉而喘，曰寒热。脉盛滑坚者，曰病在外。脉小实而坚者，曰病在内。脉小弱以涩，谓之久病。脉滑浮而疾者，谓之新病。脉急者，曰疝瘕少腹痛。脉滑曰风。脉涩曰痹。缓而滑曰热中。盛而紧曰胀。脉从阴阳，病易已；脉逆阴阳，病难已。脉得四时之顺，曰病无他；脉反四时及不间脏，曰难已。臂多青脉，曰脱血。尺缓脉涩，谓之解㑊。安卧脉盛，谓之脱血。尺涩脉滑，谓之多汗。尺寒脉细，谓之后泄。脉尺粗常热者，谓之热中。肝见庚辛死，心见壬癸死，脾见甲乙死，肺见丙丁死，肾见戊已死，是谓真脏见皆死。颈脉动疾喘咳，曰水。目裹微肿如卧蚕起之状，曰水。溺黄赤安卧者，黄疸。已食如饥者，胃疸。面肿曰风。足胫肿曰水。目黄者曰黄疸。妇人手少阴脉动甚者，妊子也。脉有逆从四时，未有脏形，春夏而脉瘦，秋冬而脉浮大，命曰逆四时也。风热而脉静，泄而脱血脉实，病在中脉虚，病在外脉涩坚者，皆难治，命曰反四时也。人以水谷为本，故人绝水谷则死，脉无胃气亦死。所谓无胃气者，但得真脏脉不得胃气也。所谓脉不得胃气者，肝不弦肾不石也。太阳脉至，洪大以长；少阳脉至，乍数乍疏，乍短乍长；阳明脉至，浮大而短。

夫平心脉来，累累如连珠，如循琅玕，曰心平，夏以胃气为本。病心脉来，喘喘连属，其中微曲，曰心病。死心脉来，前曲后居，如操带钩，曰心死。平肺脉来，厌厌聂聂，如落榆荚，曰肺平，秋以胃气为本。病肺脉来，不上不下，如循鸡羽，曰肺病。死肺脉来，如物之浮，如风吹毛，曰肺死。平肝脉来，耎弱招招，如揭长竿末梢，曰肝平，春以胃气为本。病肝脉来，盈实而滑，如循长竿，曰肝病。死肝脉来，急益劲，如新张弓弦，曰肝死。平脾脉来，和柔相离，如鸡践地，曰脾平，长夏以胃气为本。病脾脉来，实而盈数，如鸡举足，曰脾病。死脾脉来，锐坚如乌之喙，如鸟之距，如屋之漏，如水之流，曰脾死。平肾脉来，喘喘累累如钩，按之而坚，曰肾平，冬以胃气为本。病肾脉来，如引葛，按之益坚，曰肾病。死肾脉来，发如夺索，辟辟如弹石，曰肾死。

素问·三部九候论篇第二十

黄帝问曰：余闻《九针》于夫子，众多博大，不可胜数。余愿闻要道，以属子孙，传之后世，著之骨髓，藏之肝肺，歃血而受，不敢妄泄，令合天道，必有终始，上应天光星辰历纪，下副四时五行，贵贱更立，冬阴夏阳，以人应之奈何？愿闻其方。岐伯对曰：妙乎哉问也！此天地之至数。帝曰：愿闻天地之至数，合于人形血气，通决死生，为之奈何？岐伯曰：天地之至数，始于一，终于九焉。一者天，二者地，三者人，因而三之，三三者九，以应九野。故人有三部，部有三候，以决死生，以处百病，以调虚实，而除邪疾。帝曰：何谓三部？岐伯曰：有下部，有中部，有上部，部各有三候，三候者，有天有地有人也，必指而导之，乃以为真。上部天，两额之动脉；上部地，两颊之动脉；上部人，耳前之动脉。中部天，手太阴也；中部地，手阳明也；中部人，手少阴也。下部天，足厥阴也；下部地，足少阴也；下部人，足太阴也。故下部之天以候肝，地以候肾，人以候脾胃之气。帝曰：中部之候奈何？岐伯曰：亦有天，亦有地，亦有人。天以候肺，地以候胸中之气，人以候心。帝曰：上部以何候之？岐伯曰：亦有天，亦有地，亦有人。天以候头角之气，地以候口齿之气，人以候耳目之气。三部者，各有天，各有地，各有人。三而成天，三而成地，三而成人。三而三之，合则为九，九分为九野，九野为九脏。故神脏五，形脏四，合为九脏。五脏已败，其色必夭，夭必死矣。

帝曰：以候奈何？岐伯曰：必先度其形之肥瘦，以调其气之虚实，实则泻之，虚则补之。必先去其血脉而后调之，无问其病，以平为期。帝曰：决死生奈何？岐伯曰：形盛脉细，少气不足以息者危。形瘦脉大，胸中多气者死。形气相得者生。参伍不调者病。三部九候皆相失者死。上下左右之脉相应如参舂者病甚。上下左右相失不可数者死。中部之候虽独调，与众脏相失者死。中部之候相减者死。目内陷者死。帝曰：何以知病之所在？岐伯曰：察九候，独小者病，独大者病，独疾者病，独迟者病，独热者病，独寒者病，独陷下者病。以左手足上，上去踝五寸按之，以右手足当踝而弹之，其应过五寸以上，蠕蠕然者不病；其应疾，中手浑浑然者病；中手徐徐然者病；其应上不能至五寸，弹之不应者死。是以脱肉身不去者死。中部乍疏乍数者死。其脉代而钩者，病在络脉。九候之相应也，上下若一，不得相失。一候后则病，二候后则病甚，三候后则病危。所谓后者，应不俱也。察其腑脏，以知死生之期，必先知经脉，然后知病脉，真脏脉见者胜死。足太阳气绝者，其足不可屈伸，死必戴眼。帝曰：冬阴夏阳奈何？岐伯曰：九候之脉，皆沉细悬绝者为阴，主冬，故以夜半死。盛躁喘数者为阳，主夏，故以日中死。是故寒热病者，以平旦死。热中及热病者，以日中死。病风者，以日夕死。病水者，以夜半死。其脉乍疏乍数乍迟乍疾者，日乘四季死。形肉已脱，九候虽调，犹死。七诊虽见，九候皆从者不死。所言不死者，风气之病及经月之病，似七诊之病而非也，故言不死。若有七诊之病，其脉候亦败者死矣，必发哕噫。必审问其所始病，与今之所方病，而后各切循其脉，视其经络浮沉，以上下逆从循之，其脉疾者不病，其脉迟者病，脉不往来者死，皮肤著者死。帝曰：其可治者奈何？岐伯曰：经病者治其经，孙络病者治其孙络血，血病身有痛者治其经络。其病者在奇邪，奇邪之脉则缪刺之。留瘦不移，节而刺之。上实下虚，切而从之，索其结络脉，刺出其血，以见通之。瞳子高者太阳不足，戴眼者太阳已绝，此决死生之要，不可不察也。手指及手外踝上五指留针。

素问·经脉别论篇第二十一

黄帝问曰：人之居处动静勇怯，脉亦为之变乎？岐伯对曰：凡人之惊恐恚劳动静，皆为变也。是以夜行则喘出于肾，淫气病肺。有所堕恐，喘出于肝，淫气害脾。有所惊恐，喘出于肺，淫气伤心。度水跌仆，喘出于肾与骨，当是之时，勇者气行则已，怯者则着而为病也。故曰：诊病之道，观人勇怯、骨肉皮肤，能知其情，以为诊法也。故饮食饱甚，汗出于胃。惊而夺精，汗出于心。持重远行，汗出于肾。疾走恐惧，汗出于肝。摇体劳苦，汗出于脾。故春秋冬夏，四时阴阳，生病起于过用，此为常也。食气入胃，散精于肝，淫气于筋。食气入胃，浊气归心，淫精于脉。脉气流经，经气归于肺，肺朝百脉，输精于皮毛。毛脉合精，行气于府。府精神明，留于四脏，气归于权衡。权衡以平，气口成寸，以决死生。饮入于胃，游溢精气，上输于脾。脾气散精，上归于肺，通调水道，下输膀胱。水精四布，五经并行，合于四时五脏阴阳，揆度以为常也。太阳脏独至，厥喘虚气逆，是阴不足阳有余也，表里当俱泻，取之下俞。阳明脏独至，是阳气重并也，当泻阳补阴，取之下俞。少阳脏独至，是厥气也，跻前卒大，取之下俞，少阳独至者，一阳之过也。太阴脏搏者，用心省真，五脉气少，胃气不平，三阴也，宜治其下俞，补阳泻阴。一阳独啸，少阳厥也，阳并于上，四脉争张，气归于肾，宜治其经络，泻阳补阴。一阴至，厥阴之治也，真虚痟心，厥气留薄，发为白汗，调食和药，治在下俞。帝曰：太阳脏何象？岐伯曰：象三阳而浮也。帝曰：少阳脏何象？岐伯曰：象一阳也，一阳脏者，滑而不实也。帝曰：阳明脏何象？岐伯曰：象大浮也，太阴脏搏，言伏鼓也。二阴搏至，肾沉不浮也。

素问·脏气法时论篇第二十二

黄帝问曰：合人形以法四时五行而治，何如而从？何如而逆？得失之意，愿闻其事。岐伯对曰：五行者，金木水火土也，更贵更贱，以知死生，以决成败，而定五脏之气，间甚之时，死生之期也。帝曰：愿卒闻之。岐伯曰：肝主春，足厥阴少阳主治，其日甲乙，肝苦急，急食甘以缓之。心主夏，手少阴太阳主治，其日丙丁，心苦缓，急食酸以收之。脾主长夏，足太阴阳明主治，其日戊己，脾苦湿，急食苦以燥之。肺主秋，手太阴阳明主治，其日庚辛，肺苦气上逆，急食苦以泄之。肾主冬，足少阴太阳主治，其日壬癸，肾苦燥，急食辛以润之，开腠理，致津液，通气也。病在肝，愈于夏，夏不愈，甚于秋，秋不死，持于冬，起于春，禁当风。肝病者，愈在丙丁，丙丁不愈，加于庚辛，庚辛不死，持于壬癸，起于甲乙。肝病者，平旦慧，下晡甚，夜半静。肝欲散，急食辛以散之，用辛补之，酸泻之。病在心，愈在长夏，长夏不愈，甚于冬，冬不死，持于春，起于夏，禁温食热衣。心病者，愈在戊己，戊己不愈，加于壬癸，壬癸不死，持于甲乙，起于丙丁。心病者，日中慧，夜半甚，平旦静。心欲耎，急食咸以耎之，用咸补之，甘泻之。病在脾，愈在秋，秋不愈，甚于春，春不死，持于夏，起于长夏，禁温食饱食湿地濡衣。脾病者，愈在庚辛，庚辛不愈，加于甲乙，甲乙不死，持于丙丁，起于戊己。脾病者，日昳慧，日出甚，下晡静。脾欲缓，急食甘以缓之，用苦泻之，甘补之。病在肺，愈在冬，冬不愈，甚于夏，夏不死，持于长夏，起于秋，禁寒饮食寒衣。肺病者，愈在壬癸，壬癸不愈，加于丙丁，丙丁不死，持于戊己，起于庚辛。肺病者，下晡慧，日中甚，夜半静。肺欲收，急食酸以收之，用酸补之，辛泻之。病在肾，愈在春，春不愈，甚于长夏，长夏不死，持于秋，起于冬，禁犯焠埃热食、温炙衣。肾病者，愈在甲乙，甲乙不愈，甚于戊己，戊己不死，持于庚辛，起于壬癸。肾病者，夜半慧，四季甚，下晡静。肾欲坚，急食苦以坚之，用苦补之，咸泻之。夫邪气之客于身也，以胜相加，至其所生而愈，至其所不胜而甚，至于所生而持，自得其位而起。必先定五脏之脉，乃可言间甚之时，死生之期也。

肝病者，两胁下痛引少腹，令人善怒，虚则目䀮䀮无所见，耳无所闻，善恐如人将捕之，取其经，厥阴与少阳，气逆，则头痛耳聋不聪颊肿，取血者。心病者，胸中痛，胁支满，胁下痛，膺背肩甲间痛，两臂内痛，虚则胸腹大，胁下与腰相引而痛，取其经，少阴太阳，舌下血者。其变病，刺郄中血者。脾病者，身重、善肌肉痿，足不收，行善瘈，脚下痛，虚则腹满肠鸣，飧泄食不化，取其经，太阴阳明少阴血者。肺病者，喘咳逆气，肩背痛，汗出，尻阴股膝髀腨胻足皆痛，虚则少气不能报息，耳聋嗌干，取其经，太阴足太阳之外厥阴内血者。肾病者，腹大胫肿，喘咳身重，寝汗出憎风，虚则胸中痛，大腹小腹痛，清厥，意不乐，取其经，少阴太阳血者。肝色青，宜食甘，粳米牛肉枣葵皆甘。心色赤，宜食酸，小豆犬肉李韭皆酸。肺色白，宜食苦，麦羊肉杏薤皆苦。脾色黄，宜食咸，大豆豕肉栗藿皆咸。肾色黑，宜食辛，黄黍鸡肉桃葱皆辛。辛散，酸收，甘缓，苦坚，咸耎。毒药攻邪，五谷为养，五果为助，五畜为益，五菜为充，气味合而服之，以补精益气。此五者，有辛酸甘苦咸，各有所利，或散或收，或缓或急，或坚或耎，四时五脏，病随五味所宜也。

素问·宣明五气篇第二十三

五味所入：酸入肝，辛入肺，苦入心，咸入肾，甘入脾，是谓五入。

五气所病：心为噫，肺为咳，肝为语，脾为吞，肾为欠为嚏，胃为气逆为哕为恐，大肠小肠为泄，下焦溢为水，膀胱不利为癃，不约为遗溺，胆为怒，是谓五病。

五精所并：精气并于心则喜，并于肺则悲，并于肝则忧，并于脾则畏，并于肾则恐，是谓五并，虚而相并者也。

五脏所恶：心恶热，肺恶寒，肝恶风，脾恶湿，肾恶燥，是谓五恶。

五脏化液：心为汗，肺为涕，肝为泪，脾为涎，肾为唾，是谓五液。

五味所禁：辛走气，气病无多食辛；咸走血，血病而无多食咸；苦走骨，骨病无多食苦；甘走肉，肉病无多食甘；酸走筋，筋病无多食酸。是谓五禁，无令多食。

五病所发：阴病发于骨，阳病发于血，阴病发于肉，阳病发于冬，阴病发于夏，是谓五发。

五邪所乱：邪入于阳则狂，邪入于阴则痹，搏阳则为巅疾，搏阴则为喑，阳入之阴则静，阴出之阳则怒，是谓五乱。

五邪所见：春得秋脉，夏得冬脉，长夏得春脉，秋得夏脉，冬得长夏脉，名曰阴出于阳，病善怒不治，是谓五邪，皆同命，死不治。

五脏所藏：心藏神，肺藏魄，肝藏魂，脾藏意，肾藏志，是谓五脏所藏。

五脏所主：心主脉，肺主皮，肝主筋，脾主肉，肾主骨，是谓五主。

五劳所伤：久视伤血，久卧伤气，久坐伤肉，久立伤骨，久行伤筋，是谓五劳所伤。

五脉应象：肝脉弦，心脉钩，脾脉代，肺脉毛，肾脉石，是谓五脏之脉。

素问·血气形志篇第二十四

夫人之常数，太阳常多血少气，少阳常少血多气，阳明常多气多血，少阴常少血多气，厥阴常多血少气，太阴常多气少血，此天之常数。足太阳与少阴为表里，少阳与厥阴为表里，阳明与太阴为表里，是为足阴阳也。手太阳与少阴为表里，少阳与心主为表里，阳明与太阴为表里，是为手之阴阳也。今知手足阴阳所苦，凡治病必先去其血，乃去其所苦，伺之所欲，然后泻有余，补不足。欲知背俞，先度其两乳间，中折之，更以他草度去半已，即以两隅相拄也，乃举以度其背，令其一隅居上，齐脊大椎，两隅在下，当其下隅者，肺之俞也。复下一度，心之俞也。复下一度，左角肝之俞也，右角脾之俞也。复下一度，肾之俞也。是谓五脏之俞，灸刺之度也。形乐志苦，病生于脉，治之以灸刺。形乐志乐，病生于肉，治之以针石。形苦志乐，病生于筋，治之以熨引。形苦志苦，病生于咽嗌，治之以百药。形数惊恐，经络不通，病生于不仁，治之以按摩醪药。是谓五形志也。刺阳明出血气，刺太阳出血恶气，刺少阳出气恶血，刺太阴出气恶血，刺少阴出气恶血，刺厥阴出血恶气也。

素问·热论篇第三十一

黄帝问曰：今夫热病者，皆伤寒之类也，或愈或死，其死皆以六七日之间，其愈皆以十日以上者何也？不知其解，愿闻其故。岐伯对曰：巨阳者，诸阳之属也，其脉连于风府，故为诸阳主气也。人之伤于寒也，则为病热，热虽甚不死；其两感于寒而病者，必不免于死。帝曰：愿闻其状岐伯曰：伤寒一日，巨阳受之，故头项痛腰脊强。二日阳明受之，阳明主肉，其脉侠鼻络于目，故身热目疼而鼻干，不得卧也。三日少阳受之，少阳主胆，其脉循胁络于耳，故胸胁痛而耳聋。三阳经络皆受其病，而未入于脏者，故可汗而已。四日太阴受之，太阴脉布胃中络于嗌，故腹满而嗌干。五日少阴受之，少阴脉贯肾络于肺，系舌本，故口燥舌干而渴。六日厥阴受之，厥阴脉循阴器而络于肝，故烦满而囊缩。三阴三阳，五脏六腑皆受病，荣卫不行，五脏不通，则死矣。其不两感于寒者，七日巨阳病衰，头痛少愈；八日阳明病衰，身热少愈；九日少阳病衰，耳聋微闻；十日太阴病衰，腹减如故，则思饮食；十一日少阴病衰，渴止不满，舌干已而嚏；十二日厥阴病衰，囊纵少腹微下，大气皆去，病日已矣。帝曰：治之奈何？岐伯曰：治之各通其脏脉，病日衰已矣。其未满三日者，可汗而已；其满三日者，可泄而已。帝曰：热病已愈，时有所遗者何也？岐伯曰：诸遗者，热甚而强食之，故有所遗也。若此者，皆病已衰而热有所藏，因其谷气相薄，两热相合，故有所遗也。帝曰：善。治遗奈何？岐伯曰：视其虚实，调其逆从，可使必已矣。帝曰：病热当何禁之？岐伯曰：病热少愈，食肉则复，多食则遗，此其禁也。帝曰：其病两感于寒者，其脉应与其病形何如？岐伯曰：两感于寒者，病一日则巨阳与少阴俱病，则头痛口干而烦满；二日则阳明与太阴俱病，则腹满身热，不欲食谵言；三日则少阳与厥阴俱病，则耳聋囊缩而厥，水浆不入，不知人，六日死。帝曰：五脏已伤，六腑不通，荣卫不行，如是之后，三日乃死何也？岐伯曰：阳明者，十二经脉之长也，其血气盛，故不知人，三日其气乃尽，故死矣。凡病伤寒而成温者，先夏至日者为病温，后夏至日者为病暑，暑当与汗皆出，勿止。

素问·刺热篇第三十二

肝热病者，小便先黄，腹痛多卧身热，热争则狂言及惊，胁满痛，手足躁，不得安卧，庚辛甚，甲乙大汗，气逆则庚辛死，刺足厥阴少阳，其逆则头痛员员，脉引冲头也。心热病者，先不乐，数日乃热，热争则卒心痛，烦闷善呕，头痛面赤无汗，壬癸甚，丙丁大汗，气逆则壬癸死，刺手少阴太阳。脾热病者，先头重颊痛，烦心颜青，欲呕身热，热争则腰痛不可用俯仰，腹满泄，两颔痛，甲乙甚，戊己大汗，气逆则甲乙死，刺足太阴阳明。肺热病者，先淅然厥，起毫毛，恶风寒，舌上黄身热。热争则喘咳，痛走胸膺背，不得大息，头痛不堪，汗出而寒，丙丁甚，庚辛大汗，气逆则丙丁死，刺手太阴阳明，出血如大豆，立已。肾热病者，先腰痛骱酸，苦渴数饮身热，热争则项痛而强，骱寒且酸，足下热，不欲言，其逆则项痛员员澹澹然，戊己甚，壬癸大汗，气逆则戊己死，刺足少阴太阳，诸汗者，至其所胜日汗出也。肝热病者左颊先赤，心热病者颜先赤，脾热病者鼻先赤，肺热病者右颊先赤，肾热病者颐先赤，病虽未发，见赤色者刺之，名曰治未病。热病从部所起者，至期而已；其刺之反者，三周而已；重逆则死。诸当汗者，至其所胜日，汗大出也。

诸治热病，以饮之寒水乃刺之，必寒衣之，居止寒处，身寒而止也。热病先胸胁痛，手足躁，刺足少阳，补足太阴，病甚者为五十九刺。热病始手臂痛者，刺手阳明太阴而汗出止。热病始于头首者，刺项太阳而汗出止。热病始于足胫者，刺足阳明而汗出止。热病先身重骨痛，耳聋好瞑，刺足少阴，病甚为五十九刺。热病先眩冒而热，胸胁满，刺足少阴少阳。太阳之脉，色荣颧骨，热病也，荣未夭，曰今且得汗，待时而已。与厥阴脉争见者，死期不过三日，其热病内连肾，少阳之脉色也。少阳之脉，色荣颊前，热病也，荣未夭，曰今且得汗，待时而已，与少阴脉争见者，死期不过三日。热病气穴：三椎下间主胸中热，四椎下间主鬲中热，五椎下间主肝热，六椎下间主脾热，七椎下间主肾热，荣在骶也。项上三椎，陷者中也。颊下逆颧为大瘕，下牙车为腹满，颧后为胁痛，颊上者膈上也。

素问·风论篇第四十二

黄帝问曰：风之伤人也，或为寒热，或为热中，或为寒中，或为疠风，或为偏枯，或为风也，其病各异，其名不同，或内至五脏六腑，不知其解，愿闻其说。岐伯对曰：风气藏于皮肤之间，内不得通，外不得泄，风者善行而数变，腠理开则洒然寒，闭则热而闷，其寒也则衰食饮，其热也则消肌肉，故使人怢栗而不能食，名曰寒热。风气与阳明入胃，循脉而上至目内眦，其人肥则风气不得外泄，则为热中而目黄；人瘦则外泄而寒，则为寒中而泣出。风气与太阳俱入，行诸脉俞，散于分肉之间，与卫气相干，其道不利，故使肌肉愤䐜而有疡，卫气有所凝而不行，故其肉有不仁也。疠者，有荣气热胕，其气不清，故使其鼻柱坏而色败，皮肤疡溃，风寒客于脉而不去，名曰疠风，或名曰寒热。以春甲乙伤于风者为肝风，以夏丙丁伤于风者为心风，以季夏戊己伤于邪者为脾风，以秋庚辛中于邪者为肺风，以冬壬癸中于邪者为肾风。风中五脏六腑之俞，亦为脏腑之风，各入其门户所中，则为偏风。风气循风府而上，则为脑风。风入系头，则为目风，眼寒。饮酒中风，则为漏风。入房汗出中风，则为内风。新沐中风，则为首风。久风入中，则为肠风飧泄。外在腠理，则为泄风。故风者百病之长也，至其变化乃为他病也，无常方，然致有风气也。帝曰：五脏风之形状不同者何？愿闻其诊及其病能。岐伯曰：肺风之状，多汗恶风，色皏然白，时咳短气，昼日则差，暮则甚，诊在眉上，其色白。心风之状，多汗恶风，焦绝善怒吓，赤色，病甚则言不可快，诊在口，其色赤。肝风之状，多汗恶风善悲，色微苍，嗌干善怒，时憎女子，诊在目下，其色青。脾风之状，多汗恶风，身体怠堕，四肢不欲动，色薄微黄，不嗜食，诊在鼻上，其色黄。肾风之状，多汗恶风，面痝然浮肿，脊痛不能正立，其色炲，隐曲不利，诊在颐上，其色黑。胃风之状，颈多汗恶风，食饮不下，隔塞不通，腹善满，失衣则䐜胀，食寒则泄，诊形瘦而腹大。首风之状，头面多汗恶风，当先风一日则病甚，头痛不可以出内，至其风日则病少愈。漏风之状，或多汗，常不可单衣，食则汗出，甚则身汗，喘息恶风，衣常濡，口干善渴，不能劳事。泄风之状，多汗，汗出泄衣上，口中干，上渍，其风不能劳事，身体尽痛则寒。帝曰：善。

素问·痿论篇第四十四

黄帝问曰：五脏使人痿何也？岐伯对曰：肺主身之皮毛，心主身之血脉，肝主身之筋膜，脾主身之肌肉，肾主身之骨髓，故肺热叶焦，则皮毛虚弱急薄著，则生痿躄也。心气热，则下脉厥而上，上则下脉虚，虚则生脉痿，枢折挈，胫纵而不任地也。肝气热，则胆泄口苦筋膜干，筋膜干则筋急而挛，发为筋痿。脾气热，则胃干而渴，肌肉不仁，发为肉痿。肾气热，则腰脊不举，骨枯而髓减，发为骨痿。帝曰：何以得之？岐伯曰：肺者，脏之长也，为心之盖也，有所失亡，所求不得，则发肺鸣，鸣则肺热叶焦。故曰：五脏因肺热叶焦，发为痿躄。此之谓也。悲哀太甚，则胞络绝，胞络绝则阳气内动，发则心下崩数溲血也。故《本病》曰：大经空虚，发为肌痹，传为脉痿。思想无穷，所愿不得，意淫于外，入房太甚，宗筋驰纵，发为筋痿，及为白淫。故《下经》曰：筋痿者，生于肝使内也。有渐于湿，以水为事，若有所留，居处相湿，肌肉濡渍，痹而不仁，发为肉痿。故《下经》曰：肉痿者，得之湿地也。有所远行劳倦，逢大热而渴，渴则阳气内伐，内伐则热舍于肾，肾者水藏也，今水不胜火，则骨枯而髓虚，故足不任身，发为骨痿。故《下经》曰：骨痿者，生于大热也。帝曰：何以别之？岐伯曰：肺热者色白而毛败，心热者色赤而络脉溢，肝热者色苍而爪枯，脾热者色黄而肉蠕动，肾热者色黑而齿槁。帝曰：如夫子言可矣，论言治痿者独取阳明何也？岐伯曰：阳明者，五脏六腑之海，主润宗筋，宗筋主束骨而利机关也。冲脉者，经脉之海也，主渗灌溪谷，与阳明合于宗筋，阴阳总宗筋之会，会于气街，而阳明为之长，皆属于带脉，而络于督脉。故阳明虚则宗筋纵，带脉不引，故足痿不用也。帝曰：治之奈何？岐伯曰：各补其荥而通其输，调其虚实，和其逆顺，筋脉骨肉。各以其时受月，则病已矣。帝曰：善。

素问·气穴论篇第五十八

黄帝问曰：余闻气穴三百六十五以应一岁，未知其所，愿卒闻之。岐伯稽首再拜对曰：窘乎哉问也！其非圣帝，孰能穷其道焉，因请溢意尽言其处。帝捧手逡巡而却曰：夫子之开余道也，目未见其处，耳未闻其数，而目以明，耳以聪矣。岐伯曰：此所谓圣人易语，良马易御也。帝曰：余非圣人之易语也，世言真数开人意，今余所访问者真数，发蒙解惑，未足以论也。然余愿闻夫子溢志尽言其处，令解其意，请藏之金匮，不敢复出。岐伯再拜而起曰：臣请言之，背与心相控而痛，所治天突与十椎及上纪下纪，上纪者胃脘也，下纪者关元也。背胸邪系阴阳左右，如此其病前后痛涩，胸胁痛而不得息，不得卧，上气短气偏痛，脉满起斜出尻脉，络胸胁支心贯膈，上肩加天突，斜下肩交十椎下。脏俞五十穴，腑俞七十二穴，热俞五十九穴，水俞五十七穴，头上五行行五，五五二十五穴，中膂两傍各五，凡十穴，大椎上两傍各一，凡二穴，目瞳子浮白二穴，两髀厌分中二穴，犊鼻二穴，耳中多所闻二次，眉本二穴，完骨二穴，项中央一穴，枕骨二穴，上关二穴，大迎二穴，下关二穴，天柱二穴，巨虚上下廉四穴，曲牙二穴，天突一穴，天府二穴，天牖二穴，扶突二穴，天窗二穴，肩解二穴，关元一穴，委阳二穴，肩贞二穴，喑门一穴，脐一穴，胸俞十二穴，背俞二穴，膺俞十二穴，分肉二穴，踝上横二穴，阴阳跻四穴，水俞在诸分，热俞在气穴，寒热俞在两骸厌中二穴，大禁二十五，在天府下五寸，凡三百六十五穴，针之所由行也。帝曰：余已知气穴之处，游针之居，愿闻孙络溪谷，亦有所应乎？岐伯曰：孙络三百六十五穴会，亦以应一岁，以溢奇邪，以通荣卫，荣卫稽留，卫散荣溢，气竭血著，外为发热，内为少气，疾泻无怠，以通荣卫，见而泻之，无问所会。帝曰：善。愿闻溪谷之会也。岐伯曰：肉之大会为谷，肉之小会为溪，肉分之间，溪谷之会，以行荣卫，以会大气。邪溢气壅，脉热肉败，荣卫不行，必将为脓，内销骨髓，外破大腘，留于节腠，必将为败。积寒留舍，荣卫不居，卷肉缩筋，肋肘不得伸，内为骨痹，外为不仁，命曰不足，大寒留于溪谷也。溪谷三百六十五穴会，亦应一岁。其小痹淫溢，循脉往来，微针所及，与法相同。帝乃避左右而起，再拜曰：今日发蒙解惑，藏之金匮，不敢复出。乃藏之金兰之室，署曰气穴所在。岐伯曰：孙络之脉别经者，其血盛而当泻者，亦三百六十五脉，并注于络，传注十二络脉，非独十四络脉也，内解泻于中者十脉。

素问·骨空论篇第六十

黄帝问曰：余闻风者百病之始也，以针治之奈何？岐伯对曰：风从外入，令人振寒，汗出头痛，身重恶寒，治在风府，调其阴阳，不足则补，有余则泻，大风颈项痛，刺风府，风府在上椎。大风汗出，灸譩譆，譩譆在背下挟脊傍三寸所，厌之令病者呼譩譆，譩譆应手。从风憎风，刺眉头。失枕在肩上横骨间，折使揄臂齐肘正。灸脊中。眇络季胁引少腹而痛胀，刺譩譆。腰痛不可以转摇，急引阴卵，刺八髎与痛上，八髎在腰尻分间。鼠瘘寒热，还刺寒府，寒府在附膝外解营。取膝上外者使之拜，取足心者使之跪。任脉者，起于中极之下，以上毛际，循腹里上关元，至咽喉，上颐循面入目。冲脉者，起于气街，并少阴之经，夹脐上行，至胸中而散。任脉为病，男子内结七疝，女子带下瘕聚。冲脉为病，逆气里急。督脉为病，脊强反折。督脉者，起于少腹以下骨中央，女子入系廷孔，其孔，溺孔之端也，其络循阴阳器合篡间，绕篡后，别绕臀，至少阴与巨阳中络者，合少阴上股内后廉，贯脊属肾，与太阳起于目内眦，上额交巅上，入络脑，还出别下项，循肩髆内，夹脊抵腰中，入循膂络肾；其男子循茎下至篡，与女子等；其少腹直上者，贯脐中央，上贯心入喉，上颐环唇。上系两目之下中央。此生病，从少腹上冲心而痛，不得前后为冲疝。其女子不孕，癃痔遗溺嗌干，督脉生病治督脉，治在骨上，甚者在脐下营。其上气有音者治其喉中央，在缺盆中者。其病上冲喉者治其渐，渐者上挟颐也。蹇膝伸不屈治其楗。坐而膝痛治其机。立而暑解，治其骸关。膝痛，痛及拇指治其腘，坐而膝痛如物隐者，治其关。膝痛不可屈伸，治其背内。连骺若折，治阳明中俞髎。若别，治巨阳少阴荥。淫泺胫酸不能久立，治少阳之维，在外踝上五寸。辅骨上横骨下为楗，夹髋为机，膝解为骸关，夹膝之骨为连骸，骸下为辅，辅上为腘，腘上为关，头横骨为枕。

水俞五十七穴者，尻上五行，行五，伏兔上两行，行五，左右各一行，行五，踝上各一行，行六穴。髓空在脑后三分，在颅际锐骨之下，一在龂基下，一在项后中复骨下，一在脊骨上空在风府上。脊骨下空，在尻骨下空。数髓空在面夹鼻，或骨空在口下当两肩。两髆骨空，在髆中之阳。臂骨空在臂阳，去踝四寸两骨空之间。股骨上空在股阳，出上膝四寸。骺骨空在辅骨之上端。股际骨空在毛中动下。尻骨空在髀骨之后，相去四寸。扁骨有渗理湊，无髓孔，易髓无空。

灸寒热之法，先灸项大椎，以年为壮数，次灸橛骨，以年为壮数，视背俞陷者灸之，举臂肩上陷者灸之，两季胁之间灸之，外踝上绝骨之端灸之，足小指次指间灸之，腨下陷脉灸之，外踝后灸之，缺盆骨上切之坚痛如筋者灸之，膺中陷骨间灸之，掌束骨下灸之，齐下关元三寸灸之，毛际动脉灸之，膝下三寸分间灸之，足阳明跗上动脉灸之，巅上一灸之，犬所啮之处灸之三壮。即以犬伤病法灸之，凡当灸二十九处。伤食灸之，不已者，必视其经之过于阳者，数刺其俞而药之。

素问·调经论篇第六十二

黄帝问曰：余闻《刺法》言，有余泻之，不足补之，何谓有余？何谓不足？岐伯对曰：有余有五，不足亦有五，帝欲何问？帝曰：愿尽闻之。岐伯曰：神有余有不足，气有余有不足，血有余有不足，形有余有不足，志有余有不足，凡此十者，其气不等也。帝曰：人有精气津液，四肢九窍，五脏十六部，三百六十五节，乃生百病，百病之生，皆有虚实。今夫子乃言有余有五，不足亦有五，何以生之乎？岐伯曰：皆生于五脏也。夫心藏神，肺藏气，肝藏血，脾藏肉，肾藏志，而此成形。志意通，内连骨髓，而成身形五脏。五脏之道，皆出于经隧，以行血气，血气不和，百病乃变化而生，是故守经隧焉。帝曰：神有余不足何如？岐伯曰：神有余则笑不休，神不足则悲。血气未并，五脏安定，邪客于形，洒淅起于毫毛，未入于经络也，故命曰神之微。帝曰：补泻奈何？岐伯曰：神有余，则泻其小络之血，出血勿之深斥，无中其大经，神气乃平。神不足者，视其虚络，按而致之，刺而利之，无出其血，无泄其气，以通其经，神气乃平。帝曰：刺微奈何？岐伯曰：按摩勿释，著针勿斥，移气于不足，神气乃得复。帝曰：善。有余不足奈何？

岐伯曰：气有余则喘咳上气，不足则息利少气。血气未并，五脏安定，皮肤微病，命曰白气微泄。帝曰：补泻奈何？岐伯曰：气有余，则泻其经隧，无伤其经，无出其血，无泄其气。不足，则补其经隧，无出其气。帝曰：刺微奈何？岐伯曰：按摩勿释，出针视之，曰我将深之，适人必革，精气自伏，邪气散乱，无所休息，气泄腠理，真气乃相得。帝曰：善。血有余不足奈何？岐伯曰：血有余则怒，不足则恐。血气未并，五脏安定，孙络水溢，则经有留血。帝曰：补泻奈何？岐伯曰：血有余，则泻其盛经出其血。不足，则视其虚经内针其脉中，久留而视，脉大，疾出其针，无令血泄。帝曰：刺留血奈何？岐伯曰：视其血络，刺出其血，无令恶血得入于经，以成其疾。帝曰：善。形有余不足奈何？岐伯曰：形有余则腹胀泾溲不利，不足则四支不用。血气未并，五脏安定，肌肉蠕动，命曰微风。帝曰：补泻奈何？岐伯曰：形有余则泻其阳经，不足则补其阳络。帝曰：刺微奈何？岐伯曰：取分肉间，无中其经，无伤其络，卫气得复，邪气乃索。帝曰：善。志有余不足奈何？岐伯曰：志有余则腹胀飧泄，不足则厥。血气未并，五脏安定，骨节有动。帝日：补泻奈何？岐伯曰：志有余则泻然筋血者，不足则补其复溜。帝曰：刺未并奈何？岐伯曰：即取之，无中其经，邪所乃能立虚。

帝曰：善。余已闻虚实之形，不知其何以生。岐伯曰：气血以并，阴阳相倾，气乱于卫，血逆于经，血气离居，一实一虚。血并于阴，气并于阳，故为惊狂。血并于阳，气并于阴，乃为炅中。血并于上，气并于下，心烦惋善怒。血并于下，气并于上，乱而喜忘。帝日：血并于阴，气并于阳，如是血气离居，何者为实？何者为虚？岐伯曰：血气者，喜温而恶寒，寒则泣不能流，温则消而去之，是故气之所并为血虚，血之所并为气虚。帝曰：人之所有者，血与气耳。今夫子乃言血并为虚，气并为虚，是无实乎？岐伯曰：有者为实，无者为虚，故气并则无血，血并则无气，今血与气相失，故为虚焉。络之与孙脉俱输于经，血与气并，则为实焉。血之与气并走于上，则为大厥，厥则暴死，气复反则生，不反则死。帝曰：实者何道从来？虚者何道从去？虚实之要，愿闻其故。岐伯曰：夫阴与阳皆有俞会，阳注于阴，阴满之外，阴阳匀平，以充其形，九候若一，命曰平人。夫邪之生也，或生于阴，或生于阳。其生于阳者，得之风雨寒暑。其生于阴者，得之饮食居处，阴阳喜怒。帝曰：风雨之伤人奈何？岐伯曰：风雨之伤人也，先客于皮肤，传入于孙脉，孙脉满则传入于络脉，络脉满则输于大经脉，血气与邪并客于分腠之间，其脉坚大，故曰实。实者外坚充满，不可按之，按之则痛。帝曰：寒湿之伤人奈何？岐伯曰：寒湿之中人也，皮肤不收，肌肉坚紧，荣血泣，卫气去，故曰虚。虚者聂辟气不足，按之则气足以温之，故快然而不痛。帝曰：善。阴之生实奈何？岐伯曰：喜怒不节则阴气上逆，上逆则下虚，下虚则阳气走之，故曰实矣。帝曰：阴之生虚奈何？岐伯曰：喜则气下，悲则气消，消则脉虚空，因寒饮食，寒气熏满，则血泣气去，故曰虚矣。帝曰：经言阳虚则外寒，阴虚则内热，阳盛则外热，阴盛则内寒，余已闻之矣，不知其所由然也。岐伯曰：阳受气于上焦，以温皮肤分肉之间，令寒气在外，则上焦不通，上焦不通，则寒气独留于外，故寒栗。帝曰：阴虚生内热奈何？岐伯曰：有所劳倦，形气衰少，谷气不盛，上焦不行，下脘不通。胃气热，热气熏胸中，故内热。帝曰：阳盛生外热奈何？岐伯曰：上焦不通利，则皮肤致密，腠理闭塞，玄府不通，卫气不得泄越，故外热。帝曰：阴盛生内寒奈何？岐伯曰：厥气上逆，寒气积于胸中而不泻，不泻则温气去，寒独留，则血凝泣，凝则脉不通，其脉盛大以涩，故中寒。帝曰：阴与阳并，血气以并，病形以成，刺之奈何？岐伯曰：刺此者取之经隧，取血于营，取气于卫，用形哉，因四时多少高下。帝曰：血气以并，病形以成，阴阳相倾，补泻奈何？岐伯曰：泻实者气盛乃内针，针与气俱内，以开其门如利其户，针与气俱出，精气不伤，邪气乃下，外门不闭，以出其疾，摇大其道，如利其路，是谓大泻，必切而出，大气乃屈。帝曰：补虚奈何？岐伯曰：持针勿置，以定其意，候呼内针，气出针入，针空四塞，精无从去，方实而疾出针，气入针出，热不得还，闭塞其门，邪气布散，精气乃得存，动气候时，近气不失，远气乃来，是谓追之。帝曰：夫子言虚实者有十，生于五脏，五脏五脉耳。夫十二经脉皆生其病，今夫子独言五脏。夫十二经脉者，皆络三百六十五节，节有病必被经脉，经脉之病皆有虚实，何以合之？岐伯曰：五脏者，故得六腑与为表里，经络支节，各生虚实，其病所居，随而调之。病在脉，调之血；病在血，调之络；病在气，调之卫；病在肉，调之分肉；病在筋，调之筋；病在骨，调之骨。燔针劫刺其下及与急者；病在骨，焠针药熨；病不知所痛，两跻为上；身形有痛，九候莫病，则缪刺之；痛在于左而右脉病者，巨刺之。必谨察其九候，针道备矣。

素问·标本病传论篇第六十五

黄帝问曰：病有标本，刺有逆从奈何？岐伯对曰：凡刺之方，必别阴阳，前后相应，逆从得施，标本相移，故曰有其在标而求之于标，有其在本而求之于本，有其在本而求之于标，有其在标而求之于本。故治有取标而得者，有取本而得者，有逆取而得者，有从取而得者。故知逆与从，正行无问，知标本者，万举万当，不知标本，是谓妄行。夫阴阳逆从标本之为道也，小而大，言一而知百病之害，少而多，浅而博，可以言一而知百也。以浅而知深，察近而知远，言标与本，易而勿及。治反为逆，治得为从。先病而后逆者治其本，先逆而后病者治其本，先寒而后生病者治其本，先病而后生寒者治其本，先热而后生病者治其本，先热而后生中满者治其标，先病而后泄者治其本，先泄而后生他病者治其本，必且调之，乃治其他病，先病而后生中满者治其标，先中满而后烦心者治其本。人有客气有同气。小大不利治其标，小大利治其本。病发而有余，本而标之，先治其本，后治其标。病发而不足，标而本之，先治其标，后治其本。谨察间甚，以意调之，间者并行，甚者独行。先小大不利而后生病者治其本。夫病传者，心病先心痛，一日而咳，三日胁支痛，五日闭塞不通，身痛体重，三日不已死，冬夜半，夏日中。肺病喘咳，三日而胁支满痛，一日身重体痛，五日而胀，十日不已死，冬日入，夏日出。肝病头目眩，胁支满，三日体重身痛，五日而胀，三日腰脊少腹痛，胫酸，三日不已死，冬日入，夏早食。脾病身痛体重，一日而胀，二日少腹腰脊痛，胫酸，三日背䏚筋痛，小便闭，十日不已死，冬人定，夏晏食。肾病少腹腰脊痛，䯒酸，三日背䏚筋痛，小便闭，三日腹胀，三日两胁支痛，三日不已死，冬大晨，夏晏晡。胃病胀满，五日少腹腰脊痛，䯒酸，三日背䏚筋痛，小便闭，五日身体重，六日不已死，冬夜半后，夏日昳。膀胱病小便闭，五日少腹胀，腰脊痛，䯒酸，一日腹胀，一日身体痛，二日不已死，冬鸡鸣，夏下晡。诸病以次相传，如是者，皆有死期，不可刺。间一脏止，及至三四脏者，乃可刺也。

素问·天元纪大论篇第六十六

黄帝问曰：天有五行，御五位，以生寒暑燥湿风，人有五脏，化五气，以生喜怒思忧恐，论言五运相袭而皆治之，终期之日，周而复始，余已知之矣，愿闻其与三阴三阳之候奈何合之？鬼臾区稽首再拜对曰：昭乎哉问也！夫五运阴阳者，天地之道也，万物之纲纪，变化之父母，生杀之本始，神明之府也，可不通乎！故物生谓之化，物极谓之变，阴阳不测谓之神，神用无方谓之圣。夫变化之为用也，在天为玄，在人为道，在地为化，化生五味，道生智，玄生神。神在天为风，在地为木，在天为热，在地为火，在天为湿，在地为土，在天为燥，在地为金，在天为寒，在地为水，故在天为气，在地成形，形气相感而化生万物矣。然天地者，万物之上下也，左右者，阴阳之道路也；水火者，阴阳之征兆也；金木者，生成之终始也。气有多少，形有盛衰，上下相召而损益彰矣。帝曰：愿闻五运之主时也何如？鬼臾区曰：五气运行，各终期日，非独主时也。帝曰：请闻其所谓也。鬼臾区曰：臣积考《太始天元册》文曰：太虚寥廓，肇基化元，万物资始，五运终天，布气真灵，总统坤元，九星悬朗，七曜周旋，曰阴曰阳，曰柔曰刚，幽显既位，寒暑弛张，生生化化，品物咸章。臣斯十世，此之谓也。

帝曰：善。何谓气有多少，形有盛衰？鬼臾区曰：阴阳之气各有多少，故曰三阴三阳也。形有盛衰，谓五行之治，各有太过不及也。故其始也，有余而往，不足随之，不足而往，有余从之，知迎知随，气可与期。应天为天符，承岁为岁直，三合为治。帝曰：上下相召奈何？鬼臾区曰：寒暑燥湿风火，天之阴阳也，三阴三阳上奉之。木火土金水火，地之阴阳也，生长化收藏下应之。天以阳生阴长，地以阳杀阴藏。天有阴阳，地亦有阴阳。木火土金水火，地之阴阳也，生长化收藏（张氏《类经》删此十六字，与《困学纪闻》合。守）。故阳中有阴，阴中有阳。所以欲知天地之阴阳者，应天之气，动而不息，故五岁而右迁，应地之气，静而守位，故六期而环会，动静相召，上下相临，阴阳相错，而变由生也。帝曰：上下周纪，其有数乎？鬼臾区曰：天以六为节，地以五为制。周天气者，六期为一备；终地纪者，五岁为一周。君火以明（依注则“明”当作“名”，林校《至真要大论》亦引作“名”。守），相火以位。五六相合而七百二十气，为一纪，凡三十岁；千四百四十气，凡六十岁，而为一周，不及太过，斯皆见矣。帝曰：夫子之言，上终天气，下毕地纪，可谓悉矣。余愿闻而藏之，上以治民，下以治身，使百姓昭著，上下和亲，德泽下流，子孙无忧，传之后世，无有终时，可得闻乎？鬼臾区日：至数之机，迫迮以微，其来可见，其往可追，敬之者昌，慢之者亡，无道行私，必得天殃，谨奉天道，请言真要。帝曰：善言始者，必会于终，善言近者，必知其远，是则至数极而道不惑，所谓明矣。愿夫子推而次之，令有条理，简而不匮，久而不绝，易用难忘，为之纲纪，至数之要，愿尽闻之。鬼臾区曰：昭乎哉问！明乎哉道！如鼓之应桴，响之应声也。臣闻之，甲己之岁，土运统之；乙庚之岁，金运统之；丙辛之岁，水运统之；丁壬之岁，木运统之；戊癸之岁，火运统之。帝曰：其于三阴三阳，合之奈何？鬼臾区曰：子午之岁，上见少阴；丑未之岁，上见太阴；寅申之岁，上见少阳；卯酉之岁，上见阳明；辰戌之岁，上见太阳；巳亥之岁，上见厥阴。少阴所谓标也，厥阴所谓终也。厥阴之上，风气主之；少阴之上，热气主之；太阴之上，湿气主之；少阳之上，相火主之；阳明之上，燥气主之；太阳之上，寒气主之。所谓本也，是谓六元。帝曰：光乎哉道！明乎哉论！请著之玉版，藏之金匮，署曰《天元纪》。

素问·五运行大论篇第六十七

黄帝坐明堂，始正天纲，临观八极，考建五常，请天师而问之曰：《论》言天地之动静，神明为之纪，阴阳之升降，寒暑彰其兆。余闻五运之数于夫子，夫子之所言，正五气之各主岁尔，首甲定运，余因论之。鬼臾区曰：土主甲己，金主乙庚，水主丙辛，木主丁壬，火主戊癸。子午之上，少阴主之；丑未之上，太阴主之；寅申之上，少阳主之；卯酉之上，阳明主之；辰戌之上，太阳主之；巳亥之上，厥阴主之。不合阴阳，其故何也？岐伯曰：是明道也，此天地之阴阳也。夫数之可数者，人中之阴阳也，然所合，数之可得者也。夫阴阳者，数之可十，推之可百，数之可千，推之可万。天地阴阳者，不以数推，以象之谓也。帝曰：愿闻其所始也。岐伯曰：昭乎哉问也！臣览《太始天元册》文，丹天之气经于牛女戊分，黅天之气经于心尾己分，苍天之经于危室柳鬼，素天之气经于亢氐昴毕，玄天之气经于张翼娄胃。所谓戊己分者，奎壁角轸，则天地之门户也。夫候之所始；道之所生，不可不通也。帝曰：善。论言天地者，万物之上下，左右者，阴阳之道路，未知其所谓也。岐伯曰：

所谓上下者，岁上下见阴阳之所在也。左右者，诸上见厥阴，左少阴右太阳；见少阴，左太阴右厥阴；见太阴，左少阳右少阴；见少阳，左阳明右太阴；见阳明，左太阳右少阳；见太阳，左厥阴右阳明。所谓面北而命其位，言其见也。帝曰：何谓下？岐伯曰：厥阴在上则少阳在下，左阳明右太阴；少阴在上则阳明在下，左太阳右少阳；太阴在上则太阳在下，左厥阴右阳明；少阳在上则厥阴在下，左少阴右太阳；阳明在上则少阴在下，左太阴右厥阴；太阳在上则太阴在下，左少阳右少阴。所谓面南而命其位，言其见也。上下相遘，寒暑相临，气相得则和，不相得则病。帝曰：气相得而病者何也？岐伯曰：以下临上，不当位也。帝曰：动静何如？岐伯曰：上者右行，下者左行，左右周天，余而复会也。帝曰：余闻鬼臾区曰：应地者静。今夫子乃言下者左行，不知其所谓也，愿闻何以生之乎？岐伯曰：天地动静，五行迁复，虽鬼叟区其上侯而已，犹不能遍明。夫变化之用，天垂象，地成形，七曜纬虚，五行丽地。地者，所以载生成之形类也。虚者，所以列应天之精气也。形精之动，犹根本之与枝叶也，仰观其象，虽远可知也。帝曰：地之为下否乎？岐伯曰：地为人之下，太虚之中者也。帝曰：冯乎？岐伯曰：大气举之也。燥以干之，暑以蒸之，风以动之，湿以润之，寒以坚之，火以温之。故风寒在下，燥热在上，湿气在中，火游行其间，寒暑六入，故令虚而生化也。故燥胜则地干，暑胜则地热，风胜则地动，湿胜则地泥，寒胜则地裂，火胜则地固矣。帝曰：天地之气，何以候之？岐伯曰：天地之气，胜复之作，不形于诊也。《脉法》曰：天地之变，无以脉诊。此之谓也。帝曰：间气何如？岐伯曰：随气所在，期于左右。帝曰：期之奈何？岐伯曰：从其气则和，违其气则病，不当其位者病，迭移其位者病，失守其位者危，尺寸反者死，阴阳交者死。先立其年，以知其气，左右应见，然后乃可以言死生之逆顺。

帝曰：寒暑燥湿风火，在人合之奈何？其于万物何以生化？岐伯曰：东方生风，风生木，木生酸，酸生肝，肝生筋，筋生心。其在天为玄，在人为道，在地为化。化生五味，道生智，玄生神，化生气，神在天为风，在地为木，在体为筋，在气为柔，在脏为肝。其性为暄，其德为和，其用为动，其色为苍，其化荣，其虫毛，其政为散，其令宣发，其变摧拉，其眚为陨，其味为酸，其志为怒。怒伤肝，悲胜怒；风伤肝，燥胜风；酸伤筋，辛胜酸。

南方生热，热生火，火生苦，苦生心，心生血，血生脾。其在天为热，在地为火，在体为脉，在气为息，在脏为心。其性为暑，其德为显，其用为躁，其色为赤，其化为茂，其虫羽，其政为明，其令郁蒸，其变炎烁，其眚燔焫，其味为苦，其志为喜。喜伤心，恐胜喜；热伤气，寒胜热；苦伤气，咸胜苦。

中央生湿，湿生土，土生甘，甘生脾，脾生肉，肉生肺。其在天为湿，在地为土，在体为肉，在气为充，在脏为脾。其性静兼，其德为濡，其用为化，其色为黄，其化为盈，其虫倮，其政为谧，其令云雨，其变动注，其眚淫溃，其味为甘，其志为思。思伤脾，怒胜思；湿伤肉，风胜湿；甘伤脾，酸胜甘。

西方生燥，燥生金，金生辛，辛生肺，肺生皮毛，皮毛生肾。其在天为躁，在地为金，在体为皮毛，在气为成，在脏为肺，其性为凉，其德为清，其用为固，其色为白，其化为敛，其虫介，其政为劲，其令雾露，其变肃杀，其眚苍落，其味为辛，其志为忧。忧伤肺，喜胜忧；热伤皮毛，寒胜热；辛伤皮毛，苦胜辛。

北方生寒，寒生水，水生咸，咸生肾，肾生骨髓，髓生肝。其在天为寒，在地为水，在体为骨，在气为坚，在脏为肾。其性为凛，其德为寒，其用为藏，其色为黑，其化为肃，其虫鳞，其政为静，其令霰雪，其变凝冽，其眚冰雹，其味为咸，其志为恐。恐伤肾，思胜恐；寒伤血，燥胜寒；咸伤血，甘胜咸。五气更立，各有所先，非其位则邪，当其位则正。帝曰：病生之变何如？岐伯曰：气相得则微，不相得则甚。帝曰：主岁何如？岐伯曰：气有余，则制己所胜而侮所不胜；其不及，则己所不胜侮而乘之，己所胜轻而侮之。侮反受邪，侮而受邪，寡于畏也。帝曰：善。

素问·六微旨大论篇第六十八

黄帝问曰：呜呼远哉！天之道也，如迎浮云，若视深渊，视深渊尚可测，迎浮云莫知其极。夫子数言谨奉天道，余闻而藏之，心私异之，不知其所谓也。愿夫子溢志尽言其事，令终不灭，久而不绝，天之道可得闻乎？岐伯稽首再拜对曰：明乎哉问天之道也！此因天之序，盛衰之时也。帝曰：愿闻天道六六之节盛衰何也？岐伯曰：上下有位，左右有纪。故少阳之右，阳明治之；阳明之右，太阳治之；太阳之右，厥阴治之；厥阴之右，少阴治之；少阴之右，太阴治之；太阴之右，少阳治之。此谓气之标，盖南面而待也。故曰：因天之序，盛衰之时，移光定位，正立而待之。此之谓也。少阳之上，火气治之，中见厥阴；阳明之上，燥气治之，中见太阴；太阳之上，寒气治之，中见少阴；厥阴之上，风气治之，中见少阳；少阴之上，热气治之，中见太阳；太阴之上，湿气治之，中见阳明。所谓本也，本之下，中之见也，见之下，气之标也，本标不同，气应异象。帝曰：其有至而至，有至而不至，有至而太过，何也？岐伯曰：至而至者和；至而不至，来气不及也；未至而至，来气有余也。帝曰：至而不至，未至而至如何？岐伯曰：应则顺，否则逆，逆则变生，变则病。帝曰：善。请言其应。岐伯曰：物生其应也，气脉其应也。

帝曰：善。愿闻地理之应六节气位何如？岐伯曰：显明之右，君火之位也；君火之右，退行一步，相火治之；复行一步，土气治之；复行一步，金气治之；复行一步，水气治之；复行一步，木气治之；复行一步，君火治之。相火之下，水气承之；水位之下，土气承之；土位之下，风气承之；风位之下，金气承之；金位之下，火气承之；君火之下，阴精承之。帝曰：何也？岐伯曰：亢则害，承乃制，制则生化，外列盛衰，害则败乱，生化大病。帝曰：盛衰何如？岐伯曰：非其位则邪，当其位则正，邪则变甚，正则微。帝曰：何谓当位？岐伯曰：木运临卯，火运临午，土运临四季，金运临酉，水运临子，所谓岁会，气之平也。帝曰：非位何如？岐伯曰：岁不与会也。帝曰：土运之岁，上见太阴；火运之岁，上见少阳、少阴；金运之岁，上见阳明；木运之岁，上见厥阴；水运之岁，上见太阳，奈何？岐伯曰：天之与会也。故《天元册》曰天符。天符岁会何如？岐伯曰：太一天符之会也。帝曰：其贵贱何如？岐伯曰：天符为执法，岁位为行令，太一天符为贵人。帝曰：邪之中也奈何？岐伯曰：中执法者，其病速而危；中行令者，其病徐而持；中贵人者，其病暴而死。帝曰：位之易也何如？岐伯曰：君位臣则顺，臣位君则逆。逆则其病近，其害速；顺则其病远，其害微。所谓二火也。帝曰：善。原闻其步何如？岐伯曰：所谓步者，六十度而有奇，故二十四步积盈百刻而成日也。

帝曰：六气应五行之变何如？岐伯曰：位有终始，气有初中，上下不同，求之亦异也。帝曰：求之奈何？岐伯曰：天气始于甲，地气治于子，子甲相合，命曰岁立，谨候其时，气可与期。帝曰：愿闻其岁，六气始终，早晏何如？岐伯曰：明乎哉问也！甲子之岁，初之气，天数始于水下一刻，终于八十七刻半；二之气，始于八十七刻六分，终于七十五刻；三之气，始于七十六刻，终于六十二刻半；四之气，始于六十二刻六分，终于五十刻；五之气，始于五十一刻，终于三十七刻半；六之气，始于三十七刻六分，终于二十五刻。所谓初六，天之数也。乙丑岁，初之气，天数始于二十六刻，终于一十二刻半；二之气，始于一十二刻六分，终于水下百刻；三之气，始于一刻，终于八十七刻半；四之气，始于八十七刻六分，终于七十五刻；五之气，始于七十六刻，终于六十二刻半；六之气，始于六十二刻六分，终于五十刻。所谓六二，天之数也。丙寅岁，初之气，天数始于五十一刻，终于三十七刻半；二之气，始于三十七刻六分，终于二十五刻；三之气，始于二十六刻，终于一十二刻半；四之气，始于一十二刻六分，终于水下百刻；五之气，始于一刻，终于八十七刻半；六之气，始于八十七刻六分，终于七十五刻。所谓六三，天之数也。丁卯岁，初之气，天数始于七十六刻，终于六十二刻半；二之气，始于六十二刻六分，终于五十刻；三之气，始于五十一刻，终于三十七刻半；四之气，始于三十七刻六分，终于二十五刻；五之气，始于二十六刻，终于一十二刻半；六之气，始于一十二刻六分，终于水下百刻。所谓六四，天之数也。次戊辰岁，初之气，复始于一刻，常如是无已，周而复始。帝曰：愿闻其岁候何如？岐伯曰：悉乎哉问也！日行一周，天气始于一刻，日行再周，天气始于二十六刻，日行三周，天气始于五十一刻，日行四周，天气始于七十六刻，日行五周，天气复始于一刻，所谓一纪也。是故寅午戌岁气会同，卯未亥岁气会同，辰申子岁气会同，巳酉丑岁气会同，终而复始。帝曰：愿闻其用也。岐伯曰，言天者求之本，言地者求之位，言人者求之气交。帝曰：何谓气交？岐伯曰：上下之位，气交之中，人之居也。故曰：天枢之上，天气主之；天枢之下，地气主之；气交之分，人气从之，万物由之。此之谓也。帝曰：何谓初中？岐伯曰：初凡三十度而有奇，中气同法。帝曰：初中何也？岐伯曰：所以分天地也。帝曰：愿卒闻之。岐伯曰：初者地气也，中者天气也。帝曰：其升降何如？岐伯曰：气之升降，天地之更用也。帝曰：愿闻其用何如？岐伯曰：升已而降，降者谓天；降已而升，升者谓地。天气下降，气流于地；地气上升，气腾于天。故高下相召，升降相因，而变作矣。

帝曰：善。寒湿相遘，燥热相临，风火相值，其有间乎？岐伯曰：气有胜复，胜复之作，有德有化，有用有变，变则邪气居之。帝曰：何谓邪乎？岐伯曰：夫物之生从于化，物之极由乎变，变化之相薄，成败之所由也。故气有往复，用有迟速，四者之有，而化而变，风之来也。帝曰：迟速往复，风所由生，而化而变，故因盛衰之变耳。成败倚伏游乎中何也？岐伯曰：成败倚伏生乎动，动而不已，则变作矣。帝曰：有期乎？岐伯曰：不生不化，静之期也。帝曰：不生化乎？岐伯曰：出入废则神机化灭，升降息则气立孤危。故非出入，则无以生长壮老已；非升降，则无以生长化收藏。是以升降出入，无器不有。故器者生化之宇，器散则分之，生化息矣。故无不出入，无不升降。化有大小，期有近远，四者之有，而贵常守，反常则灾害至矣。故曰：无形无患。此之谓也。帝曰：善。有不生不化乎？岐伯曰：悉乎哉问也！与道合同，惟真人也。帝曰：善。

素问·气交变大论篇第六十九

黄帝问曰：五运更治，上应天期，阴阳往复，寒暑迎随，真邪相薄，内外分离，六经波荡，五气倾移，太过不及，专胜兼并，愿言其始，而有常名，可得闻乎？岐伯稽首再拜对曰：昭乎哉问也！是明道也。此上帝所贵，先师传之，臣虽不敏，往闻其旨。帝曰：余闻得其人不教，是谓失道，传非其人，慢泄天宝。余诚菲德，未足以受至道；然而众子哀其不终，愿夫子保于无穷，流于无极，余司其事，则而行之奈何？岐伯曰：请遂言之也。《上经》曰：夫道者，上知天文，下知地理，中知人事，可以长久。此之谓也。帝曰：何谓也？岐伯曰：本气位也。位天者，天文也。位地者，地理也。通于人气之变化者，人事也。故太过者先天，不及者后天，所谓治化而人应之也。帝曰：五运之化，太过何如？岐伯曰：岁木太过，风气流行，脾土受邪。民病飧泄食减，体重烦冤，肠鸣腹支满，上应岁星。甚则忽忽善怒，眩冒巅疾。化气不政，生气独治，云物飞动，草木不宁，甚而摇落，反胁痛而吐甚，冲阳绝者死不治，上应太白星。

岁火太过，炎暑流行，金肺受邪。民病疟，少气咳喘，血溢血泄注下，嗌燥耳聋，中热肩背热，上应荧惑星。甚则胸中痛，胁支满胁痛，膺背肩胛间痛，两臂内痛，身热肤痛而为浸淫。收气不行，长气独明，雨水霜寒，上应辰星。上临少阴少阳，火燔焫，冰泉涸，物焦槁，病反谵妄狂越，咳喘息鸣，下甚血溢泄不已，太渊绝者死不治。上应荧惑星。

岁土太过，雨湿流行，肾水受邪。民病腹痛，清厥意不乐，体重烦冤，上应镇星。甚则肌肉痿，足痿不收，行善瘈，脚下痛，饮发中满食减，四肢不举。变生得位，藏气伏，化气独治之，泉涌河衍，涸泽生鱼，风雨大至，土崩溃，鳞见于陆，病腹满溏泄肠鸣，反下甚而太溪绝者死不治，上应岁星。

岁金太过，燥气流行，肝木受邪。民病两胁下少腹痛，目赤痛眦疡，耳无所闻。肃杀而甚，则体重烦冤，胸痛引背，两胁满且痛引少腹，上应太白星。甚则喘咳逆气，肩背痛，尻阴股膝髀腨胻足皆病，上应荧惑星。收气峻，生气下，草木敛，苍干凋陨，病反暴痛，胠胁不可反侧，咳逆甚而血溢，太冲绝者死不治，上应太白星。

岁水太过，寒气流行，邪害心火。民病身热烦心躁悸，阴厥上下中寒，谵妄心痛，寒气早至，上应辰星。甚则腹大胫肿，喘咳，寝汗出憎风，大雨至，埃雾朦郁，上应镇星。上临太阳，则(原脱，据《五常政大论》之《新校正》引文补)雨冰雪，霜不时降，湿气变物，病反腹满肠鸣，溏泄食不化，渴而妄冒，神门绝者死不治，上应荧惑、辰星。

帝曰：善。其不及何如？岐伯曰：悉乎哉问也！岁木不及，燥乃大行，生气失应，草木晚荣，肃杀而甚，则刚木辟著，柔萎苍干，上应太白星，民病中清，胠胁痛，少腹痛，肠鸣溏泄，凉雨时至，上应太白星，其谷苍。上临阳阴，生气失政，草木再荣，化气乃急，上应太白、镇星，其主苍早。复则炎暑流火，湿性燥，柔脆草木焦槁，下体再生，华实齐化，病寒热疮疡、疿胗痈痤，上应荧惑、太白，其谷白坚。白露早降，收杀气行，寒雨害物，虫食甘黄，脾土受邪，赤气后化，心气晚治，上胜肺金，白气乃屈，其谷不成，咳而鼽，上应荧惑、太白星。

岁火不及，寒乃大行，长政不用，物荣而下，凝惨而甚，则阳气不化，乃折荣美，上应辰星，民病胸中痛，胁支满，两胁痛，膺背肩胛间及两臂内痛，郁冒朦昧，心痛暴喑，胸腹大，胁下与腰背相引而痛，甚则屈不能伸，髋髀如别，上应荧惑、辰星，其谷丹。复则埃郁，大雨且至，黑气乃辱，病鹜溏腹满，食饮不下，寒中肠鸣，泄注腹痛，暴挛痿痹，足不任身，上应镇星、辰星，玄谷不成。

岁土不及，风乃大行，化气不令，草木茂荣，飘扬而甚，秀而不实，上应岁星，民病飧泄霍乱，体重腹痛，筋骨繇复，肌肉瞤酸，善怒，藏气举事，蛰虫早附，咸病寒中，上应岁星、镇星，其谷黅。复则收政严峻，名木苍凋，胸胁暴痛，下引少腹，善太息，虫食甘黄，气客于脾，黅谷乃减，民食少失味，苍谷乃损，上应太白、岁星。上临厥阴，流水不冰，蛰虫来见，藏气不用，白乃不复，上应岁星，民乃康。

岁金不及，炎火乃行，生气乃用，长气专胜，庶物以茂，燥烁以行，上应荧惑星，民病肩背瞀重，鼽嚏血便注下，收气乃后，上应太白星，其谷坚芒。复则寒雨暴至，乃零冰雹霜雪杀物，阴厥且格，阳反上行，头脑户痛，延及囟顶发热，上应辰星，丹谷不成，民病口疮，甚则心痛。

岁水不及，湿乃大行，长气反用，其化乃速，暑雨数至，上应镇星，民病腹满身重，濡泄，寒疡流水，腰股痛发，腘腨股膝不便，烦冤，足痿清厥，脚下痛，甚则跗肿，藏气不政，肾气不衡，上应辰星，其谷秬。上临太阴，则大寒数举，蛰虫早藏，地积坚冰，阳光不治，民病寒疾于下，甚则腹满浮肿。上应镇星，其主黅谷。复则大风暴发，草偃木零，生长不鲜，面色时变，筋骨并辟，肉瞤瘛，目视䀮䀮，物疏璺，肌肉胗发，气并膈中，痛于心腹黄气乃损，其谷不登，上应岁星。

帝曰：善。愿闻其时也。岐伯曰：悉乎哉问也！木不及，春有鸣条律畅之化，则秋有雾露清凉之政，春有惨凄残贼之胜，则夏有炎暑燔烁之复，其眚东，其脏肝，其病内舍胠胁，外在关节。火不及，夏有炳明光显之化，则冬有严肃霜寒之政，夏有惨凄凝冽之胜，则不时有埃昏大雨之复，其眚南，其脏心，其病内舍膺胁，外在经络。土不及，四维有埃云润泽之化，则春有鸣条鼓拆之政，四维发振拉飘腾之变，则秋有肃杀霖霪之复，其眚四维，其脏脾，其病内舍心腹，外在肌肉四支。金不及，夏有光显郁蒸之令，则冬有严凝整肃之应，夏有炎烁燔燎之变，则秋有冰雹霜雪之复，其眚西，其脏肺，其病内舍膺胁肩背，外在皮毛。水不及，四维有湍润埃云之化，则不时有和风生发之应，四维发埃昏骤注之变，则不时有飘荡振拉之复，其眚北，其脏肾，其病内舍腰脊骨髓，外在溪谷踹膝。夫五运之政，犹权衡也，高者抑之，下者举之，化者应之，变者复之。此生长化成收藏之理，气之常也，失常则天地四塞矣。故曰：天地之动静，神明为之纪，阴阳之往复，寒暑彰其兆。此之谓也。

帝曰：夫子之言五气之变，四时之应，可谓悉矣。夫气之动乱，触遇而作，发无常会，卒然灾合，何以期之？岐伯曰：夫气之动变，固不常在，而德化政令灾变，不同其候也。帝曰：何谓也？岐伯曰：东方生风，风生木，其德敷和，其化生荣，其政舒启，其令风，其变振发，其灾散落。南方生热，热生火，其德彰显，其化蕃茂，其政明曜，其令热，其变销烁，其灾燔焫。中央生湿，湿生土，其德溽蒸，其化丰备，其政安静，其令湿，其变骤注，其灾霖溃，西方生燥，燥生金，其德清洁，其化紧敛，其政劲切，其令燥，其变肃杀，其灾苍陨。北方生寒，寒生水，其德凄沧，其化清谧，其政凝肃，其令寒，其变凓冽，其灾冰雪霜雹。是以察其动也，有德有化，有政有令，有变有灾，而物由之，而人应之也。帝曰：夫子之言岁候，不及其太过，而上应五星。今夫德化政令，灾眚变易，非常而有也，卒然而动，其亦为之变乎。岐伯曰：承天而行之，故无妄动，无不应也。卒然而动者，气之交变也，其不应焉。故曰：应常不应卒。此之谓也。帝曰：其应奈何？岐伯曰：各从其气化也。帝曰：其行之徐疾逆顺何如？岐伯曰：以道留久，逆守而小，是谓省下。以道而去，去而速来，曲而过之，是谓省遗过也。久留而环，或离或附，是谓议灾与其德也。应近则小，应远则大。芒而大倍常之一，其化甚；大常之二，其眚即发(原脱，依注补。守)也。小常之一，其化减；小常之二，是谓临视，省下之过与其德也。德者福之，过者伐之。是以象之见也，高而远则小，下而近则大，故大则喜怒迩，小则祸福远。岁运太过，则运星北越，运气相得，则各行以道。故岁运太过，畏星失色而兼其母，不及，则色兼其所不胜。肖者瞿瞿，莫知其妙，闵闵之当，孰者为良，妄行无征，示畏侯王。帝曰：其灾应何如？岐伯曰：亦各从其化也，故时至有盛衰，凌犯有逆顺，留守有多少，形见有善恶，宿属有胜负，征应有吉凶矣。帝曰：其善恶何谓也？岐伯曰：有喜有怒，有忧有丧，有泽有燥，此象之常也，必谨察之。帝曰：六者高下异乎？岐伯曰：象见高下，其应一也，故人亦应之。帝曰：善。其德化政令之动静损益皆何如？岐伯曰：夫德化政令灾变，不能相加也。胜复盛衰，不能相多也。往来小大，不能相过也。用之升降，不能相无也。各从其动而复之耳。帝曰：其病生何如？岐伯曰：德化者气之祥，政令者气之章，变易者复之纪，灾眚者伤之始，气相胜者和，不相胜者病，重感于邪则甚也。帝曰：善。所谓精光之论，大圣之业，宣明大道，通于无穷，究于无极也。余闻之，善言天者，必应于人，善言古者，必验于今，善言气者，必彰于物，善言应者，同天地之化，善言化言变者，通神明之理，非夫子孰能言至道欤！乃择良兆而藏之灵室，每旦读之，命曰《气交变》，非斋戒不敢发，慎传也。

素问·五常政大论篇第七十

黄帝问曰：太虚寥廓，五运回薄，衰盛不同，损益相从，愿闻平气何如而名？何如而纪也？岐伯对曰：昭乎哉问也！木曰敷和，火曰升明，土曰备化，金曰审平，水曰静顺。帝曰：其不及奈何？岐伯曰：木曰委和，火曰伏明，土曰卑监，金曰从革，水曰涸流。帝曰：太过何谓？岐伯曰：木曰发生，火曰赫曦，土曰敦阜，金曰坚成，水曰流衍。

帝曰：三气之纪，愿闻其候。岐伯曰：悉乎哉问也！敷和之纪，木德周行，阳舒阴布，五化宣平，其气端，其性随，其用曲直，其化生荣，其类草木，其政发散，其候温和，其令风，其脏肝，肝其畏清，其主目，其谷麻，其果李，其实核，其应春，其虫毛，其畜犬，其色苍，其养筋，其病里急支满，其味酸，其音角，其物中坚，其数八。

升明之纪，正阳而治，德施周普，五化均衡，其气高，其性速，其用燔灼，其化蕃茂，其类火，其政明曜，其候炎暑，其令热，其脏心，心其畏寒，其主舌，其谷麦，其果杏，其实络，其应夏，其虫羽，其畜马，其色赤，其养血，其病瞤瘛，其味苦，其音徵，其物脉，其数七。

备化之纪，气协天休，德流四政，五化齐修，其气平，其性顺，其用高下，其化丰满，其类土，其政安静，其候溽蒸，其令湿，其脏脾，脾其畏风，其主口，其谷稷，其果枣，其实肉，其应长夏，其虫倮，其畜牛，其色黄，其养肉，其病否，其味甘，其音宫，其物肤，其数五。

审平之纪，收而不争，杀而无犯，五化宣明，其气洁，其性刚，其用散落，其化坚敛，其类金，其政劲肃，其候清切，其令燥，其脏肺，肺其畏热，其主鼻，其谷稻，其果桃，其实壳，其应秋，其虫介，其畜鸡，其色白，其养皮毛，其病咳，其味辛，其音商，其物外坚，其数九。

静顺之纪，藏而勿害，治而善下，五化咸整，其气明，其性下，其用沃衍，其化凝坚，其类水，其政流演，其候凝肃，其令寒，其脏肾，肾其畏湿，其主二阴，其谷豆，其果栗，其实濡，其应冬，其虫鳞，其畜彘，其色黑，其养骨髓，其病厥，其味咸，其音羽，其物濡，其数六。故生而勿杀，长而勿罚，化而勿制，收而勿害，藏而勿抑，是谓平气。

委和之纪，是谓胜生，生气不政，化气乃扬，长气自平，收令乃早，凉雨时降，风云并兴，草木晚荣，苍干凋落，物秀而实，肤肉内充，其气敛，其用聚，其动软戾拘缓，其发惊骇，其脏肝，其果枣李，其实核壳，其谷稷稻，其味酸辛，其色白苍，其畜犬鸡，其虫毛介，其主雾露凄沧，其声角商，其病摇动注恐，从金化也，少角与判商同，上角与正角同，上商与正商同，其病支废痈肿疮疡，其甘虫，邪伤肝也，上宫与正宫同，萧飔肃杀则炎赫沸腾，眚于三，所谓复也，其主飞蠹蛆雉；乃为雷霆。

伏明之纪，是谓胜长，长气不宣，藏气反布，收气自政，化令乃衡，寒清数举，暑令乃薄，承化物生，生而不长，成实而稚，遇化已老，阳气屈伏，蛰虫早藏，其气郁，其用暴，其动彰伏变易，其发痛，其脏心，其果栗桃，其实络濡，其谷豆稻，其味苦咸，其色玄丹，其畜马彘，其虫羽鳞，其主冰雪霜寒，其声徵羽，其病昏惑悲忘，从水化也，少徵与少羽同，上商与正商同，邪伤心也，凝惨凛冽则暴雨霖霪，眚于九，其主骤注雷霆震惊，沉黔淫雨。

卑监之纪，是谓减化，化气不令，生政独彰，长气整，雨乃愆，收气平，风寒并兴，草木荣美，秀而不实，成而粃也，其气散，其用静定，其动疡涌分溃痈肿，其发濡滞，其脏脾，其果李栗，其实濡核，其谷豆麻，其味酸甘，其色苍黄，其畜牛犬，其虫倮毛，其主飘怒振发，其声宫角，其病留满否塞，从木化也，少宫与少角同，上宫与正宫同，上角与正角同，其病飧泄，邪伤脾也，振拉飘扬则苍干散落，其眚四维，其主败折虎狼，清气乃用，生政乃辱。

从革之纪，是谓折收，收气乃后，生气乃扬，长化合德，火政乃宣，庶类以蕃，其气扬，其用躁切，其动铿禁瞀厥，其发咳喘，其脏肺，其果李杏，其实壳络，其谷麻麦，其味苦辛，其色白丹，其畜鸡羊，其虫介羽，其主明曜炎烁，其声商徵，其病嚏咳鼽衄，从火化也，少商与少徵同，上商与正商同，上角与正角同，邪伤肺也，炎光赫烈则冰雪霜雹，眚于七，其主鳞伏彘鼠，岁气早至，乃生大寒。

涸流之纪，是谓反阳，藏令不举，化气乃昌，长气宣布，蛰虫不藏，土润水泉减，草木条茂，荣秀满盛，其气滞，其用渗泄，其动坚止，其发燥槁，其脏肾，其果枣杏，其实濡肉，其谷黍稷，其味甘咸，其色黅玄，其畜彘牛，其虫鳞倮，其主埃郁昏翳，其声羽宫，其病痿厥坚下，从土化也，少羽与少宫同，上宫与正宫同，其病癃闷，邪伤肾也，埃昏骤雨则振拉摧拨，眚于一，其主毛显狐貉，变化不藏。故乘危而行，不速而至，暴虐无德，灾反及之，微者复微，甚者复甚，气之常也。

发生之纪，是谓启陈，土疏泄，苍气达，阳和布化，阴气乃随，生气淳化，万物以荣，其化生，其气美，其政散，其令条舒，其动掉眩巅疾，其德鸣靡启坼，其变振拉摧拔，其谷麻稻，其畜鸡犬，其果李桃，其色青黄白，其味酸甘辛，其象春，其经足厥阴少阳，其脏肝脾，其虫毛介，其物中坚外坚，其病怒，太角与上商同，上徵则其气逆，其病吐利，不务其德则收气复，秋气劲切，甚则肃杀，清气大至，草木凋零，邪乃伤肝。

赫曦之纪，是谓蕃茂，阴气内化，阳气外荣，炎暑施化，物得以昌，其化长，其气高，其政动，其令鸣显，其动炎灼妄扰，其德暄暑郁蒸，其变炎烈沸腾，其谷麦豆，其畜羊彘，其果杏栗，其色赤白玄，其味苦辛咸，其象夏，其经手少阴太阳，手厥阴少阳，其脏心肺，其虫羽鳞，其物脉濡，其病笑疟疮疡血流狂妄目赤，上羽与正徵同，其收齐，其病痓，上徵而收气后也，暴烈其政，藏气乃复，时见凝惨，甚则雨水霜雹切寒，邪伤心也。

敦阜之纪，是谓广化，厚德清静，顺长以盈，至阴内实，物化充成，烟埃朦郁，见于厚土，大雨时行，湿气乃用，燥政乃辟，其化圆，其气丰，其政静，其令周备，其动濡积并稸，其德柔润重淖，其变震惊飘骤崩溃，其谷稷麻，其畜牛犬，其果枣李，其色黅玄苍，其味甘咸酸，其象长夏，其经足太阴阳明，其脏脾肾，其虫倮毛，其物肌核，其病腹满四支不举，大风迅至，邪伤脾也。

坚成之纪，是谓收引，天气洁，地气明，阳气随，阴治化，燥行其政，物以司成，收气繁布，化洽不终，其化成，其气削，其政肃，其令锐切，其动暴折疡疰，其德雾露萧飋，其变肃杀凋零，其谷稻黍，其畜鸡马，其果桃杏，其色白青丹，其味辛酸苦，其象秋，其经手太阴阳明，其脏肺肝，其虫介羽，其物壳络，其病喘喝胸凭仰息，上徵与正商同，其生齐，其病咳，政暴变则名木不荣，柔脆焦首，长气斯救，大火流，炎烁且至，蔓将槁，邪伤肺也。

流衍之纪，是谓封藏，寒司物化，天地严凝，藏政以布，长令不扬，其化凛，其气坚，其政谧，其令流注，其动漂泄沃涌，其德凝惨寒雰，其变冰雪霜雹，其谷豆稷，其畜彘牛，其果栗枣，其色黑丹黅，其味咸苦甘，其象冬，其经足少阴太阳，其脏肾心，其虫鳞倮，其物濡满，其病胀，上羽而长气不化也。政过则化气大举，而埃昏气交，大雨时降，邪伤肾也。故曰：不恒其德，则所胜来复，政恒其理，则所胜同化。此之谓也。

帝曰：天不足西北，左寒而右凉，地不满东南，右热而左温，其故何也？岐伯曰：阴阳之气，高下之理，太少之异也。东南方，阳也，阳者其精降于下，故右热而左温。西北方，阴也，阴者其精奉于上，故左寒而右凉。是以地有高下，气有温凉，高者气寒，下者气热，故适寒凉者胀，之温热者疮，下之则胀已，汗之则疮已，此凑理开闭之常，太少之异耳。帝曰：其于寿夭何如？岐伯曰：阴精所奉其人寿，阳精所降其人夭。帝曰：善。其病也，治之奈何？岐伯曰：西北之气散而寒之，东南之气收而温之，所谓同病异治也。故曰：气寒气凉，治以寒凉，行水渍之。气温气热，治以温热，强其内守。必同其气，可使平也，假者反之。帝曰：善。一州之气，生化寿夭不同，其故何也？岐伯曰：高下之理，地势使然也。崇高则阴气治之，污下则阳气治之，阳胜者先天，阴胜者后天，此地理之常，生化之道也。帝曰：其有寿夭乎？岐伯曰：高者其气寿，下者其气夭，地之小大异也，小者小异，大者大异。故治病者，必明天道地理，阴阳更胜，气之先后，人之寿夭，生化之期，乃可以知人之形气矣。

帝曰：善。其岁有不病，而脏气不应不用者何也？岐伯曰：天气制之，气有所从也。帝曰：愿卒闻之。岐伯曰：少阳司天，火气下临，肺气上从，白起金用，草木眚，火见燔焫，革金且耗，大暑以行，咳嚏鼽衄鼻窒，曰疡，寒热胕肿。风行于地，尘沙飞扬，心痛胃脘痛，厥逆膈不通，其主暴速。阳明司天，燥气下临，肝气上从，苍起木用而立，土乃眚，凄沧数至，木伐草萎，胁痛目赤，掉振鼓栗，筋痿不能久立。暴热至，土乃暑，阳气郁发，小便变，寒热如疟，甚则心痛，火行于稿，流水不冰，蛰虫乃见。太阳司天，寒气下临，心气上从，而火且明，丹起金乃眚，寒清时举，胜则水冰，火气高明，心热烦，嗌干善渴，鼽嚏，喜悲数欠，热气妄行，寒乃复，霜不时降，善忘，甚则心痛。土乃润，水丰衍，寒客至，沉阴化，湿气变物，水饮内蓄，中满不食，皮痹肉苛，筋脉不利，甚则胕肿身后痛。厥阴司天，风气下临，脾气上从，而土且隆，黄起水乃眚，土用革，体重肌肉萎，食减口爽，风行太虚，云物摇动，目转耳鸣。火纵其暴，地乃暑，大热消烁，赤沃下，蛰虫数见，流水不冰，其发机速。少阴司天，热气下临，肺气上从，白起金用，草木眚，喘呕寒热，嚏鼽衄鼻窒，大暑流行，甚则疮疡燔灼，金烁石流。地乃燥清，凄沧数至，胁痛善太息，肃杀行，草木变。太阴司天，湿气下临，肾气上从，黑起水变，埃冒云雨，胸中不利，阴痿气大衰而不起不用。当其时反腰脽痛，动转不便也，厥逆。地乃藏阴，大寒且至，蛰虫早附，心下否痛，地裂冰坚，少腹痛，时害于食，乘金则止水增，味乃咸，行水减也。

帝曰：岁有胎不孕不育，治之不全，何气使然？岐伯曰：

六气五类，有相胜制也，同者盛之，异者衰之，此天地之道，生化之常也。故厥阴司天，毛虫静，羽虫育，介虫不成；在泉，毛虫育，倮虫耗，羽虫不育。少阴司天，羽虫静，介虫育，毛虫不成；在泉，羽虫育，介虫耗不育。太阴司天，倮虫静，鳞虫育，羽虫不成；在泉，倮虫育，鳞虫不成。少阳司天，羽虫静，毛虫育，倮虫不成；在泉，羽虫育，介虫耗，毛虫不育。阳明司天，介虫静，羽虫育，介虫不成；在泉，介虫育，毛虫耗，羽虫不成。太阳司天，鳞虫静，倮虫育；在泉，鳞虫耗，倮虫不育。诸乘所不成之运，则甚也。故气主有所制，岁立有所生，地气制己胜，天气制胜己，天制色，地制形，五类衰盛，各随其气之所宜也。故有胎孕不育，治之不全，此气之常也，所谓中根也。根于外者亦五，故生化之别，有五气五味五色五类五宜也。帝曰：何谓也？岐伯曰：根于中者，命曰神机，神去则机息。根于外者，命曰气立，气止则化绝。故各有制，各有胜，各有生，各有成。故曰：不知年之所加，气之同异，不足以言生化。此之谓也。

帝曰：气始而生化，气散而有形，气布而蕃育，气终而象变，其致一也。然而五味所资，生化有薄厚，成熟有多少，终始不同，其故何也？岐伯曰：地气制之也，非天不生，地不长也。帝曰：愿闻其道。歧伯曰：寒热燥湿，不同其化也。故少阳在泉，寒毒不生，其味辛，其治苦酸，其谷苍丹。阳明在泉，湿毒不生，其味酸，其气湿，其治辛苦甘，其谷丹素。太阳在泉，热毒不生，其味苦，其治淡咸，其谷黅秬。厥阴在泉，清毒不生，其味甘，其治酸苦，其谷苍赤，其气专，其味正。少阴在泉，寒毒不生，其味辛，其治辛苦甘，其谷白丹。太阴在泉，燥毒不生，其味咸，其气热，其治甘咸，苦谷黅秬。化淳则咸守，气专则辛化而俱治。故曰：补上下者从之，治上下者逆之，以所在寒热盛衰而调之。故曰：上取下取，内取外取，以求其过。能毒者以厚药，不胜毒者以薄药。此之谓也。气反者，病在上，取之下；病在下，取之上；病在中，傍取之。治热以寒，温而行之；治寒以热，凉而行之；治温以清，冷而行之；治清以温，热而行之。故消之削之，吐之下之，补之泻之，久新同法。帝曰：病在中而不实不坚，且聚且散，奈何？岐伯曰：悉乎哉问也！无积者求其脏，虚则补之，药以袪之，食以随之，行水渍之，和其中外，可使毕已。帝曰：有毒无毒，服有约乎？岐伯曰：病有久新，方有大小，有毒无毒，固宜常制矣。大毒治病，十去其六，常毒治病，十去其七，小毒治病，十去其八，无毒治病，十去其九，谷肉果菜，食养尽之，无使过之，伤其正也。不尽，行复如法，必先岁气；无伐天和，无盛盛，无虚虚，而遗人夭殃，无致邪，无失正，绝人长命。帝曰：其久病者，有气从不康，病去而瘠，奈何？岐伯曰：昭乎哉圣人之问也！化不可代，时不可违。夫经络以通，血气以从，复其不足，与众齐同，养之和之，静以待时，谨守其气，无使倾移，其形乃彰，生气以长，命曰圣王。故《大要》曰：无代化，无违时，必养必和，待其来复。此之谓也。帝曰：善。

素问·六元正纪大论篇第七十一

黄帝问曰：六化六变，胜复淫治，甘苦辛咸酸淡先后，余知之矣。夫五运之化，或从天气，或逆天气，或从天气而逆地气，或从地气而逆天气，或相得，或不相得，余未能明其事。欲通天之纪，从地之理，和其运，调其化，使上下合德，无相夺伦，天地升降，不失其宜，五运宣行，勿乖其政，调之正味，从逆奈何？岐伯稽首再拜对曰：昭乎哉问也！此天地之纲纪，变化之渊源，非圣帝孰能穷其至理欤！臣虽不敏，请陈其道，令终不灭，久而不易。帝曰：愿夫子推而次之，从其类序，分其部主，别其宗司，昭其气数，明其正化，可得闻乎？岐伯曰：先立其年以明其气，金木水火土运行之数，寒暑燥湿风火临御之化，则天道可见，民气可调，阴阳卷舒，近而无惑，数之可数者，请遂言之。帝曰：太阳之政奈何？岐伯曰：辰戌之纪也。

太阳　太角　太阴　壬辰　壬戌　其运风，其化鸣紊启拆，其变振拉摧拔，其病眩掉目瞑。

太角初正　少徵　太宫　少商　太羽终

太阳　太徵　太阴　戊辰　戊戌同正徵。其运热，其化暄暑郁燠，其变炎烈沸腾，其病热郁。

太徵　少宫　太商　少羽终　少角初

太阳　太宫　太阴　甲辰岁会同天符　甲戌岁会同天符　其运阴埃，其化柔润重泽，其变震惊飘骤，其病湿下重。

太宫　少商　太羽终　太角初　少徵

太阳　太商　太阴　庚辰　庚戌　其运凉，其化雾露萧瑟，其变肃杀凋零，其病燥背瞀胸满。

太商　少羽终　太角初　太徵　少宫

太阳　太羽　太阴　丙辰天符　丙戌天符。其运寒，其化凝惨凓冽，其变冰雪霜雹，其病大寒留于溪谷。

太羽终　太角初　少徵　太宫　少商

凡此太阳司天之政，气化运行先天，天气肃，地气静，寒临太虚，阳气不令，水土合德，上应辰星镇星。其谷玄黅，其政肃，其令徐，寒政大举，泽无阳陷，则火发待时。少阳中治，时雨乃涯，止极雨散，还于太阴，云朝北极，湿化乃布，泽流万物，寒敷于上，雷动于下，寒湿之气，持于气交。民病寒湿，发肌肉萎，足痿不收，濡泻血溢。初之气，地气迁，气乃大温，草乃早荣，民乃厉，温病乃作，身热头痛呕吐，肌腠疮疡。二之气，大凉反至，民乃惨，草乃遇寒，火气遂抑，民病气郁中满，寒乃始。三之气，天政布，寒气行，雨乃降。民病寒，反热中，痈疽注下，心热瞀闷，不治者死。四之气，风湿交争，风化为雨，乃长乃化乃成。民病大热少气，肌肉萎足痿，注下赤白。五之气，阳复化，草乃长乃化乃成，民乃舒。终之气，地气正，湿令行，阴凝太虚，埃昏郊野，民乃惨凄，寒风以至，反者孕乃死。故岁宜苦以燥之温之，必折其郁气，先资其化源，抑其运气，扶其不胜，无使暴过而生其疾，食岁谷以全其真，避虚邪以安其正。适气同异，多少制之，同寒湿者燥热化，异寒湿者燥湿化，故同者多之，异者少之，用寒远寒，用凉远凉，用温远温，用热远热，食宜同法。有假者反常，反是者病，所谓时也。

帝曰：善。阳明之政奈何？岐伯曰：卯酉之纪也。

阳明　少角　少阴　清热胜复同，同正商。丁卯岁会　丁酉　其运风清热。

少角初正　太徵　少宫　太商　少羽终

阳明　少徵　少阴　寒雨胜复同，同正商。癸卯同岁会　癸酉同岁会　其运热寒雨。

少徵　太宫　少商　太羽终　太角初

阳明　少宫　少阴　风凉胜复同。己卯　己酉　其运雨风凉。

少宫　太商　少羽终　少角初　太徵

阳明　少商　少阴　热寒胜复同，同正商。己卯天符　己酉岁会，太一天符。其运凉热寒。

少商　太羽终　太角初　少徵　太宫

阳明　少羽　少阴　雨风胜复同，辛卯少宫同。辛酉　辛卯　其运寒雨风。

少羽终　少角初　太徵　少宫　太商

凡此阳明司天之政，气化运行后天，天气急，地气明，阳专其令，炎暑大行，物燥以坚，淳风乃治，风燥横运（一作“逆”），流于气交，多阳少阴，云趋雨府，湿化乃敷。燥极而泽，其谷白丹，间谷命太者，其耗白甲品羽，金火合德，上应太白荧惑。其政切，其令暴，蛰虫乃见，流水不冰，民病咳嗌塞，寒热发暴，振溧癃闷，清先而劲，毛虫乃死，热后而暴，介虫乃殃，其发躁，胜复之作，扰而大乱，清热之气，持于气交。初之气，地气迁，阴始凝，气始肃，水乃冰，寒雨化。其病中热胀，面目浮肿，善眠，鼽衄，嚏欠呕，小便黄赤，甚则淋。二之气，阳乃布，民乃舒，物乃生荣。厉大至，民善暴死。三之气，天政布，凉乃行，燥热交合，燥极而泽，民病寒热。四之气，寒雨降。病暴仆，振栗谵妄，少气嗌干引饮，及为心痛痈肿疮疡疟寒之疾，骨痿血便。五之气，春令反行，草乃生荣，民气和。终之气，阳气布，候反温，蛰虫来见，流水不冰，民乃康平，其病温。故食岁谷以安其气，食闲谷以去其邪，岁宜以咸以苦以辛，汗之清之散之，安其运气，无使受邪，折其郁气，资其化源。以寒热轻重少多其制，同热者多天化，同清者多地化，用凉远凉，用热远热，用寒远寒，用温远温，食宜同法。有假者反之，此其道也。反是者，乱天地之经，扰阴阳之纪也。

帝曰：善。少阳之政奈何？岐伯曰：寅申之纪也。

少阳　太角　厥阴　壬寅同天符　壬申同天符　其运风鼓，其化鸣紊启坼，其变振拉摧拔，其病掉眩支胁惊骇。

太角初正　少徵　太宫少商　太羽终

少阳　太徵　厥阴　戊寅　天符　戊申天符　其运暑，其化喧嚣郁燠，其变炎烈沸腾，其病上热郁血溢血泄心痛。

太徵　少宫　太商　少羽终　少角初

少阳　太宫　厥阴　甲寅　甲申　其运阴雨，其化柔润重泽，其变震惊飘骤，其病体重胕肿痞饮。

太宫　少商　太羽终　太角初少徵

少阳　太商　厥阴　庚寅庚申　同正商　其运凉，其化雾露清切，其变肃杀凋零，其病肩背胸中。

太商　少羽终　少角初　太徵　少宫

少阳　太羽　厥阴　丙寅　丙申　其运寒肃，其化凝惨凓冽，其变冰雪霜雹，其病寒浮肿。

太羽终　太角初　少徵　太宫　少商

凡此少阳司天之政，气化运行先天，天气正，地气扰，风乃暴举，木偃沙飞，炎火乃流，阴行阳化，雨乃时应，火木同德，上应荧惑岁星。其谷丹苍，其政严，其令扰。故风热参布，云物沸腾，太阴横流，寒乃时至，凉雨并起。民病寒中，外发疮疡，内为泄满。故圣人遇之，和而不争。往复之作，民病寒热疟泄，聋瞑呕吐，上怫肿色变。初之气，地气迁，风胜乃摇，寒乃去，候乃大温，草木早荣。寒来不杀，温病乃起，其病气怫于上，血溢目赤，咳逆头痛，血崩胁满，肤腠中疮。二之气，火反郁，白埃四起，云趋雨府，风不胜湿，雨乃零，民乃康。其病热郁于上，咳逆呕吐，疮发于中，胸嗌不利，头痛身热，昏愦脓疮。三之气，天政布，炎暑至，少阳临上，雨乃涯。民病热中，聋瞑血溢，脓疮咳呕，鼽衄渴嚏欠，喉痹目赤，善暴死。四之气，凉乃至，炎暑间化，白露降，民气和平，其病满身重。五之气，阳乃去，寒乃来，雨乃降，气门乃闭，刚木早凋，民避寒邪，君子周密。终之气，地气正，风乃至，万物反生，霿雾以行。其病关闭不禁，心痛，阳气不藏而咳。抑其运气，赞所不胜，必折其郁气，先取化源，暴过不生，苛疾不起。故岁宜咸辛宜酸，渗之泄之，渍之发之，观气寒温以调其过，同风热者多寒化，异风热者少寒化，用热远热，用温远温，用寒远寒，用凉远凉，食宜同法，此其道也。有假者反之，反是者病之阶也。

帝曰：善。太阴之政奈何？岐伯曰：丑未之纪也。

太阴　少角　太阳　清热胜复同，同正宫。丁丑　丁未　其运风清热。

少角初正　太徵　少宫　太商　少羽终

太阴　少徵　太阳　寒雨胜复同。癸丑　癸未　其运热寒雨。

少徵　太宫　少商　太羽终　太角

太阴　少宫　太阳　风清胜复同，同正宫。己丑太一天符　己未太一天符　其运雨风清。

少宫　太商　少羽终　少角初　太徵

太阴　少商　太阳　热寒胜复同。乙丑　乙未　其运凉热寒。

少商　太羽终　太角初　少徵　太宫

太阴　少羽　太阳　雨风胜复同，同正宫。辛丑同岁会　辛

未同岁会　其运寒雨风。

少羽终　少角初　太徵　少宫　太商

凡此太阴司天之政，气化运行后天，阴专其政，阳气退辟，大风时起，天气下降，地气上腾，原野昏霿，白埃四起，云奔南极，寒雨数至，物成于差夏。民病寒湿，腹满身䐜愤，胕肿，痞逆，寒厥拘急。湿寒合德，黄黑埃昏，流行气交，上应镇星辰星。其政肃，其令寂，其谷黅玄。故阴凝于上，寒积于下，寒水胜火，则为冰雹，阳光不治，杀气乃行。故有余宜高，不及宜下，有余宜晚，不及宜早，土之利，气之化也，民气亦从之，间谷命其太也。初之气，地气迁，寒乃去，春气正，风乃来，生布万物以荣，民气条舒，风湿相薄，雨乃后。民病血溢，筋络拘强，关节不利，身重筋痿；二之气，大火正，物承化，民乃和，其病温厉大行，远近咸若，湿蒸相薄，雨乃时降。三之气，天政布，湿气降，地气腾，雨乃时降，寒乃随之。感于寒湿，则民病身重胕肿，胸腹满。四之气，畏火临，溽蒸化，地气腾，天气否隔，寒风晓暮，蒸热相薄，草木凝烟，湿化不流，则白露阴布，以成秋令。民病腠理热，血暴溢疟，心腹满热胪胀，甚则胕肿。五之气，惨令已行，寒露下，霜乃早降，草木黄落，寒气及体，君子周密，民病皮腠。终之气，寒大举，湿大化，霜乃积，阴乃凝，水坚冰，阳光不治。感于寒，则病人关节禁固，腰脽痛，寒湿推于气交而为疾也。必折其郁气，而取化源，益其岁气，无使邪胜，食岁谷以全其真，食间谷以保其精。故岁宜以苦燥之温之，甚者发之泄之。不发不泄，则湿气外溢，肉溃皮拆而水血交流。必赞其阳火，令御其寒，从气异同，少多其判也，同寒者以热化，同湿者以燥化，异者少之，同者多之，用凉远凉，用寒远寒，用温远温，用热远热，食宜同法。假者反之，此其道也，反是者病也。

帝曰：善。少阴之政奈何？岐伯曰：子午之纪也。

少阴　太角　阳明　壬子　壬午　其运风鼓，其化鸣紊启拆，其变振拉摧拨，其病支满。

太角初正　少徵　太宫　少商　太羽终

少阴　太徵　阳明　戊子天符　戊午太一天符其运炎暑，其化暄曜郁燠，其变炎烈沸腾，其病上热血溢。

太徵　少宫　太商　少羽终　少角初

少阴　太宫　阳明　甲子　甲午　其运阴雨，其化柔润时雨，其变震惊飘骤，其病中满身重。

太宫　少商　太羽终　太角初　少徵

少阴　太商　阳明　庚子同天符　庚午同天符　同正商　其运凉劲，其化雾露萧瑟，其变肃杀凋零，其病下清。

太商　少羽终　少角初　太徵　少宫

少阴　太羽. 阳明　丙子岁会　丙午　其运寒，其化凝惨凓冽，其变冰雪霜雹，其病寒下。

太羽终　太角初　少徵　太宫　少商

凡此少阴司天之政，气化运行先天，地气肃，天气明，寒交暑，热加燥，云驰雨府，湿化乃行，时雨乃降，金火合德，上应荧惑太白。其政明，其令切，其谷丹白。水火寒热持于气交而为病始也，热病生于上，清病生于下，寒热凌犯而争于中，民病咳喘，血溢血泄鼽嚏，目赤眦疡，寒厥入胃，心痛腰痛，腹大嗌干肿上。初之气，地气迁，燥将去，寒乃始，蛰复藏，水乃冰，霜复降，风乃至，阳气郁，民反周密，关节禁固，腰脽痛，炎暑将起，中外疮疡。二之气，阳气布，风乃行，春气以正，万物应荣，寒气时至，民乃和。其病淋，目瞑目赤，气郁于上而热。三之气，天政布，大火行，庶类蕃鲜，寒气时至。民病气厥心痛，寒热更作，咳喘目赤。四之气，溽暑至，大雨时行，寒热互至。民病寒热，嗌干黄瘅，鼽衄饮发。五之气，畏火临，暑反至，阳乃化，万物乃生乃长荣，民乃康，其病温。终之气，燥令行，余火内格，肿于上，咳喘，甚则血溢。寒气数举，则霿雾翳，病生皮腠，内舍于胁，下连少腹而作寒中，地将易也。必抑其运气，资其岁胜，折其郁发，先取化源，无使暴过而生其病也。食岁谷以全真气，食间谷以辟虚邪。岁宜咸以耎之，而调其上，甚则以苦发之；以酸收之，而安其下，甚则以苦泄之。适气同异而多少之，同天气者以寒清化，同地气者以温热化，用热远热，用凉远凉，用温远温，用寒远寒，食宜同法。有假则反，此其道也，反是者病作矣。

帝曰：善。厥阴之政奈何？岐伯曰：巳亥之纪也。

厥阴　少角　少阳　清热胜复同，同正角。丁巳天符　丁亥天符　其运风清热。

少角初正　太徵　少宫　太商　少羽终

厥阴　少徵　少阳　寒雨胜复同。癸巳同岁会癸亥同岁会　其运热寒雨。

少徵　太宫　少商　太羽终　太角初

厥阴　少宫　少阳　风清胜复同，同正角。己巳　己亥　其运雨风清。

少宫　太商　少羽终　少角初　太徵

厥阴　少商　少阳　热寒胜复同，同正角。乙巳　乙亥　其运凉热寒。

少商　太羽终　太角初　少徵　太宫

厥阴　少羽　少阳　雨风胜复同。辛巳　辛亥其运寒雨风。

少羽终　少角初　太徵　少宫　太商

凡此厥阴司天之政，气化运行后天，诸同正岁，气化运行同天，天气扰，地气正，风生高远，炎热从之，云趋雨府，湿化乃行，风火同德，上应岁星荧惑。其政挠，其令速，其谷苍丹，间谷言太者，其耗文角品羽。风燥火热，胜复更作，蛰虫来见，流水不冰，热病行于下，风病行于上，风燥胜复形于中。初之气，寒始肃，杀气方至，民病寒于右之下。二之气，寒不去，华雪水冰，杀气施化，霜乃降，名草上焦，寒雨数至，阳复化，民病热于中。三之气，天政布，风乃时举，民病泣出耳鸣掉眩。四之气，溽暑湿热相薄，争于左之上，民病黄瘅而为胕肿。五之气，燥湿更胜，沉阴乃布，寒气及体，风雨乃行。终之气，畏火司令，阳乃大化，蛰虫出见，流水不冰，地气大发，草乃生，人乃舒，其病温厉。必折其郁气，资其化源，赞其运气，无使邪胜。岁宜以辛调上，以咸调下，畏火之气，无妄犯之。用温远温，用热远热，用凉远凉，用寒远寒，食宜同法。有假反常，此之道也，反是者病。

帝曰：善。夫子之守言可谓悉矣。然何以明其应乎？岐伯曰：昭乎哉问也！夫六气者，行有次，止有位，故常以正月朔日平旦视之，睹其位而知其所在矣。运有余，其至先，运不及，其至后，此天之道，气之常也。运非有余非不足，是谓正岁，其至当其时也。帝曰：胜复之气，其常在也。灾眚时至，候也奈何？岐伯曰：非气化者，是谓灾也。帝曰：天地之数，终始奈何？岐伯曰：悉乎哉问也！是明道也。数之始，起于上而终于下，岁半之前，天气主之，岁半之后，地气主之，上下交互，气交主之，岁纪毕矣。故曰：位明气月可知乎，所谓气也。帝曰：余司其事，则而行之，不合其数何也？岐伯曰：气用有多少，化治有盛衰，衰盛多少，同其化也。帝曰：愿闻同化何如？岐伯曰：风温春化同，热曛昏火夏化同，胜与复同，燥清烟露秋化同，云雨昏暝埃长夏化同，寒气霜雪冰冬化同，此天地五运六气之化，更用盛衰之常也。帝曰：五运行同天化者，命曰天符，余知之矣。愿闻同地化者何谓也？岐伯曰：太过而同天化者三，不及而同天化者亦三，太过而同地化者三，不及而同地化者亦三。此凡二十四岁也。帝曰：愿闻其所谓也。岐伯曰：甲辰甲戌太宫下加太阴，壬寅壬申太角下加厥阴，庚子庚午太商下加阳明，如是者三。癸巳癸亥少徵下加少阳，辛丑辛未少羽下加太阳，癸卯癸酉少徵下加少阴，如是者三。戊子戊午太徵上临少阴，戊寅戊申太徵上临少阳，丙辰丙戌太羽上临太阳，如是者三。丁巳丁亥少角上临厥阴，乙卯乙酉少商上临阳明，己丑己未少宫上临太阴，如是者三。除此二十四岁，则不加不临也。帝曰：加者何谓？岐伯曰：太过而加同天符，不及而加同岁会也。帝曰：临者何谓？岐伯曰：太过不及，皆曰天符，而变行有多少，病形有微甚，生死有早晏耳。帝曰：夫子言用寒远寒，用热远热，余未知其然也，愿闻何谓远？岐伯曰：热无犯热，寒无犯寒，从者和，逆者病，不可不敬畏而远之，所谓时兴六位也。帝曰：温凉何如？岐伯曰：司气以热，用热无犯，司气以寒，用寒无犯，司气以凉，用凉无犯，司气以温，用温无犯，间气同其主无犯，异其主则小犯之，是谓四畏，必谨察之。帝曰：善。其犯者何如？岐伯曰：天气反时，则可依时，及胜其主则可犯，以平为期，而不可过，是谓邪气反胜者。故曰：无失天信，无逆气宜，无翼其胜，无赞其复，是谓至治。

帝曰：善。五运气行主岁之纪，其有常数乎？岐伯曰：臣请次之。

甲子　甲午岁

上少阴火　中太宫土运　下阳明金　热化二，雨化五，燥化四，所谓正化日也。其化上咸寒，中苦热，下酸温，所谓药食宜也。

乙丑　乙未岁

上太阴土　中少商金运　下太阳水　热化寒化胜复同，所谓邪气化日也。灾七宫。湿化五，清化四，寒化六，所谓正化日也。其化上苦热，中酸和，下甘热，所谓药食宜也。

丙寅　丙申岁

上少阳相火　中太羽水运　下厥阴木　火化二，寒化六，风化三，所谓正化日也。其化上咸寒，中咸温，下辛凉，所谓药食宜也。

丁卯岁会　丁酉岁

上阳明金　中少角木运　下少阴火　清化热化胜复同，所谓邪气化日也。灾三宫。燥化九，风化三，热化七，所谓正化日也。其化上苦小温，中辛和，下咸寒，所谓药食宜也。

戊辰　戊戌岁

上太阳水　中太徵火运　下太阴土　寒化六，热化七，湿化五，所谓正化日也。其化上苦温，中甘和，下甘温，所谓药食宜也。

己巳　己亥岁

上厥阴木　中少宫土运　下少阳相火　风化清化胜复同，所谓邪气化日也。灾五宫。风化三，湿化五，火化七，所谓正化日也。其化上辛凉，中甘和，下咸寒，所谓药食宜也。

庚午同天符　庚子岁同天符

上少阴火　中太商金运　下阳明金　热化七，清化九，燥化九，所谓正化日也。其化上咸寒，中辛温，下酸温，所谓药食宜也。

辛未同岁会　辛丑岁同岁会

上太阴土　中少羽水运　下太阳水　雨化风化胜复同，所谓邪气化日也。灾一宫。雨化五，寒化一，所谓正化日也。其化上苦热，中苦和，下甘热，所谓药食宜也。

壬申同天符壬寅岁同天符

上少阳相火　中太角木运　下厥阴木　火化二，风化八，所谓正化日也。其化上咸寒，中酸和，下辛凉，所谓药食宜也。

癸酉同岁会　癸卯岁同岁会

上阳明金　中少徵火运　下少阴火　寒化雨化胜复同，所谓邪气化日也。灾九宫。燥化九，热化二，所谓正化日也。其化上苦小温，中咸温，下咸寒，所谓药食宜也。

甲戌岁会同天符　甲辰岁岁会同天符

上太阳水　中太宫土运　下太阴土　寒化六，湿化五，正化日也。其化上苦热，中苦温，下苦温，药食宜也。

乙亥　乙巳岁

上厥阴木，中少商金运，下少阳相火，热化寒化胜复同，邪气化日也。灾七宫。风化八，清化四，火化二，正化度也。其化上辛凉，中酸和，下咸寒，药食宜也。

丙子岁会　丙午岁

上少阴火　中太羽水运　下阳明金　热化二，寒化六，清化四，正化度也。其化上咸寒，中咸温，下酸温，药食宜也。

丁丑　丁未岁

上太阴土　中少角木运　下太阳水　清化热化胜复同，邪气化度也。灾三宫。雨化五，风化三，寒化一，正化度也。其化上苦温，中辛和，下甘热，药食宜也。

戊寅天符戊寅岁天符

上少阳相火　中太徵火运　下厥阴木　火化七，风化三，正化度也。其化上咸寒，中甘和，下辛凉，药食宜也。

己卯　己酉岁

上阳明金　中少宫土运　下少阴火　风化清化胜复同，邪气化度也。灾五宫。清化九，雨化五，热化七，正化度也。其化上苦小温，中甘和，下咸寒，药食宜也。

庚辰　庚戌岁　上太阳水　中太商金运　下太阴土　寒化一，清化九，雨化五，正化度也。其化上苦热，中辛温，下甘热，药食宜也。

辛巳　辛亥岁

上厥阴木　中少羽水运　下少阳相火　雨化风化胜复同，邪气化度也。灾一宫。风化三，寒化一，火化七，正化度也。其化上辛凉，中苦和，下咸寒，药食宜也。　壬午　壬子岁　上少阴火　中太角木运　下阳明金　热化二，风化八，清化四，正化度也。其化上咸寒，中酸和，下酸温，药食宜也。　癸未　癸丑岁　上太阴土　中少徵火运　下太阳水　寒化雨化胜复同，邪气化度也。灾九宫。雨化五，火化二，寒化一，正化度也。其化上苦温，中咸温，下甘热，药食宜也。

甲申　甲寅岁

上少阳相火　中太宫土运　下厥阴木　火化二，雨化五，风化八，正化度也。其化上咸寒，中咸和，下辛凉，药食宜也。

乙酉太一天符乙卯岁天符

上阳明金　中少商金运　下火阴火　热化寒化胜复同，邪气化度也。灾七宫。燥化四，清化四，热化二，正化度也。其化上苦小温，中酸和，下咸寒，药食宜也。

丙戌天符　丙辰岁天符

上太阳水　中太羽水运　下太阴土　寒化六，雨化五，正化度也。其化上苦热，中咸温，下甘热，药食宜也。

丁亥天符　丁巳岁天符

上厥阴木　中少角木运　下少阳相火　清化热化胜复同，邪气化度也。灾三宫。风化三，火化七，正化度也。其化上辛凉，中辛和，下咸寒，药食宜也。

戊子天符　戊午岁太一天符

上少阴火　中太徵火运　下阳明金　热化七，清化九，正化度也。其化上咸寒，中甘和，下酸温，药食宜也。

己丑太一天符　己未岁太一天符

上太阴土　中少宫土运　下太阳水　风化清化胜复同，邪气化度也。灾五宫。雨化五，寒化一，正化度也。其化上苦热，中甘和，下甘热，药食宜也。

庚寅　庚申岁

上少阳相火　中太商金运　下厥阴木　火化七，清化九，风化三，正化度也。其化上咸寒，中辛温，下辛凉，药食宜也。

辛卯　辛酉岁

上阳明金　中少羽水运　下少阴火　雨化风化胜复同，邪气化度也。灾一宫。清化九，寒化一，热化七，正化度也。其化上苦小温，中苦和，下咸寒，药食宜也。

壬辰　壬戌岁

上太阳水　中太角木运　下太阴土　寒化六，风化八，雨化五，正化度也。其化上苦温，中酸和，下甘温，药食宜也。

癸巳同岁会　癸亥岁同岁会

上厥阴木　中少徵火运　下少阳相火　寒化雨化胜复同，邪气化度也。灾九宫。风化八，火化二，正化度也。其化上辛凉，中咸温，下咸寒，药食宜也。

凡此定期之纪，胜复正化，皆有常数，不可不察。故知其要者，一言而终，不知其要，流散无穷，此之谓也。

帝曰：善。五运之气，亦复岁乎？岐伯曰：郁极乃发，待时而作者也。帝曰：请问其所谓也？岐伯曰：五常之气，太过不及，其发异也。帝曰：愿卒闻之。岐伯曰：太过者暴，不及者徐，暴者为病甚，徐者为病持。帝曰：太过不及，其数何如？岐伯曰：太过者其数成，不及者其数生，土常以生也。帝曰：其发也何如？岐伯曰：土郁之发，岩谷震惊，雷殷气交，埃昏黄黑，化为白气，飘骤高深，击石飞空，洪水乃从，川流漫衍，田牧土驹。化气乃敷，善为时雨，始生始长，始化始成。故民病心腹胀，肠鸣而为数后，甚则心痛胁䐜，呕吐霍乱，饮发注下，胕肿身重。云奔雨府，霞拥朝阳，山泽埃昏，其乃发也，以其四气。云横天山，浮游生灭，怫之先兆也。金郁之发，天洁地明，风清气切，大凉乃举，草树浮烟，燥气以行，霿雾数起，杀气来至，草木苍干，金乃有声。故民病咳逆，心胁满引少腹，善暴痛，不可反侧，嗌干面尘色恶。山泽焦枯，土凝霜卤，怫乃发也，其气五。夜零白露，林莽声凄，怫之兆也。水郁之发，阳气乃辟，阴气暴举，大寒乃至，川泽严凝，寒氛结为霜雪，甚则黄黑昏翳，流行气交，乃为霜杀，水乃见祥。故民病寒客心痛，腰脽痛，大关节不利，屈伸不便，善厥逆，痞坚腹满。阳光不治。空积沉阴，白埃昏暝，而乃发也，其气二火前后。太虚深玄，气犹麻散，微见而隐，色黑微黄，怫之先兆也。木郁之发，太虚埃昏，云物以扰，大风乃至，屋发折木，木有变。故民病胃脘当心而痛，上支两胁，膈咽不通，食饮不下，甚则耳鸣眩转，目不识人，善暴僵仆。太虚苍埃，天山一色，或为浊色，黄黑郁若，横云不起雨，而乃发也，其气无常。长川草偃，柔叶呈阴，松吟高山，虎啸岩岫，怫之先兆也。火郁之发，太虚曛(据下文“火发而曛昧”，及上文“热曛昏火夏化同”，当作“曛。《五运行大论》南方生热王注作“昏”)翳，大明不彰，炎火行，大暑至，山泽燔燎，材木流津，广厦腾烟，土浮霜卤，止水乃减，蔓草焦黄，风行惑言，湿化乃后。故民病少气，疮疡痈肿，胁腹胸背，面首四肢，䐜愤胪胀，疡痱呕逆，瘛疭骨痛，节乃有动，注下温疟，腹中暴痛，血溢流注，精液乃少，目赤心热，甚则瞀闷懊憹，善暴死。

刻终大温，汗濡玄府，其乃发也，其气四。动复则静，阳极反阴，湿令乃化乃成。华发水凝，山川冰雪，焰阳午泽，怫之先兆也。有怫之应而后报也，皆观其极而乃发也，木发无时，水随火也。谨候其时，病可与期，失时反岁，五气不行，生化收藏，政无恒也。帝曰：水发而雹雪，土发而飘骤，木发而毁折，金发而清明，火发而曛昧，何气使然？岐伯曰：气有多少，发有微甚，微者当其气，甚者兼其下，征其下气而见可知也。帝曰：善。五气之发，不当位者何也？岐伯曰：命其差。帝曰：差有数乎？岐伯曰：后皆三十度而有奇也。帝曰：气至而先后者何？岐伯曰：运太过则其至先，运不及则其至后，此候之常也。帝曰：当时而至者何也？岐伯曰：非太过非不及，则至当时，非是者眚也。帝曰：善。气有非时而化者何也？岐伯曰：太过者当其时，不及者归其己胜也。帝曰：四时之气，至有早晏高下左右，其候何如？岐伯曰：行有逆顺，至有迟速，故太过者化先天，不及者化后天。帝曰：愿闻其行何谓也？岐伯曰：春气西行，夏气北行，秋气东行，冬气南行。故春气始于下，秋气始于上，夏气始于中，冬气始于标。春气始于左，秋气始于右，冬气始于后，夏气始于前。此四时正化之常。故至高之地，冬气常在，至下之地，春气常在，必谨察之。帝曰：善。

黄帝问曰：五运六气之应见，六化之正，六变之纪何如？岐伯对曰：夫六气正纪，有化有变，有胜有复，有用有病，不同其候，帝欲何乎？帝曰：愿尽闻之。岐伯曰：请遂言之。夫气之所至也，厥阴所至为和平，少阴所至为暄，太阴所至为埃溽，少阳所至为炎暑，阳明所至为清劲，太阳所至为寒氛，时化之常也。厥阴所至为风府为璺启，少阴所至为火府为舒荣，太阴所至为雨府为员盈，少阳所至为热府为行出，阳明所至为司杀府为庚苍，太阳所至为寒府为归藏，司化之常也。厥阴所至为生为风摇，少阴所至为荣为形见，太阴所至为化为云雨，少阳所至为长为蕃鲜，阳明所至为收为雾露，太阳所至为藏为周密，气化之常也。厥阴所至为风生，终为肃；少阴所至为热生，中为寒；太阴所至为湿生，终为注雨；少阳所至为火生，终为蒸溽；阳明所至为燥生，终为凉；太阳所至为寒生，中为温。德化之常也。厥阴所至为毛化，少阴所至为翮化，太阴所至为倮化，少阳所至为羽化，阳明所至为介化，太阳所至为鳞化，德化之常也。厥阴所至为生化，少阴所至为荣化，太阴所至为濡化，少阳所至为茂化，阳明所至为坚化，太阳所至为藏化，布政之常也。厥阴所至为飘怒大凉，少阴所至为大暄寒，太阴所至为雷霆骤注烈风，少阳所至为飘风燔燎霜凝，阳明所至为散落温，太阳所至为寒雪冰雹白埃，气变之常也。厥阴所至为挠动为迎随，少阴所至为高明焰为曛，太阴所至为沉阴为白埃为晦暝，少阳所至为光显为彤云为曛，阳明所至为烟埃为霜为劲切为凄鸣，太阳所至为刚固为坚芒为立，令行之常也。厥阴所至为里急，少阴所至为疡胗身热，太阴所至为积饮否隔，少阳所至为嚏呕为疮疡，阳明所至为浮虚，太阳所至为屈伸不利，病之常也。厥阴所至为支痛，少阴所至为惊惑恶寒战栗谵妄，太阴所至为稸满，少阳所至为惊躁瞀昧暴病，阳明所至为鼽尻阴股膝髀腨骺足病，太阳所至为腰痛，病之常也。厥阴所至为软戾，少阴所至为悲妄衄蔑，太阴所至为中满霍乱吐下，少阳所至为喉痹耳鸣呕涌，阳明所至为皴揭，太阳所至为寝汗痉，病之常也。厥阴所至为胁痛呕泄，少阴所至为语笑，太阴所至为重胕肿，少阳所至为暴注、瞤瘛、暴死，阳明所至为鼽嚏，太阳所至为流泄禁止，病之常也。凡此十二变者，报德以德，报化以化，报政以政，报令以令，气高则高，气下则下，气后则后，气前则前，气中则中，气外则外，位之常也。故风胜则动，热胜则肿，燥胜则干，寒胜则浮，湿胜则濡泄，甚则水闭胕肿，随气所在，以言其变耳。帝曰：愿闻其用也。岐伯曰：夫六气之用，各归不胜而为化，故太阴雨化，施于太阳；太阳寒化，施于少阴；少阴热化，施于阳明；阳明燥化，施于厥阴；厥阴风化，施于太阴。各命其所在以征之也。帝曰：自得其位何如？岐伯曰：自得其位，常化也。帝曰：愿闻所在也。

岐伯曰：命其位而方月可知也。

帝曰：六位之气盈虚何如？岐伯曰：太少异也，太者之至徐而常，少者暴而亡。帝曰：天地之气，盈虚何如？岐伯曰：天气不足，地气随之，地气不足，天气从之，运居其中而常先也。恶所不胜，归所同和，随运归从而生其病也。故上胜则天气降而下，下胜则地气迁而上，胜多少而差其分，微者小差，甚者大差，甚则位易气交，易则大变生而病作矣。《大要》曰：甚纪五分，微纪七分，其差可见。此之谓也。帝曰：善。《论》言热无犯热，寒无犯寒。余欲不远寒，不远热奈何？岐伯曰：悉乎哉问也！发表不远热，攻里不远寒。帝曰：不发不攻而犯寒犯热何如？岐伯曰：寒热内贼，其病益甚。帝曰：愿闻无病者何如？岐伯曰：无者生之，有者甚之。帝曰：生者何如？岐伯曰：不远热则热至，不远寒则寒至，寒至则坚否腹满，痛急下利之病生矣，热至则身热，吐下霍乱，痈疽疮疡，瞀郁注下，瞤瘛肿胀，呕鼽衄头痛，骨节变肉痛，血溢血泄，淋闷之病生矣。帝曰：治之奈何？岐伯曰：时必顺之，犯者治以胜也。黄帝问曰：妇人重身，毒之何如？岐伯曰：有故无殒，亦无殒也。帝曰：愿闻其故何谓也？岐伯曰：大积大聚，其可犯也，衰其大半而止，过者死。帝曰：善。郁之甚者治之奈何？岐伯曰：木郁达之，火郁发之，土郁夺之，金郁泄之，水郁折之，然调其气，过者折之，以其畏也，所谓泻之。帝曰：假者何如？岐伯曰：有假其气，则无禁也。所谓主气不足，客气胜也。帝曰：至哉圣人之道！天地大化运行之节，临御之纪，阴阳之政，寒暑之令，非夫子孰能通之！请藏之灵兰之室，署曰《六元正纪》，非斋戒不敢示，慎传也。

素问·至真要大论篇第七十四

黄帝问曰：五气交合，盈虚更作，余知之矣。六气分治，司天地者，其至何如？岐伯再拜对曰：明乎哉问也！天地之大纪，人神之通应也。帝曰：愿闻上合昭昭，下合冥冥奈何？岐伯曰：此道之所主，工之所疑也。帝曰：愿闻其道也。岐伯曰：厥阴司天，其化以风；少阴司天，其化以热；太阴司天，其化以湿；少阳司天，其化以火；阳明司天，其化以燥；太阳司天，其化以寒。以所临脏位，命其病者也。帝曰：地化奈何？岐伯曰：司天同候，间气皆然。帝曰：间气何谓？岐伯曰：司左右者，是谓间气也。帝曰：何以异之？岐伯曰：主岁者纪岁，间气者纪步也。帝曰：善。岁主奈何？岐伯曰：厥阴司天为风化，在泉为酸化，司气为苍化，间气为动化。少阴司天为热化，在泉为苦化，不司气化，居气为灼化。太阴司天为湿化，在泉为甘化，司气为黅化，间气为柔化。少阳司天为火化，在泉为苦化，司气为丹化，间气为明化。阳明司天为燥化，在泉为辛化，司气为素化，间气为清化。太阳司天为寒化，在泉为咸化，司气为玄化，间气为藏化。故治病者，必明六化分治，五味五色所生，五脏所宜，乃可以言盈虚病生之绪也。帝曰：厥阴在泉而酸化先，余知之矣。风化之行也何如？岐伯曰：风行于地，所谓本也，余气同法。本乎天者，天之气也，本乎地者，地之气也，天地合气，六节分而万物化生矣。故曰：谨候气宜，无失病机。此之谓也。帝曰：其主病何如？岐伯曰：司岁备物，则无遗主矣。帝曰：司岁物何也？岐伯曰：天地之专精也。帝曰：司气者何如？岐伯曰：司气者主岁同，然有余不足也。帝曰：非司岁物何谓也？岐伯曰：散也，故质同而异等也，气味有薄厚，性用有躁静，治保有多少，力化有浅深，此之谓也。帝曰：岁主脏害何谓？岐伯曰：以所不胜命之，则其要也。帝曰：治之奈何？岐伯曰：上淫于下，所胜平之，外淫于内，所胜治之。帝曰：善。平气何如？岐伯曰：谨察阴阳所在而调之，以平为期，正者正治，反者反治。帝曰：夫子言察阴阳所在而调之，《论》言人迎与寸口相应，若引绳小大齐等，命曰平，阴之所在寸口何如？岐伯曰：视岁南北，可知之矣。帝曰：愿卒闻之。岐伯曰：北政之岁，少阴在泉，则寸口不应；厥阴在泉，则右不应；太阴在泉，则左不应。南政之岁，少阴司天，则寸口不应；厥阴司天，则右不应；太阴司天，则左不应。诸不应者，反其诊则见矣。帝曰：尺候何如？岐伯曰：北政之岁，三阴在下，则寸不应；三阴在上，则尺不应。南政之岁，三阴在天，则寸不应；三阴在泉，则尺不应。左右同。故曰：知其要者，一言而终，不知其要，流散无穷。此之谓也。

帝曰：善。天地之气，内淫而病何如？岐伯曰：岁厥阴在泉，风淫所胜，则地气不明，平野昧，草乃早秀。民病洒洒振寒，善伸数欠，心痛支满，两胁里急，饮食不下，膈咽不通，食则呕，腹胀善噫，得后与气，则快然如衰，身体皆重。岁少阴在泉，热淫所胜，则焰浮川泽，阴处反明。民病腹中常鸣，气上冲胸，喘不能久立，寒热皮肤痛，目瞑齿痛𩓐肿，恶寒发热如疟，少腹中痛腹大，蛰虫不藏。岁太阴在泉，草乃早荣，湿淫所胜，则埃昏岩谷，黄反见黑，至阴之交。民病饮积，心痛，耳聋浑浑焞焞，嗌肿喉痹，阴病血见，少腹痛肿，不得小便，病冲头痛，目似脱，项似拔，腰似折，髀不可以回，腘如结，腨如别。岁少阳在泉，火淫所胜，则焰明郊野，寒热更至。民病注泄赤白，少腹痛溺赤，甚则血便。少阴同候。岁阳明在泉，燥淫所胜，则霿雾清瞑。民病喜呕，呕有苦，善太息，心胁痛不能反侧，甚则嗌干面尘，身无膏泽，足外反热。岁太阳在泉，寒淫所胜，则凝肃惨栗。民病少腹控睾，引腰脊，上冲心痛，血见，嗌痛颔肿。帝曰：善。治之奈何？岐伯曰：诸气在泉，风淫于内，治以辛凉，佐以苦甘，以甘缓之，以辛散之。热淫于内，治以咸寒，佐以甘苦，以酸收之，以苦发之。湿淫于内，治以苦热，佐以酸淡，以苦燥之，以淡泄之。火淫于内，治以咸冷，佐以苦辛，以酸收之，以苦发之。燥淫于内，治以苦温，佐以甘辛，以苦下之。寒淫于内，治以甘热，佐以苦辛，以咸泻之，以辛润之，以苦坚之。帝曰：善。天气之变何如？岐伯曰：厥阴司天，风淫所胜，则太虚埃昏，云物以扰，寒生春气，流水不冰。民病胃脘当心而痛，上支两胁，膈咽不通，饮食不下，舌本强，食则呕，冷泄腹胀，溏泄瘕水闭，蛰虫不去，病本于脾。冲阳绝，死不治。少阴司天，热淫所胜，怫热至，火行其政。民病胸中烦热，嗌干，右胠满，皮肤痛，寒热咳喘，大雨且至，唾血血泄，鼽衄嚏呕，溺色变，甚则疮疡胕肿，肩背臂臑及缺盆中痛，心痛肺䐜，腹大满，膨膨而喘咳，病本于肺。尺泽绝，死不治。太阴司天，湿淫所胜，则沉阴且布，雨变枯槁，胕肿骨痛阴痹，阴痹者按之不得，腰脊头项痛，时眩，大便难，阴气不用，饥不欲食，咳唾则有血，心如悬，病本于肾。太溪绝，死不治。少阳司天，火淫所胜，则温气流行，金政不平。民病头痛，发热恶寒而疟，热上皮肤痛，色变黄赤，传而为水，身面胕肿，腹满仰息，泄注赤白，疮疡咳唾血，烦心胸中热，甚则鼽衄，病本于肺。天府绝，死不治。阳明司天，燥淫所胜，大凉革候，则木乃晚荣，草乃晚生，名木敛，生菀于下，草焦上首，筋骨内变，民病左胠胁痛，寒清于中，感而疟，咳，腹中鸣，注泄鹜溏，心胁暴痛，不可反侧，嗌干面尘腰痛，丈夫㿗疝，妇人少腹痛，目昧眦疡，疮疡痤痈，蛰虫来见，病本于肝。太冲绝，死不治。太阳司天，寒淫所胜，则寒气反至，水且冰，运火炎烈，雨暴乃雹，血变于中，发为痈疡，民病厥心痛，呕血血泄鼽衄，善悲时眩仆。胸腹满，手热肘挛腋肿，心澹澹大动，胸胁胃脘不安，面赤目黄，善噫嗌干，甚则色炲，渴而欲饮，病本于心。神门绝，死不治。所谓动气，知其脏也。帝曰：善。治之奈何？岐伯曰：司天之气，风淫所胜，平以辛凉，佐以苦甘，以甘缓之，以酸泻之。热淫所胜，平以咸寒，佐以苦甘，以酸收之。湿淫所胜，平以苦热，佐以酸辛，以苦燥之，以淡泄之。湿上甚而热，治以苦温，佐以甘辛，以汗为故而止。火淫所胜，平以咸冷，佐以苦甘，以酸收之，以苦发之，以酸复之，热淫同。燥淫所胜，平以苦湿，佐以酸辛，以苦下之。寒淫所胜，平以辛热，佐以甘苦，以咸泻之。帝曰：善。邪气反胜，治之奈何？岐伯曰：风司于地，清反胜之，治以酸温，佐以苦甘，以辛平之。热司于地，寒反胜之，治以甘热，佐以苦辛，以咸平之。湿司于地，热反胜之，治以苦冷，佐以咸甘，以苦平之。火司于地，寒反胜之，治以甘热，佐以苦辛，以咸平之。燥司于地，热反胜之，治以平寒，佐以苦甘，以酸平之，以和为制。寒司于地，热反胜之，治以咸冷，佐以甘辛，以苦平之。帝曰：其司天邪胜何如？岐伯曰：风化于天，清反胜之，治以酸温，佐以甘苦。热化于天，寒反胜之，治以甘温，佐以苦酸辛。湿化于天，热反胜之，治以苦寒；佐以苦酸。火化于天，寒反胜之，治以甘热，佐以苦辛。燥化于天，热反胜之，治以辛寒，佐以苦甘。寒化于天，热反胜之，治以咸冷，佐以苦辛。

帝曰：六气相胜奈何？岐伯曰：厥阴之胜，耳鸣头眩，愦愦欲吐，胃膈如寒？大风数举，倮虫不滋，胠胁气并，化而为热，小便黄赤，胃脘当心而痛，上支两胁，肠鸣飧泄，少腹痛，注下赤白，甚则呕吐，膈咽不通。少阴之胜，心下热善饥，脐下反动，气游三焦，炎暑至，木乃津，草乃萎，呕逆躁烦，腹满痛溏泄，传为赤沃。太阴之胜，火气内郁，疮疡于中，流散于外，病在胠胁，甚则心痛热格，头痛喉痹项强，独胜则湿气内郁，寒迫下焦，痛留顶，互引眉间，胃满，雨数至，鳞见于陆，燥化乃见，少腹满，腰脽重强，内不便，善注泄，足下温，头重足胫胕肿，饮发于中，胕肿于上。少阳之胜，热客于胃，烦心心痛，目赤欲呕，呕酸善饥，耳痛溺赤，善惊谵妄，暴热消烁，草萎水涸，介虫乃屈，少腹痛，下沃赤白。阳明之胜，清发于中，左胠胁痛溏泄，内为嗌塞，外发㿗疝，大凉肃杀，华英改容，毛虫乃殃，胸中不便，嗌塞而咳。太阳之胜，凝栗且至，非时水冰，羽乃后化，痔疟发，寒厥入胃，则内生心痛，阴中乃疡，隐曲不利，互引阴股，筋肉拘苛，血脉凝泣，络满色变，或为血泄，皮肤否肿，腹满食减，热反上行，头项囟顶脑户中痛，目如脱，寒人下焦，传为濡泻。帝曰：治之奈何？岐伯曰：厥阴之胜，治以甘清，佐以苦辛，以酸泻之。少阴之胜，治以辛寒，佐以苦咸，以甘泻之。太阴之胜，治以咸热，佐以辛甘，以苦泻之。少阳之胜，治以辛寒，佐以甘咸，以甘泻之。阳明之胜，治以酸温，佐以辛甘，以苦泄之。太阳之胜，治以苦热，佐以辛酸，以咸泻之。帝曰：六气之复何如？岐伯曰：悉乎哉问也！厥阴之复，少腹坚满，里急暴痛，偃木飞沙，倮虫不荣，厥心痛，汗发呕吐，饮食不入，入而复出，筋骨繇并，掉眩清厥，甚则入脾，食痹而吐。冲阳绝，死不治。少阴之复，燠热内作，烦燥鼽嚏，少腹绞痛，火见燔焫，嗌燥，分注时止，气动于左，上行于右，咳，皮肤痛，暴喑心痛，郁冒不知人，乃洒淅恶寒，振栗谵妄，寒已而热，渴而欲饮，少气骨痿，隔肠不便，外为浮肿哕噫，赤气后化，流水不冰，热气大行，介虫不复，病疿胗疮疡，痈疽痤痔，甚则入肺，咳而鼻渊。天府绝，死不治。太阴之复，湿变乃举，体重中满，食饮不化，阴气上厥，胸中不便，饮发于中，咳喘有声，大雨时行，鳞见于陆，头项痛重，而掉瘛尤甚，呕而密默，唾吐清液，甚则入肾，窍泻无度。太溪绝，死不治。少阳之复，大热将至，枯燥燔焫，介虫乃耗，惊瘛咳衄，心热烦躁，便数憎风，厥气上行，面如浮埃，目乃瞤瘛，火气内发，上为口糜呕逆，血溢血泄，发而为疟，恶寒鼓栗，寒极反热，嗌络焦槁，渴引水浆，色变黄赤，少气脉萎，化而为水，传为胕肿，甚则入肺，咳而血泄。尺泽绝，死不治。阳明之复，清气大举，森木苍干，毛虫乃厉，病生胠胁，气归于左，善太息，甚则心痛否满，腹胀而泄，呕苦咳哕烦心，病在膈中头痛，甚则入肝，惊骇筋挛。太冲绝，死不治。太阳之复，厥气上行，水凝雨冰，羽虫乃死，心胃生寒，胸膈不利，心痛否满，头痛善悲，时眩仆，食减，腰脽反痛，屈伸不便，地裂冰坚，阳光不治，少腹控睾，引腰脊，上冲心，唾出清水，及为哕噫，甚则入心，善忘善悲。神门绝，死不治。帝曰：善，治之奈何？岐伯曰：厥阴之复，治以酸寒，佐以甘辛，以酸泻之，以甘缓之。少阴之复，治以咸寒，佐以苦辛，以甘泻之，以酸收之，辛苦发之，以咸耎之。太阴之复，治以苦热，佐以酸辛，以苦泻之，燥之，泄之。少阳之复，治以咸冷，佐以苦辛，以咸耎之，以酸收之，辛苦发之。发不远热，无犯温凉，少阴同法。阳明之复，治以辛温，佐以苦甘，以苦泄之，以苦下之，以酸补之。太阳之复，治以咸热，佐以甘辛，以苦坚之。治诸胜复，寒者热之，热者寒之，温者清之，清者温之，散者收之，抑者散之，燥者润之，急者缓之，坚者耎之，脆者坚之，衰者补之，强者泻之，各安其气，必清必静，则病气衰去，归其所宗，此治之大体也。

帝曰：善。气之上下何谓也？岐伯曰：身半以上，其气三矣，天之分也，天气主之。身半以下，其气三矣，地之分也，地气主之。以名命气，以气命处，而言其病。半，所谓天枢也。故上胜而下俱病者，以地名之。下胜而上俱病者，以天名之。所谓胜至，报气屈伏而未发也。复至则不以天地异名，皆如复气为法也。帝曰：胜复之动，时有常乎？气有必乎？岐伯曰：时有常位，而气无必也。帝曰：愿闻其道也。岐伯曰：初气终三气，天气主之，胜之常也。四气尽终气，地气主之，复之常也。有胜则复，无胜则否。帝曰：善。复已而胜何如？岐伯曰：胜至则复，无常数也，衰乃止耳。复已而胜，不复则害，此伤生也。帝曰：复而反病何也？岐伯曰：居非其位，不相得也。大复其胜则主胜之，故反病也，所谓火燥热也。帝曰：治之何如？岐伯曰：夫气之胜也，微者随之，甚者制之。气之复也，和者平之，暴者夺之。皆随胜气，安其屈伏，无问其数，以平为期，此其道也。帝曰：善。客主之胜复奈何？岐伯曰：客主之气，胜而无复也。帝曰：其逆从何如？岐伯曰：主胜逆，客胜从，天之道也。帝曰：其生病何如？岐伯曰：厥阴司天，客胜则耳鸣掉眩，甚则咳；主胜则胸胁痛，舌难以言。少阴司天，客胜则鼽嚏颈项强，肩背瞀热，头痛少气，发热耳聋目瞑，甚则胕肿血溢，疮疡咳喘；主胜则心热烦躁，甚则胁痛支满。太阴司天，客胜则首面胕肿，呼吸气喘；主胜则胸腹满，食已而瞀。少阳司天，客胜则丹胗外发，及为丹熛疮疡，呕逆喉痹，头痛嗌肿，耳聋血溢，内为瘛疭；主胜则胸满咳仰息，甚而有血，手热。阳明司天，清复内余，则咳衄嗌塞，心膈中热，咳不止而白血出者死。太阳司天，客胜则胸中不利，出清涕，感寒则咳；主胜则喉嗌中鸣。厥阴在泉，客胜则大关节不利，内为痉强拘瘛，外为不便；主胜则筋骨繇并，腰腹时痛。少阴在泉，客胜则腰痛，尻股膝髀腨骱足病，瞀热以酸，胕肿不能久立，溲便变；主胜则厥气上行，心痛发热，膈中众痹皆作，发于胠胁，魄汗不藏，四逆而起。太阴在泉，客胜则足痿下重，便溲不时，湿客下焦，发而濡泻，及为肿隐曲之疾；主胜则寒气逆满，食饮不下，甚则为疝。少阳在泉，客胜则腰腹痛而反恶寒，甚则下白溺白；主胜则热反上行而客于心，心痛发热，格中而呕。少阴同候。阳明在泉，客胜则清气动下，少腹坚满而数便泻；主胜则腰重腹痛，少腹生寒，下为鹜溏，则寒厥于肠，上冲胸中，甚则喘不能久立。太阳在泉，寒复内余，则腰尻痛，屈伸不利，股胫足膝中痛。帝曰：善。治之奈何？岐伯曰：高者抑之，下者举之，有余折之，不足补之，佐以所利，和以所宜，必安其主客，适其寒温，同者逆之，异者从之。帝曰：治寒以热，治热以寒，气相得者逆之，不相得者从之，余以知之矣。其于正味何如？岐伯曰：木位之主，其泻以酸，其补以辛。火位之主，其泻以甘，其补以咸。土位之主，其泻以苦，其补以甘。金位之主，其泻以辛，其补以酸。水位之主，其泻以咸，其补以苦。厥阴之客，以辛补之，以酸泻之，以甘缓之。少阴之客，以咸补之，以甘泻之，以酸收之。太阴之客，以甘补之，以苦泻之，以甘缓之。少阳之客，以咸补之，以甘泻之，以咸耎之。阳明之客，以酸补之，以辛泻之，以苦泄之。太阳之客，以苦补之，以咸泻之，以苦坚之，以辛润之。开发腠理，致津液通气也。帝曰：善。愿闻阴阳之三也何谓？岐伯曰：气有多少，异用也。帝曰：阳明何谓也？岐伯曰：两阳合明也。帝曰：厥阴何也？岐伯曰：两阴交尽也。

帝曰：气有多少，病有盛衰。治有缓急，方有大小，愿闻其约奈何？岐伯曰：气有高下，病有远近，证有中外，治有轻重，适其至所为故也。《大要》曰：君一臣二，奇之制也；君二臣四，偶之制也；君二臣三，奇之制也；君二臣六，偶之制也。故曰：近者奇之，远者偶之，汗者不以奇，下者不以偶，补上治上制以缓，补下治下制以急，急则气味厚，缓则气味薄，适其至所，此之谓也。病所远而中道气味“乏”者，食而过之，无越其制度也。是故平气之道，近而奇偶，制小其服也。远而奇偶，制大其服也。大则数少，小则数多。多则九之，少则二之。奇之不去则偶之，是谓重方。偶之不去，则反佐以取之，所谓寒热温凉，反从其病也。帝曰：善。病生于本，余知之矣。生于标者，治之奈何？岐伯曰：病反其本，得标之病，治反其本，得标之方。帝曰：善。六气之胜，何以候之？岐伯曰：乘其至也，清气大来，燥之胜也，风木受邪，肝病生焉。热气大来，火之胜也，金燥受邪，肺病生焉。寒气大来，水之胜也，火热受邪，心病生焉。湿气大来，土之胜也。寒水受邪，肾病生焉。风气大来，木之胜也，土湿受邪，脾病生焉。所谓感邪而生病也。乘年之虚，则邪甚也。失时之和，亦邪甚也。遇月之空，亦邪甚也。重感于邪，则病危矣。有胜之气，其必来复也。帝曰：其脉至何如？岐伯曰：厥阴之至其脉弦，少阴之至其脉钩，太阴之至其脉沉，少阳之至大而浮，阳明之至短而涩，太阳之至大而长。至而和则平，至而甚则病，至而反者病，至而不至者病，未至而至者病，阴阳易者危。

帝曰：六气标本，所从不同奈何？岐伯曰：气有从本者，有从标本者，有不从标本者也。帝曰：愿卒闻之。岐伯曰：少阳太阴从本，少阴太阳从本从标，阳明厥阴，不从标本从乎中也。故从本者化生于本，从标本者有标本之化，从中者以中气为化也。帝曰：脉从而病反者，其诊何如？岐伯曰：脉至而从，按之不鼓，诸阳皆然。帝曰：诸阴之反，其脉何如？岐伯曰：脉至而从，按之鼓甚而盛也。是故百病之起，有生于本者，有生于标者，有生于中气者，有取本而得者，有取标而得者，有取中气而得者，有取标本而得者，有逆取而得者，有从取而得者。逆，正顺也。若顺，逆也。故曰：知标与本，用之不殆，明知逆顺，正行无问。此之谓也。不知是者，不足以言诊，足以乱经。故《大要》曰：粗工嘻嘻，以为可知，言热未已，寒病复始，同气异形，迷诊乱经。此之谓也。夫标本之道，要而博，小而大，可以言一而知百病之害，言标与本，易而勿损，察本与标，气可令调，明知胜复，为万民式，天之道毕矣。帝曰：胜复之变，早晏何如？岐伯曰：夫所胜者，胜至已病，病已愠愠，而复已萌也。夫所复者，胜尽而起，得位而甚，胜有微甚，复有少多，胜和而和，胜虚而虚，天之常也。帝曰：胜复之作，动不当位，或后时而至，其故何也？岐伯曰：夫气之生，与其化(上三字《六元正经大论》王注作“化，与其”，文义似胜)衰盛异也。寒暑温凉盛衰之用，其在四维。故阳之动，始于温，盛于暑；阴之动，始于清，盛于寒。春夏秋冬，各差其分。故《大要》曰：彼春之暖，为夏之暑，彼秋之忿，为冬之怒，谨按四维，斥候皆归，其终可见，其始可知。此之谓也。帝曰：差有数乎？岐伯曰：又凡三十度也。帝曰：其脉应皆何如？岐伯曰：差同正法，待时而去也。《脉要》曰：春不沉，夏不弦，冬不涩，秋不数，是谓四塞。沉甚曰病，弦甚曰病，涩甚曰病，数甚曰病，参见曰病，复见曰病。未去而去曰病，去而不去曰病，反者死。故曰：气之相守司也，如权衡之不得相失也。夫阴阳之气，清静则生化治，动则苛疾起，此之谓也。帝曰：幽明何如？岐伯曰：两阴交尽故曰幽，两阳合明故曰明，幽明之配，寒暑之异也。帝曰：分至何如？岐伯曰：气至之谓至，气分之谓分，至则气同，分则气异，所谓天地之正经也。帝曰：夫子言春秋气始于前，冬夏气始于后，余已知之矣。然六气往复，主岁不常也，其补泻奈何？岐伯曰：上下所主，随其攸利，正其味，则其要也，左右同法。《大要》曰：少阳之主，先甘后咸；阳明之主，先辛后酸；太阳之主，先咸后苦；厥阴之主，先酸后辛；少阴之主，先甘后咸；太阴之主，先苦后甘。佐以所利，资以所生，是谓得气。

帝曰：善。夫百病之生也，皆生于风寒暑湿燥火，以之化之变也。经言盛者泻之，虚者补之，余锡以方士，而方士用之尚未能十全，余欲令要道必行，桴鼓相应，犹拔刺雪污，工巧神圣，可得闻乎？岐伯曰：审察病机，无失气宜，此之谓也。帝曰：愿闻病机何如？岐伯曰：诸风掉眩，皆属于肝。诸寒收引，皆属于肾。诸气膹郁，皆属于肺。诸湿肿满，皆属于脾。诸热瞀瘛，皆属于火。诸痛痒疮，皆属于心。诸厥固泄，皆属于下。诸痿喘呕，皆属于上。诸禁鼓栗，如丧神守，皆属于火。诸痉项强，皆属于湿。诸逆冲上，皆属于火。诸胀腹大，皆属于热。诸躁狂越，皆属于火。诸暴强直，皆属于风。诸病有声，鼓之如鼓，皆属于热。诸病胕肿疼酸惊骇，皆属于火。诸转反戾，水液浑浊，皆属于热。诸病水液，澄澈清冷，皆属于寒。诸呕吐酸，暴注下迫，皆属于热。故《大要》曰：谨守病机，各司其属，有者求之，无者求之，盛者责之，虚者责之，必先五胜，疏其血气，令其调达，而致和平。此之谓也。帝曰：善。五味阴阳之用何如？岐伯曰：辛甘发散为阳，酸苦涌泄为阴，咸味涌泄为阴，淡味渗泄为阳。六者或收或散，或缓或急，或燥或润，或耎或坚，以所利而行之，调其气使其平也。帝曰：非调气而得者，治之奈何？有毒无毒，何先何后？愿闻其道。岐伯曰：有毒无毒，所治为主，适大小为制也。帝曰：请言其制。岐伯曰：君一臣二，制之小也；君一臣三佐五，制之中也；君一臣三佐九，制之大也。寒者热之，热者寒之，微者逆之，甚者从之，坚者削之，客者除之，劳者温之，结者散之，留者攻之，燥者濡之，急者缓之，散者收之，损者温之，逸者行之，惊者平之，上之下之，摩之浴之，薄之劫之，开之发之，适事为故。帝曰：何谓逆从？岐伯曰：逆者正治，从者反治，从少从多，观其事也。帝曰：反治何谓？岐伯曰：热因寒用，寒因热用，塞因塞用，通因通用，必伏其所主，而先其所因，其始则同，其终则异，可使破积，可使溃坚，可使气和，可使必已。帝曰：善。气调而得者何如？岐伯曰：逆之从之，逆而从之，从而逆之，疏气令调，则其道也。帝曰：善。病之中外何如？岐伯曰：从内之外者，调其内；从外之内者，治其外；从内之外而盛于外者，先调其内而后治其外；从外之内而盛于内者，先治其外而后调其内；中外不相及，则治主病。帝曰：善。火热复，恶寒发热，有如疟状，或一日发，或间数日发，其故何也？岐伯曰：胜复之气，会遇之时，有多少也。阴气多而阳气少，则其发日远；阳气多面阴气少，则其发日近。此胜复相薄，盛衰之节，疟亦同法。帝曰：《论》言治寒以热，治热以寒，而方士不能废绳墨而更其道也。有病热者寒之而热，有病寒者热之而寒，二者皆在，新病复起，奈何治？岐伯曰：诸寒之而热者取之阴，热之而寒者取之阳，所谓求其属也。帝曰：善。服寒而反热，服热而反寒，其故何也？岐伯曰：治其王气，是以反也。帝曰：不治王而然者何也？岐伯曰：悉乎哉问也！不治五味属也。夫五味入胃，各归所喜，故酸先入肝，苦先入心，甘先入脾，辛先入肺，咸先入肾，久而增气，物化之常也。气增而久，夭之由也。帝曰：善。方制君臣何谓也？岐伯曰：主病之谓君，佐君之谓臣，应臣之谓使，非上下三品之谓也。帝曰：三品何谓？岐伯曰：所以明善恶之殊贯也。帝曰：善。病之中外何如？岐伯曰：调气之方，必别阴阳，定其中外，各守其乡，内者内治，外者外治，微者调之，其次平之，盛者夺之，汗之下之，寒热温凉，衰之以属，随其攸利，谨道如法，万举万全，气血正平，长有天命。帝曰：善。

灵枢·九针十二原第一

黄帝问于岐伯曰：余子万民，养百姓，而收其租税。余哀其不给，而属有疾病。余欲勿使被毒药，无用砭石，欲以微针通其经脉，调其血气，营其逆顺出入之会。令可传于后世，必明为之法。令终而不灭，久而不绝，易用难忘，为之经纪。异其篇章，别其表里，为之终始。令各有形，先立针经。愿闻其情。

岐伯答曰：臣请推而次之，令有纲纪，始于一，终于九焉。请言其道。小针之要，易陈而难入，粗守形，上守神，神乎，神客在门，未睹其疾，恶知其原？刺之微，在速迟，粗守关，上守机，机之动，不离其空，空中之机，清静而微，其来不可逢，其往不可追。知机之道者，不可挂以发，不知机道，叩之不发，知其往来，要与之期，粗之暗乎，妙哉工独有之。往者为逆，来者为顺，明知逆顺，正行无问。逆而夺之，恶得无虚，追而济之，恶得无实，迎之随之，以意和之，针道毕矣。

凡用针者，虚则实之，满则泄之，宛陈则除之，邪胜则虚之，《大要》曰：徐而疾则实，疾而徐则虚。言实与虚，若有若无，察后与先，若存若亡，为虚与实，若得若失。虚实之要，九针最妙，补泻之时，以针为之。泻曰必持内之，放而出之，排阳得针，邪气得泄，按而引针，是谓内温，血不得散，气不得出也。补曰随之，随之意，若妄之，若行若按，如蚊虻止，如留如还，去如弦绝，令左属右，其气故止，外门已闭，中气乃实，必无留血，急取诛之。持针之道，坚者为宝，正指直刺，无针左右，神在秋毫，属意病者，审视血脉，刺之无殆。方刺之时，必在悬阳，及与两衡，神属勿去，知病存亡。血脉者，在腧横居，视之独澄，切之独坚。

九针之名，各不同形：一曰镵针，长一寸六分；二曰员针，长一寸六分；三曰鍉针，长三寸半；四曰锋针，长一寸六分；五曰铍针，长四寸，广二分半；六曰员利针，长一寸六分；七曰毫针，长三寸六分；八曰长针，长七寸；九曰大针，长四寸。镵针者，头大末锐，去泻阳气；员针者，针如卵形，揩摩分间，不得伤肌肉，以泻分气；鍉针者，锋如黍粟之锐，主按脉勿陷，以致其气；锋针者，刃三隅，以发痼疾；铍针者，末如剑锋，以取大脓；员利针者，尖如氂，且员且锐，中身微大，以取暴气；毫针者，尖如蚊虻喙，静以徐往，微以久留之而养，以取痛痹；长针者，锋利身薄，可以取远痹；大针者，尖如梃，其锋微员，以泻机关之水也。九针毕矣。

夫气之在脉也，邪气在上，浊气在中，清气在下。故针陷脉则邪气出，针中脉则浊气出，针太深则邪气反沉，病益甚。故曰：皮肉筋脉，各有所处，病各有所宜，各不同形，各以任其所宜，无实实，无虚虚，损不足而益有余，是谓甚病，病益甚。取五脉者死，取三脉者恇；夺阴者死，夺阳者狂，针害毕矣。刺之而气不至，无问其数；刺之而气至，乃去之，勿复针。针各有所宜，各不同形，各任其所为。刺之要，气至而有效，效之信，若风之吹云，明乎若见苍天，刺之道毕矣。

黄帝曰：愿闻五脏六腑所出之处。岐伯曰：五脏五腧，五五二十五腧；六腑六腧，六六三十六腧。经脉十二，络脉十五，凡二十七气以上下，所出为井，所溜为荥，所注为输，所行为经，所入为合，二十七气所行，皆在五腧也。节之交，三百六十五会，知其要者，一言而终，不知其要，流散无穷，所言节者，神气之所游行出入也，非皮肉筋骨也。

睹其色，察其目，知其散复。一其形，听其动静，知其邪正。右主推之，左持而御之，气至而去之。

凡将用针，必先诊脉，视气之剧易，乃可以治也。五脏之气已绝于内，而用针者反实其外，是谓重竭，重竭必死，其死也静，治之者，辄反其气，取腋与膺；五脏之气已绝于外，而用针者反实其内，是谓逆厥，逆厥则必死，其死也躁，治之者，反取四末。刺之害中而不去，则精泄；不中而去，则致气。精泄则病甚而恇。致气则生为痈疡。

五脏有六腑，六腑有十二原，十二原出于四关，四关主治五脏，五脏有疾，当取之十二原，十二原者，五脏之所以禀三百六十五节气味也。五脏有疾也，应出十二原，而原各有所出，明知其原，睹其应，而知五脏之害矣。

阳中之少阴，肺也，其原出于太渊，太渊二。阳中之太阳，心也，其原出于大陵，大陵二。阴中之少阳，肝也，其原出于太冲，太冲二。阴中之至阴，脾也，其原出于太白，太白二。

阴中之太阴，肾也，其原出于太溪，太溪二。膏之原，出于鸠尾，鸠尾一，肓之原，出于脖胦，脖胦一。凡此十二原者，主治五脏六腑之有疾者也。胀取三阳，飧泄取三阴。

今夫五脏之有疾也，譬犹刺也，犹污也，犹结也，犹闭也。刺虽久，犹可拔也；污虽久，犹可雪也；结虽久，犹可解也；闭虽久，犹可决也。或言久疾之不可取者，非其说也。夫善用针者，取其疾也，犹拔刺也，犹雪污也，犹解结也，犹决闭也，疾虽久，犹可毕也。言不可治者，未得其术也。

刺诸热者，如以手探汤，刺寒清者，如人不欲行。阴有阳疾者，取之下陵三里，正往无殆，气下乃止，不下复始也。疾高而内者，取之阴之陵泉；疾高而外者，取之阳之陵泉也。

灵枢·本输第二

黄帝问于岐伯曰：凡刺之道，必通十二经脉之所终始，络脉之所别处，五输之所留止，六腑之所与合，四时之所出入，五脏之所溜处，阔数之度，浅深之状，高下所至。愿闻其解。

岐伯曰：请言其次也。肺出于少商，少商者，手大指端内侧也，为井木；溜于鱼际，鱼际者，手鱼也，为荥；注于太渊，太渊，鱼后一寸陷者中也，为输；行于经渠，经渠，寸口中也，动而不居，为经；入于尺泽，尺泽，肘中之动脉也，为合。手太阴经也。

心出于中冲，中冲，手中指之端也，为井木；溜于劳宫，劳宫，掌中中指本节之内间也，为荥；注于大陵，大陵，掌后两骨之间方下者也，为输；行于间使，间使之道，两筋之间，三寸之中也，有过则至，无过则止，为经；入于曲泽，曲泽，肘内廉下陷者之中也，屈而得之，为合。手太阴经也。

肝出于大敦，大敦者，足大指之端，及三毛之中也，为井木；溜于行间，行间，足大指间也，为荥；注于太冲，太冲，行间上二寸陷者之中也，为输；行于中封，中封，内踝之前一寸半，陷者之中，使逆则宛，使和则通，摇足而得之，为经；入于曲泉，曲泉，辅骨之下，大筋之上也，屈膝而得之，为合。足厥阴经也。

脾出于隐白，隐白者，足大指之端内侧也，为井木；溜于大都，大都，本节之后下陷者之中也，为荥；注于太白，太白，核骨之下也，为输；行于商丘，商丘，内踝之下，陷者之中也，为经；入于阴之陵泉，阴之陵泉，辅骨之下，陷者之中也，伸而得之，为合。足太阴也。

肾出于涌泉，涌泉者，足心也，为井木；溜于然谷，然谷，然骨之下者也，为荥；注于太溪，太溪，内踝之后，跟骨之上，陷者中也，为输；行于复溜，复溜，上内踝二寸，动而不休，为经；入于阴谷，阴谷，辅骨之后，大筋之下，小筋之上也，按之应手，屈膝而得之，为合。足少阴经也。

膀胱出于至阴，至阴者，足小指之端也，为井金；溜于通谷，通谷，本节之前外侧也，为荥；注于束骨，束骨，本节之后陷者中也，为输；过于京骨，京骨，足外侧大骨之下，为原；行于昆仑，昆仑，在外踝之后，跟骨之上，为经；入于委中，委中，腘中央，为合，委而取之，足太阳经也。

胆出于窍阴，窍阴者，足小指次指之端也，为井金；溜于侠溪，侠溪，足小指次指之间也，为荥；注于临泣，临泣，上行一寸半陷者中也，为输；过于丘墟，丘墟，外踝之前下，陷者中也，为原；行于阳辅，阳辅，外踝之上，辅骨之前，及绝骨之端也，为经；入于阳之陵泉，阳之陵泉在膝外陷者中也，为合，伸而得之，足少阳经也。

胃出于厉兑，厉兑者，足大指内次指之端也，为井金；溜于内庭，内庭，次指外间也，为荥；注于陷谷，陷谷者，上中指内间，上行二寸陷者中也，为输；过于冲阳，冲阳，足跗上五寸陷者中也，为原，摇足而得之；行于解溪，解溪上冲阳一寸半陷者中也，为经；入于下陵，下陵，膝下三寸，胻骨外三里也，为合；复下三里三寸为巨虚上廉，复下上廉三寸，为巨虚下廉也，大肠属上，小肠属下，足阳明胃脉也，大肠小肠皆属于胃，是足阳明经也。

三焦者，上合手少阳，出于关冲，关冲者，手小指次指之端也，为井金；溜于液门，液门，小指次指之间也，为荥；注于中渚，中渚，本节之后陷者中也，为输；过于阳池，阳池，在腕上陷者之中也，为原；行于支沟，支沟，上腕三寸，两骨之间陷者中也，为经；入于天井，天井，在肘外大骨之上陷者中也，为合，屈肘乃得之；三焦下腧，在于足太阳之前，少阳之后，出于腘中外廉，名曰委阳，是太阳络也。手少阳经也。三焦者，足少阳太阴（一本作阳）之所将，太阳之别也，上踝五寸，别人贯腨肠，出于委阳，并太阳之正，入络膀胱，约下焦，实则闭癃，虚则遗溺，遗溺则补之，闭癃则泻之。

小肠者，上合手太阳，出于少泽，少泽，小指之端也，为井金；溜于前谷，前谷，在手外廉本节前陷者中也，为荥；注于后溪，后溪者，在手外侧本节之后也，为输；过于腕骨，腕骨，在手外侧腕骨之前，为原；行于阳谷，阳谷，在锐骨之下陷者中也，为经；入于小海，小海，在肘内大骨之外，去肘端半寸陷者中也，伸臂而得之，为合，手太阳经也。

大肠上合手阳明，出于商阳，商阳，大指次指之端也，为井金；溜于本节之前二间，为荥；注于本节之后三间，为输；过于合谷，合谷在大指歧骨之间，为原；行于阳溪，阳溪，在两筋间陷者中也，为经；入于曲池，曲池在肘外辅骨陷者中，屈臂而得之，为合。手阳明经也。

是谓五脏六腑之腧，五五二十五腧，六六三十六腧也。六腑皆出足之三阳，上合于手者也。

缺盆之中，任脉也，名曰天突。一次任脉侧之动脉，足阳明也，名曰人迎；二次脉手阳明也，名曰扶突；三次脉手太阳也，名曰天窗；四次脉足少阳也，名曰天容；五次脉手少阳也，名曰天牖；六次脉足太阳也，名曰天柱；七次脉项中央之脉，督脉也，名曰风府。腋内动脉，手太阴也，名曰天府。腋下三寸，手心主也，名曰天池。

刺上关者，呿不能欠，刺下关者，欠不能呿；刺犊鼻者，屈不能伸；刺两关者，伸不能屈。

足阳明，挟喉之动脉也，其腧在膺中；手阳明，次在其腧外，不至曲颊一寸。手太阳当曲颊。足少阳在耳下曲颊之后；手少阳出耳后，上加完骨之上；足太阳挟项大筋之中发际。

阴尺动脉在五里，五腧之禁也。

肺合大肠，大肠者，传道之腑；心合小肠，小肠者，受盛之腑；肝合胆，胆者，中精之腑；脾合胃，胃者，五谷之腑；肾合膀胱，膀胱者，津液之腑也。少阴属肾，肾上连肺，故将两脏。三焦者，中渎之腑也，水道出焉，属膀胱，是孤之腑也。是六腑之所与合者。

春取络脉诸荥大经分肉之间，甚者深取之，间者浅取之；夏取诸输孙络肌肉皮肤之上；秋取诸合，余如春法。冬取诸井诸俞之分，欲深而留之。此四时之序，气之所处，病之所舍，针之所宜。转筋者，立而取之，可令遂已。痿厥者。张而刺之，可令立快也。

灵枢·邪气脏腑病形第四

黄帝问于岐伯曰：邪气之中人也奈何？岐伯答曰：邪气之中人高也。黄帝曰：高下有度乎？岐伯曰：身半已上者，邪中之也；身半已下者，湿中之也。故曰：邪之中人也，无有恒常，中于阴则溜于腑；中于阳则溜于经。

黄帝曰：阴之与阳也，异名同类，上下相会，经络之相贯，如环无端。邪之中人，或中于阴，或中于阳，上下左右，无有恒常，其故何也？岐伯曰：诸阳之会，皆在于面。人之方乘虚时，及新用力，若饮食汗出腠理开，而中于邪。中于面则下阳明，中于项则下太阳，中于颊则下少阳，其中于膺背两胁亦中其经。

黄帝曰：其中于阴奈何？岐伯答曰：中于阴者，常从臂胻始。夫臂与胻，其阴皮薄，其肉淖泽，故俱受于风，独伤其阴。黄帝曰：此故伤其脏乎？岐伯答曰：身之中于风也，不必动脏，故邪入于阴经，则其脏气实，邪气入而不能客，故还之于腑。故中阳则溜于经，中阴则溜于腑。

黄帝曰：邪之中人脏奈何？岐伯日：愁忧恐惧则伤心，形寒寒饮则伤肺，以其两寒相感，中外皆伤，故气逆而上行。有所堕坠，恶血留内，若有所大怒，气上而不下，积于胁下，则伤肝。有所击仆，若醉入房，汗出当风，则伤脾。有所用力举重，若入房过度，汗出浴水，则伤肾。黄帝曰：五脏之中风奈何？岐伯曰：阴阳俱感，邪乃得住。黄帝曰：善哉。

黄帝问于歧伯曰：首面与身形也，属骨连筋，同血合气耳。天寒则裂地凌冰，其卒寒，或手足懈惰，然而其面不衣，何也？

岐伯答曰：十二经脉，三百六十五络，其血气皆上于面而走空窍，其精阳气上走于目而为睛，其别气走于耳而为听，其宗气上出于鼻而为臭，其浊气出于胃，走唇舌而为味。其气之津液皆上熏于面，而皮又厚，其肉坚，故天气甚寒不能胜之也。

黄帝曰：邪之中人，其病形何如？岐伯曰：虚邪之中身也，洒淅动形；正邪之中人也微，先见于色，不知于身，若有若无，若亡若存，有形无形，莫知其情。黄帝曰：善哉。

黄帝问于岐伯曰：余闻之，见其色，知其病，命曰明。按其脉，知其病，命曰神。问其病，知其处，命曰工。余愿闻见而知之，按而得之，问而极之，为之奈何？岐伯答曰：夫色脉与尺之相应也，如桴鼓影响之相应也，不得相失也，此亦本末根叶之出候也，故根死则叶枯矣。色脉形肉不得相失也，故知一则为工，知二则为神，知三则神且明矣。

黄帝曰：愿卒闻之。岐伯答曰：色青者，其脉弦也；赤者，其脉钩也；黄者，其脉代也；白者，其脉毛；黑者，其脉石。见其色而不得其脉，反得其相胜之脉，则死矣；得其相生之脉，则病已矣。

黄帝问于岐伯曰：五脏之所生，变化之病形何如？岐伯答曰：先定其五色五脉之应，其病乃可别也。黄帝曰：色脉已定，别之奈何？岐伯曰：调其脉之缓、急、小、大、滑、涩，而病变定矣。

黄帝曰：调之奈何？岐伯答曰：脉急者，尺之皮肤亦急；脉缓者，尺之皮肤亦缓；脉小者，尺之皮肤亦减而少气；脉大者，尺之皮肤亦贲而起；脉滑者，尺之皮肤亦滑；脉涩者，尺之皮肤亦涩。凡此六变者，有微有甚。故善调尺者，不待于寸，善调脉者，不待于色。能参合而行之者，可以为上工，上工十全九；行二者，为中工，中工十全七，行一者，为下工，下工十全六。

黄帝曰：请问脉之缓、急、小、大、滑、涩之病形何如？岐伯曰：臣请言五脏之病变也。心脉急甚者为瘛疭；微急为心痛引背，食不下。缓甚为狂笑；微缓为伏梁，在心下，上下行，时唾血。大甚为喉吤；微大为心痹引背，善泪出。小甚为善哕，微小为消瘅。滑甚为善渴；微滑为心疝引脐，小腹鸣。涩甚为喑；微涩为血溢，维厥，耳鸣，颠疾。

肺脉急甚为癫疾；微急为肺寒热，怠惰，咳唾血，引腰背胸，若鼻息肉不通。缓甚为多汗；微缓为痿瘘，偏风，头以下汗出不可止。大甚为胫肿；微大为肺痹引胸背，起恶日光，小甚为泄，微小为消瘅。滑甚为息贲上气，微滑为上下出血。涩甚为呕血；微涩为鼠瘘，在颈支腋之间，下不胜其上，其应善酸矣。

肝脉急甚者为恶言；微急为肥气，在胁下若覆杯。缓甚为善呕；微缓为水瘕痹也。大甚为内痈，善呕衄；微大为肝痹，阴缩，咳引小腹。小甚为多饮；微小为消瘅。滑甚为㿗疝；微滑为遗溺。涩甚为溢饮；微涩为瘈挛筋痹。

脾脉急甚为瘛疭；微急为膈中，食饮入而还出，后沃沫。缓甚为痿厥；微缓为风痿，四肢不用，心慧然若无病。大甚为击仆；微大为痞气，腹裹大脓血，在肠胃之外。小甚为寒热；

微小为消瘅。滑甚为㿗癃；微滑为虫毒蛕蝎腹热。涩甚为肠㿗；微涩为内溃，多下脓血。

肾脉急甚为骨癫疾；微急为沉厥奔豚，足不收，不得前后。缓甚为折脊；微缓为洞，洞者，食不化，下嗌还出。大甚为阴痿；微大为石水，起脐以下至小腹腄腄然，上至胃脘，死不治。小甚为洞泄；微小为消瘅。滑甚为癃㿗，微滑为骨痿，坐不能起，起则目无所见。涩甚为大痈；微涩为不月沉痔。

黄帝曰：病之六变者，刺之奈何？岐伯答曰：诸急者多寒；缓者多热；大者多气少血；小者血气皆少；滑者阳气盛，微有热；涩者多血少气，微有寒。是故刺急者，深内而久留之。刺缓者，浅内而疾发针，以去其热，刺大者，微泻其气，无出其血。刺滑者，疾发针而浅内之，以泻其阳气而去其热。刺涩者，必中其脉，随其逆顺而久留之，必先按而循之，已发针，疾按其痏，无令其血出，以和其脉。诸小者，阴阳形气俱不足，勿取以针，而调以甘药也。

黄帝曰：余闻五脏六腑之气，荥输所入为合，令何道从入，入安连过，愿闻其故？岐伯答曰：此阳脉之别入于内，属于腑者也。黄帝曰：荥输与合，各有名乎？岐伯答曰：荥输治外经，合治内腑。黄帝曰：治内腑奈何？岐伯曰：取之于合。黄帝曰：合各有名乎？岐伯答曰：胃合入于三里；大肠合入于巨虚上廉；小肠合入于巨虚下廉；三焦合入于委阳；膀胱合入于委中央；胆合入于阳陵泉。黄帝曰：取之奈何？岐伯答曰：取之三里者，低跗：取之巨虚者，举足；取之委阳者，屈伸而索之；委中者，屈而取之；阳陵泉者，正竖膝予之齐，下至委阳之阳取之；取诸外经者，揄申而从之。

黄帝曰：愿闻六腑之病？岐伯答曰：面热者，足阳明病；鱼络血者，手阳明病；两跗之上脉坚若陷者，足阳明病，此胃脉也。

大肠病者，肠中切痛，而鸣濯濯，冬日重感于寒即泄，当脐而痛，不能久立，与胃同候，取巨虚上廉。

胃病者，腹䐜胀，胃脘当心而痛，上支两胁，膈咽不通，食饮不下，取之三里也。

小肠病者，小腹痛，腰脊控睾而痛，时窘之后，当耳前热，若寒甚，若独肩上热甚，及手小指次指之间热，若脉陷者，此其候也。手太阳病也，取之巨虚下廉。

三焦病者，腹胀气满，小腹尤坚，不得小便，窘急，溢则为水，留即为胀，候在足太阳之外大络，大络在太阳、少阳之间，赤见于脉，取委阳。

膀胱病者，小腹偏肿而痛，以手按之，即欲小便而不得，肩上热若脉陷，及足小指外廉及胫踝后皆热若脉陷，取委中央。

胆病者，善太息，口苦，呕宿汁，心下澹澹，恐人将捕之，嗌中吤吤然，数唾，在足少阳之本末，亦视其脉之陷下者，灸之，其寒热者取阳陵泉。

黄帝曰：刺之有道乎？岐伯答曰：刺此者，必中气穴，无中肉节。中气穴则针游于巷，中肉节即皮肤痛，补泻反则病益笃。中筋则筋缓，邪气不出，与其真相搏，乱而不去，反还内著。用针不审，以顺为逆也。

灵枢·根结第五

岐伯曰：天地相感，寒暖相移，阴阳之道，孰少孰多，阴道偶，阳道奇。发于春夏，阴气少，阳气多，阴阳不调，何补何泻？发于秋冬，阳气少，阴气多，阴气盛而阳气衰，故茎叶枯槁，湿雨下归，阴阳相移，何泻何补？奇邪离经，不可胜数，不知根结，五脏六腑，折关败枢，开阖而走，阴阳大失，不可复取。九针之玄，要在终始；故能知终始，一言而毕，不知终始，针道咸绝。

太阳根于至阴，结于命门。命门者，目也。阳明根于厉兑，结于颡大。颡大者，钳耳也。少阳根于窍阴，结于窗笼。窗笼者，耳中也。太阳为关，阳明为阖，少阳为枢，故关折则肉节渎而暴病起矣，故暴病者取之太阳，视有余不足，渎者皮肉宛膲而弱也。阖折则气无所止息而痿疾起矣，故痿疾者取之阳明，视有余不足，无所止息者，真气稽留，邪气居之也，枢折即骨繇而不安于地，故骨繇者取之少阳，视有余不足，骨繇者节缓而不收也，所谓骨繇者，摇也，当穷其本也。

太阴根于隐白，结于太仓。少阴根于涌泉，结于廉泉。厥阴根于大敦，结于玉英，络于膻中。太阴为关，厥阴为阖，少阳为枢。故关折则仓廪无所输膈洞，膈洞者取之太阴，视有余不足，故关折者气不足而生病也，阖折即气绝而喜悲，悲者取之厥阴，视有余不足。枢折则脉有所结而不通，不通者，取之少阴，视有余不足，有结者皆取之。

足太阳根于至阴，溜于京骨，注于昆仑，入于天柱、飞扬也。足少阳根于窍阴，溜于丘墟，注于阳辅，入于天容、光明也。足阳明根于厉兑，溜于冲阳，注于下陵，入于人迎、丰隆也。手太阳根于少泽，溜于阳谷，注于小海，入于天窗、支正也。手少阳根于关冲，溜于阳池，注于支沟，入于天牖、外关也。手阳明根于商阳，溜于合谷，注于阳谿，入于扶突、偏历也。此所谓十二经者，盛络皆当取之。

一日一夜五十营，以营五脏之精，不应数者，名曰狂生。所谓五十营者，五脏皆受气，持其脉口，数其至也。五十动而不一代者，五脏皆受气；四十动一代者，一脏无气；三十动一代者，二脏无气；二十动一代者，三脏无气；十动一代者，四脏无气，不满十动一代者，五脏无气，予之短期，要在终始，所谓五十动而不一代者，以为常也。以知五脏之期，予之短期者，乍数乍疏也。

黄帝曰：逆顺五体者，言人骨节之小大，肉之坚脆，皮之厚薄，血之清浊，气之滑涩，脉之长短，血之多少，经络之数，余已知之矣，此皆布衣匹夫之士也。夫王公大人，血食之君，身体柔脆，肌肉软弱，血气慓悍滑利，其刺之徐疾，浅深多少，可得同之乎？岐伯答曰：膏梁菽藿之味，何可同也？气滑即出疾，气涩则出迟，气悍则针小而入浅，气涩则针大而入深，深则欲留，浅则欲疾。以此观之，刺布衣者，深以留之，刺大人者，微以徐之，此皆因气慓悍滑利也。

黄帝曰：形气之逆顺奈何？岐伯曰：形气不足，病气有余，是邪胜也，急泻之。形气有余，病气不足，急补之。形气不足，病气不足，此阴阳气俱不足也，不可刺之，刺之则重不足，重不足则阴阳俱竭，血气皆尽，五脏空虚，筋骨髓枯，老者绝灭，壮者不复矣。形气有余，病气有余，此谓阴阳俱有余也，急泻其邪，调其虚实。故曰：有余者泻之，不足者补之，此之谓也。

故曰：刺不知逆顺，真邪相搏。满而补之，则阴阳四溢，肠胃充郭，肝肺内䐜，阴阳相错。虚而泻之，则经脉空虚，血气竭枯，肠胃㒰辟，皮肤薄者，毛腠夭膲，予之死期。故曰用针之要，在于知，调阴与阳，调阴与阳，精气乃光，合形与气，使神内藏。故曰上工平气，中工乱脉，下工绝气危生。故曰下工不可不慎也。必审五脏变化之病，五脉之应，经络之实虚，皮肤之柔粗，而后取之也。

灵枢·本神第八

黄帝问于岐伯曰：凡刺之法，先必本于神。血、脉、营、气、精神，此五脏之所藏也，至其淫泆离脏则精失，魂魄飞扬，志意恍乱，智虑去身者，何因而然乎？天之罪与？人之过乎？何谓德、气、生、精、神、魂、魄、心、意、志、思、智、虑？请问其故。

岐伯答曰：天之在我者德也，地之在我者气也，德流气薄而生者也，故生之来谓之精，两精相搏谓之神，随神往来者谓之魂，并精而出入者谓之魄，所以任物者谓之心，心有所忆谓之意，意之所存谓之志，因志而存变谓之思，因思而远慕谓之虑，因虑而处物谓之智。故智者之养生也，必顺四时而适寒暑，和喜怒而安居处，节阴阳而调刚柔，如是则僻邪不至，长生久视。

是故怵惕思虑者则伤神，神伤则恐惧流淫而不止。因悲哀动中者，竭绝而失生，喜乐者，神惮散而不藏，愁忧者，气闭塞而不行，盛怒者，迷惑而不治，恐惧者，神荡惮而不收。

心怵惕思虑则伤神，神伤则恐惧自失，破䐃脱肉，毛悴色夭，死于冬。脾愁忧而不解则伤意，意伤则悗乱，四肢不举，毛悴色夭，死于春。肝悲哀动中则伤魂，魂伤则狂妄不精，不精则不正当，人阴缩而挛筋，两胁骨不举，毛悴色夭，死于秋。肺喜乐无极则伤魄，魄伤则狂，狂者意不存人，皮革焦，毛悴色夭，死于夏。肾盛怒而不止则伤志，志伤则喜忘其前言，腰脊不可以俯仰屈伸，毛悴色夭，死于季夏。

恐惧而不解则伤精，精伤则骨酸痿厥，精时自下。是故五脏主藏精者也，不可伤，伤则失守而阴虚，阴虚则无气，无气则死矣。是故用针者，察观病人之态，以知精神魂魄之存亡得失之意，五者以伤，针不可以治之也。

肝藏血，血舍魂，肝气虚则恐，实则怒。脾藏营，营舍意，脾气虚则四肢不用，五脏不安，实则腹胀，经溲不利。心藏脉，脉舍神，心气虚则悲，实则笑不休。肺藏气，气舍魄，肺气虚则鼻塞不利少气，实则喘喝胸盈仰息。肾藏精，精舍志，肾气虚则厥，实则胀，五脏不安。必审五脏之病形，以知其气之虚实，谨而调之也。

灵枢·经脉第十

雷公问于黄帝曰：禁服之言，凡刺之理，经脉为始，营其所行，知其度量，内次五脏，外别六腑，愿尽闻其道。黄帝曰：人始生，先成精，精成而脑髓生，骨为干，脉为营，筋为刚，肉为墙，皮肤坚而毛发长，谷入于胃，脉道以通，血气乃行。雷公曰：愿卒闻经脉之始生。黄帝曰：经脉者，所以能决死生，处百病，调虚实，不可不通。

肺手太阴之脉，起于中焦，下络大肠，还循胃口，上膈属肺，从肺系横出腋下，下循臑内，行少阴心主之前，下肘中，循臂内上骨下廉，入寸口，上鱼，循鱼际，出大指之端；其支者，从腕后直出次指内廉，出其端。是动则病肺胀满，膨膨而喘咳，缺盆中痛，甚则交两手而瞀，此为臂厥。是主肺所生病者，咳，上气喘渴，烦心胸满，臑臂内前廉痛厥，掌中热。气盛有余，则肩背痛，风寒汗出中风，小便数而欠。气虚则肩背痛寒，少气不足以息，溺色变。为此诸病，盛则泻之，虚则补之，热则疾之，寒则留之，陷下则灸之，不盛不虚，以经取之。盛者寸口大三倍于人迎，虚者则寸口反小于人迎也。

大肠手阳明之脉，起于大指次指之端，循指上廉，出合谷两骨之间，上入两筋之中，循臂上廉，入肘外廉，上臑外前廉，上肩，出髃骨之前廉，上出于柱骨之会上，下入缺盆络肺，下膈属大肠；其支者，从缺盆上颈贯颊，入下齿中，还出夹口，交人中，左之右，右之左，上夹鼻孔。是动则病齿痛颈肿。是主津所生病者，目黄口干，鼽衄，喉痹，肩前臑痛，大指次指痛不用。气有余则当脉所过者热肿，虚则寒栗不复。为此诸病，盛则泻之，虚则补之，热则疾之，寒则留之，陷下则灸之，不盛不虚，以经取之。盛者人迎大三倍于寸口，虚者人迎反小于寸口也。

胃足阳明之脉，起于鼻，交頞中，旁纳太阳之脉，下循鼻外，入上齿中，还出夹口环唇，下交承浆，却循颐后下廉，出大迎，循颊车，上耳前，过客主人，循发际，至额颅；其支者，从大迎前下人迎，循喉咙，入缺盆，下膈属胃络脾；其直者，从缺盆下乳内廉，下夹脐，入气街中；其支者，起于胃口，下循腹里，下至气街中而合，以下髀关，抵伏兔，下膝膑中，下循胫外廉，下足跗，入中指内间；其支者，下膝三寸而别，下入中指外间；其支者，别跗上，入大指间，出其端。是动则病洒洒振寒，善伸数欠颜黑，病至，则恶人与火，闻木声则惕然而惊，心欲动，独闭户塞牖而处，甚则欲上高而歌，弃衣而走，贲响腹胀，是为骭厥，是主血所生病者，狂疟温淫汗出，鼽衄，口㖞唇胗，颈肿喉痹，大腹水肿，膝膑肿痛，循膺、乳、气街、股、伏兔、骭外廉、足跗上皆痛，中指不用。气盛则身以前皆热，其有余于胃，则消谷善饥，溺色黄。气不足则身以前皆寒栗，胃中寒则胀满。为此诸病，盛则泻之，虚则补之，热则疾之，寒则留之，陷下则灸之，不盛不虚，以经取之。盛者人迎大三倍于寸口，虚者人迎反小于寸口也。

脾足太阴之脉，起于大指之端，循指内侧白肉际，过核骨后，上内踝前廉，上踹内，循胫骨后，交出厥阴之前，上膝股内前廉，入腹属脾络胃，上膈，夹咽，连舌本，散舌下；其支者，复从胃，别上膈，注心中。是动则病舌本强，食则呕，胃脘痛，腹胀善噫，得后与气则快然如衰，身体皆重。是主脾所生病者，舌本痛，体不能动摇，食不下，烦心，心下急痛，溏，瘕泄，水闭，黄疸，不能卧，强立股膝内肿厥，足大指不用。为此诸病，盛则泻之，虚则补之，热则疾之，寒则留之，陷下则灸之，不盛不虚，以经取之。盛者寸口大三倍于人迎，虚者寸口反小于人迎也。

心手少阴之脉，起于心中，出属心系，下膈络小肠；其支者，从心系上夹咽，系目系；其直者，复从心系却上肺，下出腋下，下循臑内后廉，行太阴心主之后，下肘内，循臂内后廉，抵掌后锐骨之端，入掌内后廉，循小指之内出其端。是动则病嗌干心痛，渴而欲饮，是为臂厥。是主心所生病者，目黄胁痛，臑臂内后廉痛厥，掌中热痛。为此诸病，盛则泻之，虚则补之，热则疾之，寒则留之，陷下则灸之，不盛不虚，以经取之。盛者寸口大再倍于人迎，虚者寸口反小于人迎也。

小肠手太阳之脉，起于小指之端，循手外侧上腕，出踝中，直上循臂骨下廉，出肘内侧两骨之间，上循臑外后廉，出肩解，绕肩胛，交肩上，入缺盆络心，循咽下膈，抵胃属小肠；其支者，从缺盆循颈上颊，至目锐眦，却入耳中；其支者，别颊上䪼抵鼻，至目内眦，斜络于颧。是动则病嗌痛颔肿，不可以顾，肩似拔，臑似折。是主液所生病者，耳聋目黄颊肿，颈颔肩臑肘臂外后廉痛。为此诸病，盛则泻之，虚则补之，热则疾之，寒则留之，陷下则灸之，不盛不虚，以经取之。盛者人迎大再倍于寸口，虚者人迎反小于寸口也。

膀胱足太阳之脉，起于目内眦，上额交巅；其支者，从巅至耳上角；其直者，从巅入络脑，还出别下项，循肩髆内，挟脊抵腰中，入循膂，络肾属膀胱；其支者，从腰中下夹脊贯臀，入腘中；其支者，从髆内左右，别下贯胛，夹脊内，过髀枢，循髀外，从后廉下合腘中，以下贯踹内，出外踝之后，循京骨，至小指外侧。是动则病冲头痛，目似脱，项似拔，脊痛腰似折，髀不可以曲。腘如结，踹如裂，是为踝厥。是主筋所生病者，痔疟狂癫疾，头囟项痛，目黄泪出鼽衄，项背腰尻腘踹脚皆痛，小指不用。为此诸病，盛则泻之，虚则补之，热则疾之，寒则留之，陷下则灸之，不盛不虚，以经取之。盛者人迎大再倍于寸口，虚者人迎反小于寸口也。

肾足少阴之脉，起于小指之下，邪走足心，出于然骨之下，循内踝之后，别入跟中，以上踹内，出腘内廉，上股内后廉，贯脊属肾络膀胱；其直者，从肾上贯肝膈，入肺中，循喉咙，挟舌本；其支者，从肺出络心，注胸中。是动则病饥不欲食，面如漆柴，咳唾则有血，喝喝而喘，坐而欲起，目䀮䀮如无所见，心如悬若饥状，气不足则善恐，心惕惕如人将捕之，是为骨厥。是主肾所生病者，口热舌干，咽肿上气，嗌干及痛，烦心心痛，黄疸肠澼，脊股内后廉痛，痿厥嗜卧，足下热而痛。为此诸病，盛则泻之，虚则补之，热则疾之，寒则留之，陷下则灸之，不盛不虚，以经取之。灸则强食生肉，缓带披发，大杖重履而步。盛者寸口大再倍于人迎，虚者寸口反小于人迎也。

心主手厥阴心包络之脉，起于胸中，出属心包络，下膈，历络三焦；其支者，循胸出胁，下腋三寸，上抵腋，下循臑内，行太阴少阴之间，入肘中，下循臂行两筋之间，入掌中，循中指出其端；其支者，别掌中，循小指次指出其端。是动则病手心热，臂肘挛急，腋肿，甚则胸胁支满，心中憺憺大动，面赤目黄，喜笑不休。是主脉所生病者，烦心心痛，掌中热。为此诸病，盛则泻之，虚则补之，热则疾之，寒则留之，陷下则灸之，不盛不虚，以经取之。盛者寸口大一倍于人迎，虚者寸口反小于人迎也。

三焦手少阳之脉，起于小指次指之端，上出两指之间，循手表腕，出臂外两骨之间，上贯肘，循臑外上肩，而交出足少阳之后，入缺盆，布膻中，散络心包，下膈，循属三焦；其支者，从膻中上出缺盆，上项，系耳后直上，出耳上角，以屈下颊至䪼；其支者，从耳后入耳中，出走耳前，过客主人前，交颊，至目锐眦。是动则病耳聋浑浑焞焞，嗌肿喉痹。是主气所生病者，汗出，目锐眦痛，颊痛，耳后肩臑肘臂外皆痛，小指次指不用。为此诸病，盛则泻之，虚则补之，热则疾之，寒则留之，陷下则灸之，不盛不虚，以经取之。盛者人迎大一倍于寸口，虚者人迎反小于寸口也。

胆足少阳之脉，起于目锐眦，上抵头角，下耳后，循颈行手少阳之前，至肩上，却交出手少阳之后，入缺盆；其支者，从耳后入耳中，出走耳前，至目锐眦后；其支者，别锐眦，下大迎，合于手少阳，抵于䪼，下加颊车，下颈合缺盆以下胸中，贯膈络肝属胆，循胁里，出气街，绕毛际，横入髀厌中；其直者，从缺盆下腋，循胸过季胁，下合髀厌中，以下循髀阳，出膝外廉，下外辅骨之前，直下抵绝骨之间，下出外踝之前，循足跗上，出小指次指之端；其支者，别跗上，入大指之间，循大指歧骨内出其端，还贯爪甲，出三毛。是动则病口苦，善太息，心胁痛不能转侧，甚则面微有尘，体无膏泽，足外反热，是为阳厥。是主骨所生病者，头痛颔痛，目锐眦痛，缺盆中肿痛，腋下肿，马刀侠瘿，汗出振寒，疟，胸胁肋髀膝外至胫绝骨外髁前及诸节皆痛，小指次指不用。为此诸病，盛则泻之，虚则补之，热则疾之，寒则留之，陷下则灸之，不盛不虚，以经取之。盛者人迎大一倍于寸口，虚者人迎反小于寸口也。

肝足厥阴之脉，起于大指丛毛之际，上循足跗上廉，去内踝一寸，上踝八寸，交出太阴之后，上腘内廉，循股阴入毛中，环阴器，抵小腹。夹胃属肝络胆，上贯膈，布胁肋，循喉咙之后，上入颃颡，连目系，上出额，与督脉会于巅；其支者，从目系下颊里，环唇内；其支者，复从肝别贯膈，上注肺。是动则病腰痛不可以俯仰，丈夫㿉疝，妇人少腹肿，甚则嗌干，面尘脱色。是主肝所生病者，胸满呕逆飧泄，狐疝遗溺闭癃。为此诸病，盛则泻之，虚则补之，热则疾之，寒则留之，陷下则灸之，不盛不虚，以经取之。盛者寸口大一倍于人迎，虚者寸口反小于人迎也。

手太阴气绝，则皮毛焦，太阴者，行气温于皮毛者也。故气不荣则皮毛焦，皮毛焦则津液去，津液去皮节者，则爪枯毛折，则气先死，丙笃丁死。火胜金也。

手少阴气绝，则脉不通，少阴者心脉也，心者脉之合也，脉不通则血不流，血不流则色不泽，故其面黑如漆柴者，血先死，壬笃癸死，水胜火也。

足太阴气绝，则脉不荣肌肉，唇舌者肌肉之本也，脉不荣则肌肉软，肌肉软则舌萎人中满，人中满则唇反，唇反者肉先死，甲笃乙死，木胜土也。

足少阴气绝，则骨枯，少阴者冬脉也，伏行而濡骨髓者也，故骨不濡则肉不能著也，骨肉不相亲则肉软却，肉软却故齿长而垢，发无泽，发无泽者骨先死，戊笃己死，土胜水也。

足厥阴气绝，则筋绝，厥阴者肝脉也，肝者筋之合也，筋者聚于阴器，而脉络于舌本也，故脉弗荣则筋急，筋急则引舌与卵，故唇青、舌卷、卵缩，则筋先死。庚笃辛死，金胜木也。

五阴气俱绝，则目系转，转则目运，目运者为志先死，志先死则远一日半死矣。六阳气俱绝，则阴与阳相离，离则腠理发泄，绝汗乃出，故旦占夕死，夕占旦死，此十二经之败也。

经脉十二者，伏行分肉之间，深而不见；其常见者，足太阴过于内踝之上，无所隐故也。诸脉之浮而常见者，皆络脉也。

六经络手阳明少阳之大络，起于五指间，上合肘中。饮酒者，卫气先行皮肤，先充络脉，络脉先盛，故卫气已平，营气乃满，而经脉大盛。脉之卒然动者，皆邪气居之，留于本末；不动则热，不坚则陷且空，不与众同，是以知其何脉之病也。

雷公曰：何以知经脉之与络脉异也？黄帝曰：经脉者常不可见也，其虚实也以气口知之，脉之见者皆络脉也。

雷公曰：细子无以明其然也。黄帝曰：诸络脉皆不能经大节之间，必行绝道而出，入复合于皮中，其会皆见于外，故诸刺络脉者，必刺其结上。甚血者虽无结，急取之以泻其邪而出其血，留之发为痹也。

凡诊络脉，脉色青则寒且痛，赤则有热。胃中寒，手鱼之络多青矣；胃中有热，鱼际络赤，其暴黑者，留久痹也；其有赤有黑有青者，寒热气也。其青短者，少气也。凡刺寒热者皆多血络，必间日而一取之，血尽而止，乃调其虚实，其青而短者少气，甚者泻之则闷，闷甚则仆不得言，闷则急坐之也。

手太阴之别，名曰列缺，起于腕上分间，并太阴之经直入掌中，散入于鱼际。其病实则手锐掌热，虚则欠㰦，小便遗数，取之去腕一寸半，别走阳明也。

手少阴之别，名曰通里。去腕一寸，别而上行，循经入于心中，系舌本，属目系。其实则支膈，虚则不能言，取之腕后一寸，别走太阳也。

手心主之别，名曰内关，去腕二寸，出于两筋之间，循径以上，系于心包，络心系。实则心痛，虚则为烦心，取之两筋间也。

手太阳之别，名曰支正，上腕五寸，内注少阴；其别者，上走肘，络肩髃。实则节弛肘废，虚则生肬，小者如指痂疥，取之所别也。

手阳明之别，名曰偏历，去腕三寸，别入太阴；其别者，上循臂，乘肩髃，上曲颊遍齿；其别者，入耳合于宗脉。实则龋聋，虚则齿寒痹隔，取之所别也。

手少阳之别，名曰外关。去腕二寸，外绕臂，注胸中，合心主。病实则肘挛，虚则不收，取之所别也。

足太阳之别，名曰飞阳，去踝七寸，别走少阴。实则鼻窒头背痛；虚则鼽衄，取之所别也。

足少阳之别，名曰光明，去踝五寸，别走厥阴，下络足跗。实则厥，虚则痿躄，坐不能起，取之所别也。

足阳明之别，名曰丰隆，去踝八寸，别走太阴；其别者，循胫骨外廉，上络头项，合诸经之气，下络喉嗌。其病气逆则喉痹卒喑，实则狂癫，虚则足不收，胫枯，取之所别也。

足太阴之别，名曰公孙，去本节之后一寸，别走阳明；其别者，入络肠胃。厥气上逆则霍乱，实则腹中切痛，虚则鼓胀，取之所别也。

足少阴之别，名曰大钟，当踝后绕跟，别走太阳；其别者，并经上走于心包，下外贯腰脊。其病气逆则烦闷，实则闭癃，虚则腰痛，取之所别者也。

足厥阴之别，名曰蠡沟，去内踝五寸，别走少阳；其别者，循胫上睾，结于茎。其病气逆则睾肿卒疝，实则挺长，虚则暴痒，取之所别也。

任脉之别，名曰尾翳，下鸠尾，散于腹。实则腹皮痛，虚则痒搔，取之所别也。

督脉之别，名曰长强，夹膂上项，散头上，下当肩胛左右，别走太阳，入贯膂。实则脊强，虚则头重，高摇之，夹脊之有过者，取之所别也。

脾之大络，名曰大包，出渊腋下三寸，布胸胁。实则身尽痛，虚则百节尽皆纵，此脉若罗络之血者，皆取之脾之大络脉也。

凡此十五络者，实则必见，虚则必下，视之不见，求之上下，人经不同，络脉异所别也。

灵枢·经别第十一

黄帝问于岐伯曰：余闻人之合于天道也，内有五脏，以应五音、五色、五时、五味、五位也；外有六腑，以应六律，六律建阴阳诸经而合之十二月、十二辰、十二节、十二经水、十二时，十二经脉者，此五脏六腑之所以应天道。夫十二经脉者，人之所以生，病之所以成，人之所以治，病之所以起，学之所始，工之所止也，粗之所易，上之所难也。请问其离合出入奈何？岐伯稽首再拜曰：明乎哉问也！此粗之所过，上之所息也，请卒言之。

足太阳之正，别入于腘中，其一道下尻五寸，别入于肛，属于膀胱，散之肾，循膂当心入散；直者，从膂上出于项，复属于太阳，此为一经也。足少阴之正，至腘中，别走太阳而合，上至肾，当十四椎，出属带脉；直者，系舌本，复出于项，合于太阳，此为一合。成以诸阴之别，皆为正也。

足少阳之正，绕髀入毛际，合于厥阴；别者，入季胁之间，循胸里，属胆，散之肝，上贯心，以上夹咽，出颐颔中，散于面，系目系，合少阳于外眦也。足厥阴之正，别跗上，上至毛际，合于少阳，与别俱行，此为二合也。

足阳明之正，上至髀，入于腹里，属胃，散之脾，上通于心，上循咽出于口，上頞䪼，还系目系，合于阳明也。足太阴之正，上至髀，合于阳明，与别俱行，上结于咽，贯舌中，此为三合也。

手太阳之正，指地，别于肩解，入腋走心，系小肠也。手少阴之正，别入于渊腋两筋之间，属于心，上走喉咙，出于面，合目内眦，此为四合也。

手少阳之正，指天，别于巅，入缺盆，下走三焦，散于胸中也。手心主之正，别下渊腋三寸，入胸中，别属三焦，出循喉咙，出耳后，合少阳完骨之下，此为五合也。

手阳明之正，从手循膺乳，别于肩髃，入柱骨下，走大肠，属于肺，上循喉咙，出缺盆，合于阳明也。手太阴之正，别入渊腋少阴之前，入走肺，散之大肠，上出缺盆，循喉咙，复合阳明，此为六合也。

灵枢·营气第十六

黄帝曰：营气之道，内谷为宝。谷入于胃，气传之肺，流溢于中，布散于外。精专者，行于经隧，常营无已，终而复始，是谓天地之纪。

故气从太阴出，注手阳明。上行至面，注足阳明。下行至跗上，注大指间与太阴合。上行抵脾，从脾注心中。循手少阴出腋下臂注小指，合手太阳。上行乘腋，出䪼内，注目内眦，上巅下项，合足太阳。循脊下尻，下行注小指之端，循足心注足少阴。上行注肾，从肾注心，外散于胸中。循心主脉，出腋下臂，出两筋之间，入掌中，出中指之端，还注小指次指之端，合手少阳。上行注膻中，散于三焦，从三焦注胆，出胁，注足少阳。下行至跗上，复从跗注大指间，合足厥阴。上行至肝，从肝上注肺。上循喉咙，入颃颡之窍，究于畜门。其支别者，上额循巅下项中，循脊入骶，是督脉也。络阴器，上过毛中，入脐中，上循腹里，入缺盆，下注肺中，复出太阴。此营气之所行也，逆顺之常也。

灵枢·脉度第十七

黄帝曰：愿闻脉度。岐伯答曰：手之六阳，从手至头，长五尺，五六三丈。手之六阴，从手至胸中，三尺五寸，三六一丈八尺，五六三尺，合二丈一尺。足之六阳，从足上至头，八尺，六八四丈八尺。足之六阴，从足至胸中，六尺五寸，六六三丈六尺，五六三尺，合三丈九尺。跻脉从足至目，七尺五寸，二七一丈四尺，二五一尺，合一丈五尺。督脉、任脉各四尺五寸，二四八尺，二五一尺，合九尺。凡都合一十六丈二尺，此气之大经隧也。经脉为里，支而横者为络，络之别者为孙，盛而血者疾诛之，盛者泻之，虚者饮药以补之。

五脏常内阅于上七窍也，故肺气通于鼻，肺和则鼻能知臭香矣；心气通于舌，心和则舌能知五味矣；肝气通于目，肝和则目能辨五色矣；脾气通于口，脾和则口能知五谷矣；肾气通于耳，肾和则耳能闻五音矣。五脏不和则七窍不通，六腑不和则留为痈。故邪在腑则阳脉不和，阳脉不和则气留之，气留之则阳气盛矣。阳气太盛则阴脉不和，阴脉不和则血留之，血留之则阴气盛矣。阴气太盛，则阳气不能荣也，故曰关。阳气太盛，则阴气弗能荣也，故曰格。阴阳俱盛，不得相荣，故曰关格。关格者，不得尽期而死也。

黄帝曰：跻脉安起安止，何气荣也？岐伯答曰：跻脉者，少阴之别，起于然骨之后，上内踝之上，直上循阴股入阴，上循胸里入缺盆，上出人迎之前，入頄属目内眦，合于太阳、阳跻而上行，气并相还则为濡目，气不荣则目不合。黄帝曰：气独行五脏，不荣六腑，何也？岐伯答曰：气之不得无行也，如水之流，如日月之行不休，故阴脉荣其脏，阳脉荣其腑，如环之无端，莫知其纪，终而复始。其流溢之气，内溉脏腑，外濡腠理。黄帝曰：跻脉有阴阳，何脉当其数？岐伯答曰：男子数其阳，女子数其阴，当数者为经，其不当数者为络也。

灵枢·营卫生会第十八

黄帝问于岐伯曰：人焉受气？阴阳焉会？何为气营？何气为卫？营安从生？卫于焉会？老壮不同气，阴阳异位，愿闻其会。岐伯答曰：人受气于谷，谷入于胃，以传与肺，五脏六腑，皆以受气，其清者为营，浊者为卫，营在脉中，卫在脉外，营周不休，五十而复大会。阴阳相贯，如环无端。卫气行于阴二十五度，行于阳二十五度，分为昼夜，故气至阳而起，至阴而止。故曰：日中而阳陇为重阳，夜半而阴陇为重阴。故太阴主内，太阳主外，各行二十五度，分为昼夜。夜半为阴陇，夜半后而为阴衰，平旦阴尽而阳受气矣。日中为阳陇，日西而阳衰，日入阳尽而阴受气矣。夜半而大会，万民皆卧，命曰合阴。平旦阴尽而阳受气，如是无已，与天地同纪。

黄帝曰：老人之不夜瞑者，何气使然？少壮之人不昼瞑者，何气使然？岐伯答曰：壮者之气血盛，其肌肉滑，气道通，荣卫之行，不失其常，故昼精而夜瞑。老者之气血衰，其肌肉枯，气道涩，五脏之气相搏，其营气衰少而卫气内伐，故昼不精，夜不瞑。

黄帝曰：愿闻营卫之所行，皆何道从来？岐伯答曰：营出于中焦，卫出于上焦。黄帝曰：愿闻上焦之所出。岐伯答曰：上焦出于胃上口，并咽以上贯膈而布胸中，走腋，循太阴之分而行，还至阳明，上至舌，下足阳明，常行于阳二十五度，行于阴亦二十五度一周也，故五十度而与营俱复大会于手太阴矣。黄帝曰：人有热，饮食下胃，其气未定，汗则出，或出于面，或出于背，或出于身半，其不循卫气之道而出何也？岐伯曰：此外伤于风，内开腠理，毛蒸理泄，卫气走之，固不得循其道，此气慓悍滑疾，见开而出，故不得从其道，故命曰漏泄。

黄帝曰：愿闻中焦之所出？岐伯答曰：中焦亦并胃中，出上焦之后，此所受气者，泌糟粕，蒸津液，化其精微，上注于肺脉，乃化而为血，以奉生身，莫贵于此，故独得行于经隧，命曰营气。黄帝曰：夫血之与气，异名同类，何谓也？岐伯答曰：营卫者精气也，血者神气也。故血之与气，异名同类焉。故夺血者无汗，夺汗者无血。故人生有两死而无两生。

黄帝曰：愿闻下焦之所出？岐伯答曰：下焦者，别回肠，注于膀胱而渗入焉。故水谷者，常并居于胃中，成糟粕，而俱下于大肠，而成下焦，渗而俱下，济泌别汁，循下焦而渗入膀胱焉。黄帝曰：人饮酒，酒亦入胃，谷未熟而小便独先下何也？

岐伯答曰：酒者熟谷之液也，其气悍以清，故后谷而入，先谷而液出焉。黄帝曰：善。余闻上焦如雾，中焦如沤，下焦如渎，此之谓也。

灵枢·病本第二十五

先病而后逆者，治其本；先逆而后病者，治其本。

先寒而后生病者，治其本；先病而后生寒者，治其本。先热而后生病者，治其本。先病而后生热者，治其本。

先病而后泄者，治其本；先泄而后生他病者，治其本。必且调之，乃治其他病。

先病而后中满者，治其标；先中满而后烦心者，治其本。

有客气，有固气。大小便不利，治其标；大小便利，治其本。

病发而有余，本而标之，先治其本，后治其标。病发而不足，标而本之，先治其标，后治其本。谨察间甚，以意调之。间者并行，甚者独行。先小大便不利而后生他病者，治其本也。

灵枢·决气第三十

黄帝曰：余闻人有精、气、津、液、血、脉，余意以为一气耳，今乃辨为六名，余不知其所以然。岐伯曰：两神相搏，合而成形，常先身生，是谓精。何谓气？岐伯曰：上焦开发，宣五谷味，熏肤充身泽毛，若雾露之溉，是谓气。何谓津？岐伯曰：腠理发泄，汗出溱溱，是谓津。何谓液？岐伯曰：谷入气满，淖泽注于骨，骨属屈伸，泄泽补益脑髓，皮肤润泽，是谓液。何谓血？岐伯曰：中焦受气取汁，变化而赤，是谓血。何谓脉？岐伯曰：壅遏营气，令无所避，是谓脉。

黄帝曰：六气者，有余不足，气之多少，脑髓之虚实，血脉之清浊，何以知之？岐伯曰：精脱者，耳聋；气脱者，目不明；津脱者，腠理开，汗大泄；液脱者，骨属屈伸不利，色夭，脑髓消，胫酸，耳数鸣；血脱者，色白，夭然不泽；脉脱者，其脉空虚，此其候也。

黄帝曰：六气者，贵贱何如？岐伯曰：六气者，各有部主也，其贵贱善恶，可为常主，然五谷与胃为大海也。

灵枢·胀论第三十五

黄帝曰：脉之应于寸口，如何而胀？岐伯曰：其脉大坚以涩者，胀也，黄帝曰：何以知脏腑之胀也？岐伯曰：阴为脏，阳为腑。黄帝曰：夫气之令人胀也，在于血脉之中耶？脏腑之内乎？岐伯曰：三者皆存焉，然非胀之舍也。黄帝曰：愿闻胀之舍。岐伯曰：夫胀者，皆在于脏腑之外，排脏腑而郭胸胁，胀皮肤，故命曰胀。

黄帝曰：脏腑之在胸胁腹里之内也，若匣匮之藏禁器也，各有次舍，异名而同处，一域之中，其气各异，未解其意，愿闻其故。岐伯曰：夫胸腹者，脏腑之郭也。膻中者，心主之宫城也。胃者，太仓也。咽喉小肠者，传送也。胃之五窍者，闾里门户也。廉泉玉英者，津液之道也。故五脏六腑者，各有畔界，其病各有形状。营气循脉，卫气逆为脉胀，卫气并脉，循分为肤胀。三里而泻，近者一下，远者三下，无问虚实，工在疾泻。

黄帝曰：愿闻胀形。岐伯曰：夫心胀者，烦心短气，卧不安。肺胀者，虚满而喘咳，肝胀者，胁下满而痛引小腹。脾胀者，善哕，四肢烦悗，体重不能胜衣，卧不安。肾胀者，腹满引背央央然，腰髀痛。六腑胀；胃胀者，腹满，胃脘痛，鼻闻焦臭，妨于食，大便难。大肠胀者，肠鸣而痛濯濯，冬日重感于寒，则飧泄不化。小肠胀者，少腹膜胀，引腰而痛。膀胱胀者，少腹满而气癃。三焦胀者，气满于皮肤中，轻轻然而不坚。胆胀者，胁下痛胀，口中苦，善太息。凡此诸胀者，其道在一，明知逆顺，针数不失。泻虚补实，神去其室，致邪失正，真不可定，粗之所败，谓之夭命。补虚泻实，神归其室，久塞其空，谓之良工。

黄帝曰：胀者焉生？何因而有？岐伯曰：卫气之在身也，常然并脉循分肉，行有逆顺，阴阳相随，乃得天和。五脏更始，四时循序，五谷乃化。然后厥气在下，营卫留止，寒气逆上，真邪相攻，两气相搏，乃合为胀也。黄帝曰：善，何以解惑？岐伯曰：合之于真，三合而得。帝曰：善。

黄帝问于岐伯曰：胀论言无问虚实，工在疾泻，近者一下，远者三下。今有其三而不下者，其过焉在？岐伯对曰：此言陷于肉肓而中气穴者也。不中气穴，则气内闭。针不陷肓，则气不行。上越中肉，则卫气相乱，阴阳相逐。其于胀也，当泻不泻，故气不下。三而不下，必更其道，气下乃止，不下复始，可以万全，乌有殆者乎？其于胀也，必审其胗，当泻则泻，当补则补，如鼓应桴，恶有不下者乎？

灵枢·五癃津液别第三十六

黄帝问于岐伯曰：水谷入于口，输于肠胃，其液别为五。天寒衣薄则为溺与气，天热衣厚则为汗，悲哀气并则为泣，中热胃缓则为唾，邪气内逆，则气为之闭塞而不行，不行则为水胀，余知其然也，不知其何由生，愿闻其道。

岐伯曰：水谷皆入于口，其味有五，各注其海，津液各走其道。故上焦出气，以温肌肉，充皮肤，为津；其留而不行者为液。天暑衣厚则腠理开，故汗出；寒留于分肉之间，聚沫则为痛。天寒则腠理闭，气涩不行，水下流于膀胱，则为溺与气。五脏六腑，心为之主，耳为之听，目为之候，肺为之相，肝为之将，脾为之卫，肾为之主外。故五脏六腑之津液，尽上渗于目，心悲气并则心系急，心系急则肺举，肺举则液上溢。夫心系急，肺不能常举，乍上乍下，故咳而泣出矣。中热则胃中消谷，消谷则虫上下作，肠胃充郭故胃缓，胃缓则气逆，故唾出。

五谷之津液，和合而为膏者，内渗入于骨空，补益脑髓，而下流于阴股。阴阳不和，则使液溢而下流于阴，髓液皆减而下，下过度则虚，虚故腰背痛而胫酸。阴阳气道不通，四海闭塞，三焦不泻，津液不化，水谷并行肠胃之中，别于回肠，留于下焦，不得渗膀胱，则下焦胀，水溢则为水胀，此津液五别之逆顺也。

灵枢·本脏第四十七

黄帝问于岐伯曰：人之血气精神者，所以奉生而周于性命者也。经脉者，所以行血气而营阴阳，濡筋骨，利关节者也。卫气者，所以温分肉，充皮肤，肥腠理，司开阖者也。志意者，所以御精神，收魂魄，适寒温，和喜怒者也。是故血和则经脉流行，营复阴阳，筋骨劲强，关节清利矣。卫气和则分肉解利，皮肤调柔，腠理致密矣。志意和则精神专直，魂魄不散，悔怒不起，五脏不受邪矣。寒温和则六腑化谷，风痹不作，经脉通利，肢节得安矣。此人之常平也。五脏者，所以藏精神血气魂魄者也。六腑者，所以化水谷而行津液者也。此人之所以具受于天也，愚智贤不肖，无以相倚也。然有其独尽天寿，而无邪僻之病，百年不衰，虽犯风雨，卒寒大暑，犹弗能害也。有其不离屏蔽室内，无怵惕之恐，然犹不免于病，何也？愿闻其故。

岐伯对曰：窘乎哉问也。五脏者，所以参天地，副阴阳，而连四时，化五节者也。五脏者，固有小大、高下、坚脆、端正、偏倾者；六腑亦有小大、长短、厚薄、结直、缓急。凡此二十五者，各不同，或善或恶，或吉或凶，请言其方。

心小则安，邪弗能伤；易伤以忧；心大则忧不能伤，易伤于邪。心高则满于肺中，悗而善忘，难开以言；心下则脏外，易伤于寒，易恐以言。心坚则脏安守固；心脆则善病消瘅热中。心端正，则和利难伤；心偏倾则操持不一，无守司也。

肺小则安少饮，不病喘喝；肺大则多饮，善病胸痹、喉痹、逆气。肺高则上气，肩息咳；肺下则居贲迫肺，善胁下痛。肺坚则不病咳上气；肺脆则苦病消瘅易伤。肺端正则和利难伤；肺偏倾则胸偏痛也。

肝小则脏安，无胁下之病；肝大则逼胃迫咽，迫咽则苦膈中，且胁下痛。肝高则上支贲，且胁悗，为息贲；肝下则逼胃，胁下空，胁下空则易受邪。肝坚则脏安难伤；肝脆则善病消瘅易伤。肝端正则和利难伤，肝偏倾则胁下痛也。

脾小则脏安，难伤于邪也；脾大则苦凑胗而痛，不能疾行。脾高则胗引季胁而痛，脾下则下加于大肠，下加于大肠，则脏苦受邪。脾坚则脏安难伤；脾脆则善病消瘅易伤。脾端正则和利难伤；脾偏倾则善满善胀也。

肾小则脏安难伤；肾大则善病腰痛，不可以俯仰，易伤以邪。肾高则苦背膂痛，不可以俯仰；肾下则腰尻痛，不可以俯仰，为狐疝。肾坚则不病腰背痛；肾脆则善病消瘅易伤。肾端正则和利难伤；肾偏倾则苦腰尻痛也。凡此二十五变者，人之所苦常病也。

黄帝曰：何以知其然也？岐伯曰：赤色小理者，心小；粗理者，心大。无髑骭者，心高；髑骭小、短、举者，心下。髑骭长者，心坚，髑骭弱小以薄者，心脆。髑骭直下不举者，心端正；髑骭倚一方者，心偏倾也。

白色小理者，肺小；粗理者，肺大。巨肩反膺陷喉者，肺高；合腋张胁者，肺下。好肩背厚者，肺坚；肩背薄者，肺脆。背膺厚者，肺端正；胁偏疏者肺偏倾也。

青色小理者，肝小；粗理者，肝大。广胸反骹者，肝高；合胁兔骹者，肝下。胸胁好者，肝坚；胁骨弱者，肝脆。膺腹好相得者，肝端正；胁骨偏举者，肝偏倾也。

黄色小理者，脾小；粗理者，脾大。揭唇者，脾高；唇下纵者，脾下。唇坚者，脾坚；唇大而不坚者，脾脆。唇上下好者，脾端正；唇偏举者，脾偏倾也。

黑色小理者，肾小；粗理者，肾大。高耳者，肾高；耳后陷者，肾下。耳坚者，肾坚；耳薄不坚者，肾脆。耳好前居牙车者，肾端正；耳偏高者，肾偏倾也。凡此诸变者，持则安，减则病也。

帝曰：善。然非余之所问也，愿闻人之有不可病者，至尽天寿，虽有深忧大恐，怵惕之志，犹不能减也，甚寒大热，不能伤也；其有不离屏蔽室内，又无怵惕之恐，然不免于病者，何也？愿闻其故。岐伯曰：五脏六腑，邪之舍也，请言其故。五脏皆小者，少病，苦燋心，大愁忧；五脏皆大者，缓于事，难使以忧。五脏皆高者，好高举措；五脏皆下者，好出人下。五脏皆坚者，无病；五脏皆脆者，不离于病。五脏皆端正者，和利得人心；五脏皆偏倾者，邪心而善盗，不可以为人平，反复言语也。

黄帝曰：愿闻六腑之应。岐伯答曰：肺合大肠，大肠者，皮其应；心合小肠，小肠者，脉其应；肝合胆，胆者，筋其应；脾合胃，胃者，肉其应；肾合三焦膀胱，三焦膀胱者，腠理毫毛其应。

黄帝曰：应之奈何？岐伯曰：肺应皮。皮厚者，大肠厚，皮薄者，大肠薄，皮缓，腹裹大者，大肠大而长；皮急者，大肠急而短；皮滑者，大肠直；皮肉不相离者，大肠结。

心应脉，皮厚者，脉厚，脉厚者，小肠厚；皮薄者，脉薄，脉薄者，小肠薄；皮缓者，脉缓，脉缓者，小肠大而长；皮薄而脉冲小者，小肠小而短；诸阳经脉皆多纡屈者，小肠结。

脾应肉，肉䐃坚大者，胃厚；肉䐃么者，胃薄。肉䐃小而么者，胃不坚；肉䐃不称身者，胃下，胃下者，不管约不利。肉䐃不坚者，胃缓；肉䐃无小果累者，胃急。肉䐃多小果累者，胃结，胃结者，上管约不利也。

肝应爪，爪厚色黄者，胆厚；爪薄色红者，胆薄。爪坚色青者，胆急；爪濡色赤者，胆缓。爪直色白无纹者，胆直；爪恶色黑多纹者，胆结也。

肾应骨，密理厚皮者，三焦、膀胱厚；粗理薄皮者，三焦、膀胱薄。疏腠理者，三焦、膀胱缓；皮急而无毫毛者，三焦、膀胱急。毫毛美而粗者，三焦、膀胱直；稀毫毛者，三焦、膀胱结也。

黄帝曰：厚薄美恶皆有形，愿闻其所病。岐伯答曰：视其外应，以知其内脏，则知所病矣。

灵枢·五色第四十九

雷公问于黄帝曰：五色独决于明堂乎？小子未知其所谓也。黄帝曰：明堂者鼻也，阙者眉间也，庭者颜也，蕃者颊侧也，蔽者耳门也，其间欲方大，去之十步，皆见于外，如是者，寿必中百岁。

雷公曰：五官之辨奈何？黄帝曰：明堂骨高以起，平以直，五脏次于中央，六腑夹其两侧，首面上于阙庭，王宫在于下极，五脏安于胸中，真色以致，病色不见，明堂润泽以清，五官恶得无辨乎。雷公曰：其不辨者，可得闻乎？黄帝曰：五色之见也，各出其色部。部骨陷者，必不免于病矣。其色部乘袭者，虽病甚，不死矣。雷公曰：官五色奈何？黄帝曰：青黑为痛，黄赤为热，白为寒，是谓五官。

雷公曰：病之益甚，与其方衰如何？黄帝曰：外内皆在焉。切其脉口，滑小紧以沉者，病益甚，在中；人迎气大紧以浮者，其病益甚，在外。其脉口浮滑者，病日进；人迎沉而滑者，病日损。其脉口滑以沉者，病日进，在内；其人迎脉滑盛以浮者，其病日进，在外。脉之浮沉及人迎与寸口气小大等者，病难已。病之在脏，沉而大者，易已，小为逆；病在腑，浮而大者，其病易已。人迎盛坚者，伤于寒；气口盛坚者，伤于食。

雷公曰：以色言病之间甚奈何？黄帝曰：其色粗以明者为间，沉夭者为甚，其色上行者，病益甚，其色下行如云彻散者，病方已。五色各有脏部，有外部，有内部也。色从外部走内部者，其病从外走内；其色从内走外者，其病从内走外。病生于内者，先治其阴，后治其阳，反者益甚；其病生于外者，先治其阳，后治其阴，反者益甚。其脉滑大以代而长者，病从外来，目有所见，志有所恶，此阳气之并也，可变而已。雷公曰：小子闻风者，百病之始也，厥痹者，寒湿之起也，别之奈何？黄帝曰：常候阙中，薄泽为风，冲浊为痹，厥，此其常也，各以其色言其病。

雷公曰；人不病卒死，何以知之？黄帝曰：大气入于脏腑者不病而卒死矣。雷公曰：病小愈而卒死者，何以知之？黄帝曰：赤色出两颧，大如拇指者，病虽小愈，必卒死。黑色出于庭，大如拇指，必不病而卒死。雷公再拜曰：善哉！其死有期乎？黄帝曰：察色以言其时。

雷公曰：善乎！愿卒闻之。黄帝曰：庭者，首面也；阙上者，咽喉也；阙中者，肺也；下极者，心也；直下者，肝也；肝左者，胆也；下者，脾也；方上者，胃也；中央者，大肠也；夹大肠者，肾也；当肾者，脐也；面王以上者，小肠也；面王以下者，膀胱子处也；颧者，肩也；颧后者，臂也；臂下者，手也；目内眦上者，膺乳也；夹绳而上者，背也；循牙车以上者，股也；中央者，膝也；膝以下者，胫也；当胫以下者，足也；巨分者，股里也；巨屈者，膝膑也。此五脏六腑肢节之部也，各有部分。有部分，用阴和阳，用阳和阴，当明部分，万举万当，能别左右，是谓大道，男女异位，故曰阴阳，审察泽夭，谓之良工。

沉浊为内，浮泽为外，黄赤为风，青黑为痛，白为寒，黄而膏润为脓，赤甚者为血，痛甚为挛，寒甚为皮不仁。五色各见其部，察其浮沉，以知浅深，察其泽夭，以观成败，察其散抟，以知远近，视色上下，以知病处，积神于心，以知往今。故相气不微，不知是非，属意勿去，乃知新故。色明不粗，沉夭为甚；不明不泽，其病不甚。其色散，驹驹然未有聚，其病未成也。

肾乘心，心先病，肾为应，色皆如是。男子色在于面王，为小腹痛，下为卵痛，其园直为茎痛，高为本，下为首，狐疝㿉阴之属也，女子在于面王，为膀胱、子处之病，散为痛，抟为聚，方员左右，各如其色形，其随而下至唇为淫，有润如膏状，为暴食不洁。左为左，右为右，其色有邪，聚散而不端，面色所指者也。色者，青黑赤白黄，皆端满有别乡。别乡赤者，其色赤大如榆荚，在面王为不月。其色上锐，首空上向，下锐下向，在左右如法。以五色命脏，青为肝，赤为心，白为肺，黄为脾，黑为肾。肝合筋，心合脉，肺合皮，脾合肉，肾合骨也。

灵枢·卫气第五十二

黄帝曰：五脏者，所以藏精神魂魄者也；六腑者，所以受水谷而行化物者也。其气内入于五脏，而外络肢节。其浮气之不循经者，为卫气；其精气之行于经者，为营气。阴阳相随，外内相贯，如环之无端，亭亭淳淳乎，孰能穷之。然其分别阴阳，皆有标本虚实所离之处。能别阴阳十二经者，知病之所生。知候虚实之所在者，能得病之高下。知六腑之气街者，能知解结契绍于门户。能知虚实之坚软者，知补泻之所在。能知六经标本者，可以无惑于天下。

岐伯曰：博哉圣帝之论。臣请尽意悉言之。足太阳之本，在跟以上五寸中，标在两络命门，命门者，目也。足少阳之本，在窍阴之间，标在窗笼之前，窗笼者，耳也。足少阴之本，在内踝下上三寸中，标在背腧与舌下两脉也。足厥阴之本，在行间上五寸所，标在背腧也。足阳明之本，在厉兑，标在人迎颊挟颃颡也。足太阴之本，在中封前上四寸之中，标在背腧与舌本也。手太阳之本，在外踝之后，标在命门之上一寸也。手少阳之本，在小指次指之间上二寸，标在耳后上角下外眦也。手阳明之本，在肘骨中，上至别阳，标在颜下合钳上也。手太阴之本，在寸口之中，标在腋内动脉也。手少阴之本，在锐骨之端，标在背腧也。手心主之本，在掌后两筋之间二寸中，标在腋下三寸也。凡候此者，下虚则厥，下盛则热，上虚则眩，上盛则热痛。故实者绝而止之，虚者引而起之。

请言气街：胸气有街，腹气有街，头气有街，胫气有街。故气在头者，止之于脑。气在胸者，止之膺与背腧。气在腹者，止之背腧与冲脉于脐左右之动脉者。气在胫者，止之于气街与承山、踝上以下。取此者用毫针，必先按而在久，应于手，乃刺而予之。所治者，头痛眩仆，腹痛中满暴胀，及有新积。痛可移者，易已也；积不痛，难已也。

灵枢·五味第五十六

黄帝曰：愿闻谷气有五味，其入五脏，分别奈何？伯高曰：胃者，五脏六腑之海也，水谷皆人于胃，五脏六腑皆禀气于胃。五味各走其所喜，谷味酸，先走肝；谷味苦，先走心；谷味甘，先走脾；谷味辛，先走肺；谷味咸，先走肾。谷气津液已行，营卫大通，乃化糟粕，以次传下。

黄帝曰：营卫之行奈何？伯高曰：谷始入于胃，其精微者，先出于胃之两焦，以溉五脏，别出两行，营卫之道。其大气之抟而不行者，积于胸中，命曰气海，出于肺，循喉咽，故呼则出，吸则入。天地之精气，其大数常出三入一，故谷不入，半日则气衰，一日则气少矣。

黄帝曰：谷之五味，可得闻乎？伯高曰：请尽言之。五谷：秔米甘，麻酸，大豆咸，麦苦，黄黍辛。五果：枣甘，李酸，栗咸，杏苦，桃辛。五畜：牛甘，犬酸，猪咸，羊苦，鸡辛。五菜：葵甘，韭酸，藿咸，薤苦，葱辛。五色：黄色宜甘，青色宜酸，黑色宜咸，赤色宜苦，白色宜辛。凡此五者，各有所宜。所言五宜者，脾病者，宜食秔米饭、牛肉、枣、葵；心病者，宜食麦、羊肉、杏、薤；肾病者，宜食大豆、黄卷、猪肉、栗、藿；肝病者，宜食麻、犬肉、李、韭；肺病者，宜食黄黍、鸡肉、桃、葱。

五禁：肝病禁辛，心病禁咸，脾病禁酸，肾病禁甘，肺病禁苦。肝色青，宜食甘，秔米饭、牛肉、枣、葵皆甘。心色赤，宜食酸，犬肉、麻、李、韭皆酸。脾色黄，宜食咸，大豆、豕肉，栗、藿皆咸。肺色白，宜食苦，麦、羊肉、杏、薤皆苦。肾色黑，宜食辛，黄黍、鸡肉、桃、葱皆辛。

灵枢·忧恚无言第六十九

黄帝问于少师曰：人之卒然忧恚，而言无音者，何道之塞？何气不行，使音不彰？愿闻其方。少师答曰：咽喉者，水谷之道也。喉咙者，气之所以上下者也。会厌者，音声之户也。口唇者，音声之扇也。舌者，音声之机也。悬雍垂者，音声之关也。颃颡者，分气之所泄也。横骨者，神气所使，主发舌者也。故人之鼻洞涕出不收者，颃颡不开，分气失也。是故厌小而薄，则发气疾，其开阖利，其出气易；其厌大而厚，则开阖难，其气出迟，故重言也。人卒然无音者，客气容于厌，则厌不能发，发不能下，至其开阖不利，故无音。

黄帝曰：刺之奈何？岐伯曰：足之少阴，上系于舌，络于横骨，终于会厌。两泻其血脉，浊气乃辟，会厌之脉，上络任脉，取之天突，其厌乃发也。

灵枢·论疾诊尺第七十四

黄帝问于岐伯曰：余欲无视色持脉，独调其尺，以言其病，从外知内，为之奈何？岐伯曰：审其尺之缓急、小大、滑涩，肉之坚脆，而病形定矣。

视人之目窠上微痈，如新卧起状，其颈脉动，时咳，按其手足上，窅而不起者，风水肤胀也。

尺肤滑，其淖泽者，风也；尺肉弱者，解㑊；安卧脱肉者，寒热不治；尺肤滑而泽脂者，风也；尺肤涩者，风痹也；尺肤粗如枯鱼之鳞者，水泆饮也；尺肤热甚，脉盛躁者，病温也，其脉盛而滑者，汗且出也。尺肤寒，其脉小者，泄、少气。尺肤炬然先热后寒者，寒热也。尺肤先寒，久持之而热者，亦寒热也。

肘所独热者，腰以上热；手所独热者，腰以下热。肘前独热者，膺前热；肘后独热者，肩背热。臂中独热者，腰腹热；肘后粗以下三四寸热者，肠中有虫。掌中热者，腹中热；掌中寒者，腹中寒。鱼上白肉有青血脉者，胃中有寒。尺炬然热，人迎大者，当夺血。尺竖大，脉小甚，少气，悗有加，立死。

目赤色者病在心，白在肺，青在肝，黄在脾，黑在肾。黄色不可名者，病在胸中。诊目痛，赤脉从上下者，太阳病；从下上者，阳明病；从外走内者，少阳病。诊寒热，赤脉上下至瞳子，见一脉，一岁死；见一脉半，一岁半死，见二脉，二岁死；见二脉半，二岁半死；见三脉，三岁死。

诊龋齿痛，按其阳明之来，有过者独热，在左左热，在右右热，在上上热，在下下热。

诊血脉者多赤多热，多青多痛，多黑为久痹，多赤、多黑、多青皆见者，寒热，身痛而色微黄，齿垢黄，爪甲上黄，黄疸也。安卧，小便黄赤，脉小而涩者，不嗜食。

人病，其寸口之脉，与人迎之脉小大等，及其浮沉等者，病难已也，女子手少阴脉动甚者妊子。婴儿病，其头毛皆逆上者必死，耳间青脉起者掣痛，大便青瓣飧泄，脉小者，手足寒，难已；飧泄，脉小，手足温，泄易已。

四时之变，寒暑之胜，重阴必阳，重阳必阴，故阴主寒，阳主热，故寒甚则热，热甚则寒，故曰寒生热，热生寒，此阴阳之变也。故曰：冬伤于寒，春生瘅热；春伤于风，夏生后泄肠澼；夏伤于暑，秋生痎疟；秋伤于湿，冬生咳嗽，是谓四时之序也。

灵枢·卫气行第七十六

黄帝问于岐伯曰：愿闻卫气之行，出入之合，何如？岐伯曰：岁有十二月，日有十二辰，子午为经，卯酉为纬。天周二十八宿，而一面七星，四七二十八星，房昴为纬，虚张为经。是故房至毕为阳，昴至心为阴，阳主昼，阴主夜。故卫气之行，一日一夜五十周于身，昼日行于阳二十五周，夜行于阴二十五周，周于五脏。

是故平旦阴气尽，阳气出于目，目张则气上行于头，循项下足太阳，循背下至小指之端。其散者，别于目锐眦，下手太阳，下至手小指之端外侧。其散者，别于目锐眦，下足少阳，注小指次指之间。其散者循手少阳之分，下至小指次指之间。别者以上至耳前，合于颔脉，注足阳明，以下行至跗上，入五指之间。其散者，从耳下下手阳明，入大指之间，入掌中。其至于足也，入足心，出内踝下，行阴分，复合于目，故为一周。

是故日行一舍，人气行于身一周与十分身之八；日行二舍，人气行于身三周与十分身之六；日行三舍，人气行于身五周与十分身之四；日行四舍，人气行于身七周与十分身之二；日行五舍，人气行于身九周；日行六舍，人气行于身十周与十分身之八；日行七舍，人气行于身十二周与十分身之六；日行十四舍，人气二十五周于身有奇分与十分身之二，阳尽于阴，阴受气矣。其始入于阴，常从足少阴注于肾，肾注于心，心注于肺，肺注于肝，肝注于脾，脾复注于肾为一周。是故夜行一舍，人气行于阴脏一周与十分脏之八，亦如阳行之二十五周，而复合于目。阴阳一日一夜，合有奇分十分身之二，与十分脏之二，是故人之所以卧起之时有早晏者，奇分不尽故也。

黄帝曰：卫气之在于身也，上下往来不以期，候气而刺之，奈何？伯高曰：分有多少，日有长短，春秋冬夏，各有分理，然后常以平旦为纪，以夜尽为始。是故一日一夜，水下百刻，二十五刻者，半日之度也，常如是毋已，日入而止，随日之长短，各以为纪而刺之。谨候其时，病可与期，失时反候者，百病不治。故曰：刺实者，刺其来也；刺虚者，刺其去也。此言气存亡之时，以候虚实而刺之。是故谨候气之所在而刺之，是谓逢时。病在于三阳，必候其气在于阳而刺之；病在于三阴；必候其气在阴分而刺之。

水下一刻，人气在太阳；水下二刻，人气在少阳；水下三刻，人气在阳明；水下四刻，人气在阴分。水下五刻，人气在太阳；水下六刻，人气在少阳；水下七刻，人气在阳明；水下八刻，人气在阴分。水下九刻，人气在太阳；水下十刻，人气在少阳；水下十一刻，人气在阳明；水下十二刻，人气在阴分。水下十三刻，人气在太阳；水下十四刻，人气在少阳；水下十五刻，人气在阳明；水下十六刻，人气在阴分。水下十七刻，人气在太阳；水下十八刻，人气在少阳；水下十九刻，人气在阳明；水下二十刻，人气在阴分。水下二十一刻，人气在太阳；水下二十二刻，人气在少阳；水下二十三刻，人气在阳明；水下二十四刻，人气在阴分。水下二十五刻，人气在太阳，此半日之度也。从房至毕一十四舍，水下五十刻，半日之度也；从昴至心，亦十四舍，水下五十刻，终日之度也。日行一舍，水下三刻与七分刻之四。大要常以日之加于宿上也，人气在太阳。是故日行一舍，人气行三阳与阴分，常如是无已，与天地同纪，纷纷盼盼，终而复始，一日一夜水下百刻而尽矣。

灵枢·大惑论第八十

黄帝问于岐伯曰：余尝上于清冷之台，中阶而顾，匍匐而前，则惑。余私异之，窃内怪之，独瞑独视，安心定气，久而不解。独转独眩，披发长跪，俯而视之，后久之不已也。卒然自止，何气使然？

岐伯对曰：五脏六腑之精气，皆上注于目而为之精。精之窠为眼，骨之精为瞳子，筋之精为黑眼，血之精为络，其窠气之精为白眼，肌肉之精为约束，裹撷筋骨血气之精而与脉并为系，上属于脑，后出于项中。故邪中于项，因逢其身之虚，其入深，则随眼系以入于脑，入于脑则脑转，脑转则引目系急，目系急则目眩以转矣。邪中其精，其精所中不相比也则精散，精散则视歧，视歧见两物。目者，五脏六腑之精也，营卫魂魄之所常营也，神气之所生也。故神劳则魂魄散，志意乱，是故瞳子黑眼法于阴，白眼赤脉法于阳也。故阴阳合抟而精明也。目者，心之使也，心者，神之舍也，故神分精乱而不抟。卒然见非常处，精神魂魄，散不相得，故曰惑也。

黄帝曰：余疑其然。余每之东苑，未曾不惑，去之则复，余唯独为东苑劳神乎？何其异也？岐伯曰：不然也。心有所喜，神有所恶，卒然相感，则精气乱，视误，故惑，神移乃复。是故间者为迷，甚者为惑。

黄帝曰：人之善忘者，何气使然？岐伯曰：上气不足，下气有余，肠胃实而心肺虚。虚则营卫留于下，久之不以时上，故善忘也。

黄帝曰：人之善饥而不嗜食者，何气使然？岐伯曰：精气并于脾，热气留于胃，胃热则消谷，谷消故善饥。胃气逆上，则胃脘塞，故不嗜食也。

黄帝曰：病而不得卧者，何气使然？岐伯曰：卫气不得入于阴，常留于阳，留于阳则阳气满，阳气满则阳跻盛，不得入于阴则阴气虚，故目不瞑矣。

黄帝曰：病目而不得视者，何气使然？岐伯曰：卫气留于阴，不得行于阳，留于阴则阴气盛，阴气盛则阴的满，不得入于阳则阳气虚，故目闭也。

黄帝曰：人之多卧者，何气使然？岐伯曰：此人肠胃大而皮肤涩，而分肉不解焉。肠胃大则卫气留久，皮肤涩则分肉不解，其行迟。夫卫气者，昼日常行于阳，夜行于阴，故阳气尽则卧，阴气尽则寤。故肠胃大，则卫气行留久；皮肤涩，分肉不解，则行迟。留于阴也久，其气不精，则欲瞑，故多卧矣。其肠胃小，皮肤滑以缓，分肉解利，卫气之留于阳也久，故少瞑焉。

黄帝曰：其非常经也，卒然多卧者，何气使然？岐伯曰：邪气留于上膲，上膲闭而不通，已食若饮汤，卫气留久于阴而不行，故卒然多卧焉。

黄帝曰：善。治此诸邪，奈何？岐伯曰：先其脏腑，诛其小过，后调其气，盛者泻之，虚者补之，必先明知其形志之苦乐，定乃取之。

灵枢·痈疽第八十一

黄帝曰：余闻肠胃受谷，上焦出气，以温分肉，而养骨节，通腠理。中焦出气如露，上注溪谷，而渗孙脉，津液和调，变化而赤为血，血和则孙脉先满溢，乃注于络脉，络脉皆盈，乃注于经脉。阴阳已张，因息乃行，行有经纪，周有道理，与天合同，不得休止。切而调之，从虚去实，泻则不足，疾则气减，留则先后。从实去虚，补则有余，血气已调，形气乃持。余已知血气之平与不平，未知痈疽之所从生，成败之时，死生之期，期有远近，何以度之，可得闻乎？

岐伯曰：经脉流行不止，与天同度，与地合纪。故天宿失度，日月薄蚀；地经失纪，水道流溢，草萓不成，五谷不殖，径路不通，民不往来，巷聚邑居，则别离异处。血气犹然，请言其故。夫血脉营卫，周流不休，上应星宿，下应经数。寒邪客于经络之中，则血泣，血泣则不通，不通则卫气归之，不得复反，故痈肿。寒气化为热，热胜则腐肉，肉腐则为脓，脓不泻则烂筋，筋烂则伤骨，骨伤则髓消，不当骨空，不得泄泻，血枯空虚，则筋骨肌肉不相荣，经脉败漏，熏于五脏，脏伤故死矣。

黄帝曰：愿尽闻痈疽之形，与忌日名。岐伯曰：痈发于嗌中，名曰猛疽，猛疽不治，化为脓，脓不泻，塞咽，半日死；其化为脓者，泻已则含豕膏，无令食，三日而已。

发于颈，名曰夭疽，其痈大以赤黑，不急治，则热气下入渊腋，前伤任脉，内熏肝肺，熏肝肺，十余日而死矣。

阳气大发，消脑留项，名曰脑烁。其色不乐，项痛而如刺以针，烦心者，死不可治。

发于肩及臑，名曰疵痈，其状赤黑，急治之，此令人汗出至足，不害五脏。痈发四五日，逞焫之。

发于腋下赤坚者，名曰米疽，治之以砭石，欲细而长，疏砭之，涂以豕膏，六日已，勿裹之。其痈坚而不溃者，为马刀挟瘿，急治之。

发于胸，名曰井疽，其状如大豆，三四日起，不早治，下入腹，不治，七日死矣。

发于膺，名曰甘疽。色青，其状如穀实菰𦼮，常苦寒热，急治之，去其寒热，不急治，十日死，死后出脓。

发于胁，名曰败疵。败疵者，女子之病也，久之，其病大痈脓，其中乃有生肉，大如赤小豆。治之，剉菱翘草根各一升，以水一斗六升煮之，竭为取三升，则强饮厚衣，坐于釜上，令汗出至足已。

发于股胫，名曰股胫疽。其状不甚变，而痈脓搏骨，不急治，三十日死矣。

发于尻，名曰锐疽，其状赤坚大，急治之。不治，三十日死矣。

发于股阴，名曰赤施，不急治，六十日死，在两股之内，不治，十日而当死。

发于膝，名曰疵疽，其状大痈，色不变，寒热而坚者，勿石，石之者死，须其柔，乃石之者，生。

诸痈疽之发于节而相应者，不可治也，发于阳者，百日死；发于阴者，三十日死。

发于胫，名曰兔啮，其状赤至骨，急治之，不治害人也。

发于内踝，名曰走缓，其状痈，色不变，数石其输，而止其寒热，不死。

发于足上下，名曰四淫。其状大痈，不急治之，百日死，

发于足傍，名曰厉痈，其状不大，初如小指发，急治之，去其黑者；不消辄益，不治，百日死。

发于足趾，名曰脱疽，其状赤黑，死不治；不赤黑，不死。治之不衰，急斩之，不则死矣。

黄帝曰：夫子言痈疽，何以别之？岐伯曰：营气稽留于经脉之中，则血泣而不行，不行则卫气从之而不通，壅遏而不得行，故热。大热不止，热胜则肉腐，肉腐则为脓，然不能陷于骨髓，骨髓不为燋枯，五脏不为伤，故命曰痈。

黄帝曰：何谓疽？岐伯曰：热气淳盛，下陷肌肤，筋髓枯，内连五脏，血气竭，当其痈下，筋骨良肉皆无余。故命曰疽，疽者，上之皮夭以坚，状如牛领之皮。痈者，其皮上薄以泽。此其候也。

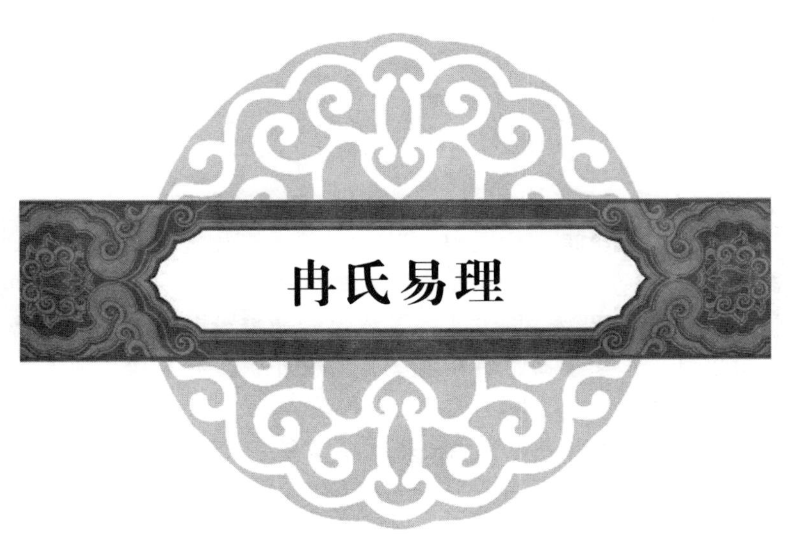

冉氏易理

导　读

《冉氏易理》编纂时间，约在1913年前后。先父年轻时，名冉剑虹，思想进步，曾参加辛亥革命武昌首义，时任湖北新闻社社长，兼首义军军务处秘书长，乃首义军的领导成员之一，曾亲自带军，活捉黎元洪于床下，后黎篡夺义军领导，下先父于死牢，此事邵力子、熊克武辈知之甚详。本书乃先父狱中所写，虑来日已短，故《易理》一书，不求全达，乃深有心得者，所谓精华中之精华也。

中国是一文化古国，为世界所公认。最古之典籍，号称“三坟”，一曰伏羲《易经》，二曰《黄帝内经》，三曰《神农本草经》，魏晋以降，能诵“三坟”者，视为大学问家。《内经》《本经》，已列中医“四大经典”之一之二，又医易相通，古人云“不知《易》，不可为医”，是肄医者，能不谈《易》乎？《冉氏本草》释木香曰：“木香为木之精华凝结于一部分，曰藉天阳嘘植，正象重离，阴精内含，阳精外护，有是理，即有是象，有是象，即有是物，有是物，即有是物真正之性能功用。”是不读易者，读《冉氏医学全著》亦难矣。

现将《冉氏易理》断句，加标点和目录，以飨读者。

——冉先德

乾

一阴一阳之谓道。《易》三百八十四爻，不过一阴阳。乾坤为易之门，六十四卦，不过一乾坤。阳包乎阴，天统乎地。乾坤两卦，又不过乾一卦。是乾者，其大无外，万汇包罗，而千万言难以尽者也。乃文彖浑浑沦沦，以“元亨利贞”四字释之，智者见智，仁者见仁。后之学者，如游夏不能替一词，即孔传所释，或分为四，或析为两，或合为一，亦各各不同。要之纯一不杂，于穆不已，理象气数，消息盈虚，已于此四字尽之。不必强著形迹，以一端之理解。《集注》元亨者，天道之本然，理也。利贞者，人事之当然，数也。隔断天人，强分理数，不唯非卦正义，且非文彖本旨矣。循环往复，潜玩卦象自见。故学者当高着眼孔，不可以一家言自域。且有卦可无《彖》（即《彖传》内容），有《彖》可无爻，有《彖》爻可无传。所谓神而明之，存乎其人也。

太虚寥廓，不过气而已。气为水所化，水不自化，必天阳下交乃化。水火者，阴阳之征兆。火不交水则燥，阳不交阴则亢。龙，阳物而生于水，即阳根于阴之义。嘘气成云，即水化为气之义。震一阳生二阴之下象龙，亦此意也。一龙字将天道化生之源及其所以然之本性，尽情绘出，而不可亢之意，亦在其中。然象者象其理，不必有其事，因其理难明，故著其象以示之意耳。如以事，龙岂可无首。虽然，阴阳变化，何奇蔑有，一物变数物，数物变一物，动物变植物，植物变动物，人变动植物，博物家类有实征。《湘志》汉城、长沙，无首龙出河，飞头之国，六见载籍。有其象即有其理，有其理即有其事，学者特患理有未穷耳，不可一概将圣经抹煞也。

乾六爻皆阳，固纯而不杂，然阴阳之道，最忌隔阂。故天地不交则否，孤阳无阴，亢极必悔，不唯上九悔，六爻中均有个悔字。唯知变知化，物物而不物于物。潜见飞跃，并无容心。境不得而穷，愈穷愈达；时不得而困，愈困愈亨。如是则天德洋溢，随处皆道矣。故读易当活泼泼地，分之为六爻，合之为一卦，广之为六十四卦。然初有不潜而建侯利者，上有不亢而敦艮吉者，且五有不飞不利，而共履厉，屯膏凶者，学者当会而通之。文彖元亨利贞，极全赞美，而周爻曰厉曰悔，此周爻与文彖不同也。然文《彖》元而亨，亨而利，利而贞，如环无端，亦周爻龙之变化不测也，此不同而同也。反而观之，则谓六爻均含有悔字可也。化而裁之，即谓上九亦无悔无不可也。读易者上不可不如龙。

乾六爻皆九，用九者，用六爻之九也。一部《易经》，无非教人用易之法。乾坤为易之门，六十四卦不同，而九六则同，故周公于乾坤六爻之外，特著用九用六，以发其凡。广言之，则用六十四卦，一百九十二爻之九。约言之，则用本卦六爻之九。《集注》谓用上九，似近于狭。经文统言九无上，统言龙无亢，何谓专指上爻。况不言六龙而言群龙，语意尤为浑括。安石欲系用九于上九之下，实为武断。无首者，天德不可为首，过刚则折。六爻均宜各正性命，用六爻御天者，均宜驾驭六龙，不止一爻一龙也。故六爻均不可与时偕极，如稽阮优游竹林，何尝不是潜，而放荡礼法，是潜中之亢也，卒罹于祸，此所以有悔也。故曰六爻均有个“悔”字在也，于此可得用易之道矣。

化工不言工，灵虚广汉，原无容心于物，然极天下之形形色色，怪怪奇奇，无不由天阳所嘘植。故曰万物资始，然资始之先，不名物也。资始之际，亦未成物也。以气言，不以形言。物之成形，皆阴阳和合，地代有终也。天可统地，故言天必藉物以明之。元可统天，故释元必先以大赞之。究之天无可名，距地太远，无空气则无声，无形质则无臭，然必于虚处看出实来，柔处看出刚来，静处看出动来。阳实阴虚，乾刚坤柔，天动地静，于化源交换处抉出髓汁，先圣均大有深意于其间也。后学拘于字面，穿凿支离，说成死天地，无惑西哲之窃笑于其旁也。然西说从滞于迹也，学者所当会其通也。

天运周流不息，元亨利贞，终而复始。虽元可统天，然必阴阳和合，云行雨施，而后乾坤有一番新气象。参赞之功，全在此处体会。故其始终全体大用，不可不明。六位者，八卦六爻之正位，非仅指本卦六爻之位言也。故孔子曰，六爻相杂，惟其时物。非相杂何以谓时，非正位何以谓成，而震之初，艮之三，巽之四，兑之上，离与坤之二，坎与乾之五，各随其全体卦画而定。一卦有一卦之体，一体有一体之用。不然，乾之初九勿用，需之下卦亦乾也。何以利用，乾之上九有悔，履之上卦亦乾也。何以有庆，此关不透，易不可得而见矣。唯明阴阳始终之理，妙全体位时之用，而后由博反约，主宰在我。世有活隆，道无升降，运有否塞，法无盈亏。极龙之变化不测，可以乘之。极天之广汉无垠，可以御之。学者于此，可得用易之实功矣。

一阴一阳之谓道，阴阳各有变化，不变不化，则成死阴阳，何以谓道。故可常而不可变，可经而不可权，皆非道也。乾为众阳之宗，对峙者坤，其余六十二卦，莫不得乾之一体，既变又化，则所赋之命殊，斯所受之性异。动止险悦，各具其体，悔吝吉凶，各成其用。唯能尽其性，致其命，斯能尽物之性，致物之命，变化之理，性命之学，于此尽发其蕴。而其所以然之功，不外保合太和，调其偏而归于正，一部《易经》，全包罗在此。上言天道，故举元以赅亨。此言人道，故明贞以合元。分之合之，而元亨利贞四者之真谛益见。其见于六十四卦者，各成其元。其亨，其利，其贞，或元而不亨，贞而不利，或不贞而贞，不亨利而亨利，故《易》不可为典要。唯变所适，然则所以适变者，其为《易》之典要欤。

《彖》断一卦之吉凶，爻效一爻之得失，孔子恐后学之不明也，故作《彖传》《小象》以释之。又恐后学之拘于彖爻，以《易》为卜筮之书，而不明卦之真体实用也，故作《大象》发明用《易》大法，以昭示来兹。凡修德临民，致物利用，咸在于此。方今泰西各种科学亦包含在内，乃圣门切己之实在功夫也。孔子没而微言绝，《易》如长夜数千年，后儒不知《象》，故谓《象》失其传。不知有卦之先，而《象》之理已昭。有卦之后，而理之《象》益著。又得孔子《大象》，体用兼备，则所以提挈天地，把握阴阳者，俱有道矣，而况各种科学之仅得一体哉。乾之《大象》曰天行健，其机固未尝息也，黄帝之子孙其哀矣。剥必复，否必泰，理与数合，道与器融。其在斯乎，其在斯乎。

孔子，道德家，故其释《易》，多以道德立言。道不宏，非至道。德不博，非至德。道即器之精，德即理之著，道也，器也，德也，理也，一而二，二而一者也。《文言》确乎不拔，乐行忧违，为修德之极则，知至至之可与几，知终终之与存义，为明道之极功。至同声相应，同气相求，水流湿，火就燥，云从龙，风从虎，则方今声光电化，各种物理科学原则，早发明于数千年以前。机械制造，水火功用已昭。无线电、光学、声学亦恍惚得之，尚在初期。云龙风虎，动物与无形气体合化之源，尚未体到。而与天地合其德、日月合其明、四时合其序、鬼神合其吉凶，则又本末兼赅，体用悉备。各种学理，各项宗教，均包括在内，岂一理一器之可企及哉！然而圣人不言也，圣人如言也，穷通难亨，为皇殆有以诏我矣。

坤

文之序卦也，始则刚柔初交而难生，险在前而难动，终则火水未济而无攸利。险在内而虽明，始终不外一险，想见羑里推演时，无限危惕，故孔子曰：作《易》者其有忧患乎？而乾坤则拔出险中，独处六十四卦之先，完我阴阳固有之本体。然阴阳同处太极，浑然一团。即两仪既判，而互换互根，交接之间，仍是一气，其机固未尝息也。故乾有元亨利贞，坤亦有元亨利贞，阴阳合撰，天地同德。但乾则健运不息，一片化机。故文《彖》浑言元亨利贞，亦以一片化机释之。坤则厚德载物，实有其质，故实指其物曰利牝马之贞。要之四德只是一德，阴阳只是一气，阳不交阴则亢，阴不交阳则凝。乾之元非坤无以亨，坤之贞非乾无以利，此乾坤之锁钥，阴阳之奥窍也。学者可以默参化育矣。

贞之为言，正也，六十四卦皆利于贞。皇天无亲，唯德是辅，民罔常怀，怀于有仁。惠迪吉，从逆凶，从吉未有不贞，而能成天下之大业者也。虽君子与小人处，君子常败，小人常胜，如汉之党祸，唐之清流，宋之洛蜀，明之东林，似以贞而获咎，然屈于一时者，伸于万世。坤之《彖》曰安贞吉，周文岂欺我哉。然必有定识，而后有定力，邪说不足惑，富贵不足诱，杀之囚之不足易，安之道也。君子一贞而已矣，不以是非外论祸福也。不求身安，是以心安。彼违心而颂安汉公功德者，其结局果何如耶？安乎否耶？

天者，气之凌于虚者也。地者，气之结为质者也。虚气由实质所化，实质由虚气所成。其体原互相环抱，而元黄即剖，其物物化化之功，亦互相依伏而不已。故天道下济而光明，地道卑而上行。乾坤大象一行字一势字，将天地本来面目及其所以然之功用，尽情绘出。唯行故不息，唯势故能载。势从力，凭乎大气之力以举之也。西说谓地球有吸力，又谓矿物在地中甚软，出土方坚，受地中热力蒸化故也。是地之内外皆气也。气大而奔流有力者为势，非动何力，非力何势。势也，即气也，何气也，即乾行不息之天气也。法象莫大乎天地，参之两之，而道在是矣，是在学者。

阴阳各有变化，二者成乎变者也。变者，生乎动者也，阳不动则尽于乾，阴不动则尽于坤。是六十四卦不可得见，而乾坤真乎息矣。先儒囿于阳动阴静之说，谓天动而地不动，近世西哲发明地动实理，一破中儒千古之非。然数千年以前，孔子已将地动理由明告后世，《文言》“坤至柔而动也刚”一节是也。匪刚何以有常，匪常何以时行，匪时行何以化光，将阴阳冶之一炉，天地融成一片，此则又非西学所可及矣。且一阖一辟，互有动静，故《系辞》，“乾，其静也专，其动也直”，“坤，其静也翕，其动也辟”。不唯知静，并知动，不唯知动，又知静，且知其所以动、所以静。然包牺画卦，而太极，而两仪，而四象，而八卦，而八八六十四卦。固早明阴阳之变化，乾坤之阖辟，天地之动静者也。非孔子天地合德，其孰能推阐至斯。

咎者，人之所戚也。誉者，人之所喜也。然誉之祸大于咎，咎则恐惧修省，誉而恐惧修省者盖寡矣。才略皆祸患之媒，文字干鬼神之忌，近誉故也。勾践以卑礼豢夫差，唐公以甘言骄李密，皆以誉致人死命者也。故君子当视誉如鸩毒，非恶誉也，人不顾誉，则廉耻道丧。然四当过渡时代，处危疑地位，即刚明可为。犹当乾惕以防鸣豫之凶，况阴柔黑暗，天地无正色，何可轻乾坤有用之身，自绚以速祸耶。岳忠武，贤者也，而死于誉，此衡阳王子之所以深惜也。无咎易，无誉难，无誉非如萧何田宅自污，盖括之于囊，其中盖大有功夫在也。然使君子隐于无誉，天下事尚可为乎，吾以此惧。

乾坤两两相错，又互为功用。乾必言坤，坤必言乾。知黑守白则天道见，知白守黑则地道光。合无疆之“合”字，代有终之“代”字，直方大之“大”字，含章之“含”字，顺承之“顺”字，均从乾来。乾为马而坤亦言马，乾象龙而坤亦言龙，此其尤大彰明较著者也。坤纯阴无阳，阴不可极，嫌于无阳故称马，然阴之本来面目不可没，故称牝马。马而牝，则阳而阴矣。故孔传曰牝马地类，地字即未离其类之类，“龙”字即“马”字，“血”字即“牝”字，为其嫌于无阳也，故称龙马，犹未离其类也，故称血马。以经解经，而经义昭然若揭。朱子谓《象》失传，多不可解，《集注》亦解未甚晰。非敢校书成仇也。率词揆方，为易入手功夫，是不可以不辨。

屯

乾纯阳，坤纯阴。乾言“元亨利贞”，所以著天德之不息。坤言“元亨利贞”，所以明地德之合天。此亦言“元亨得贞”者，所以勉济屯君子。明阴阳之始终，补天地之缺陷。“元亨利贞”四字，不可以一端之理解。如拘以为大通正固，则是美之至也，何以随之元亨利贞仅无咎，临之元亨利贞并有凶乎？盖天地既列，而人成位乎其中。天地之事毕，斯圣人之事起。然必明天地元亨利贞之理，达天地元亨利贞之用，妙天地元亨利贞之时。未至不敢先，不轻乾坤之身。既至不敢后，不辜云霓之望。或用或不用，或往或不往，建侯功夫，纯在“元亨利贞”四字上体会。明乎此则动乎险中，超乎险外。断鳌立极，炼石补天，旋转之功，立宰在我矣。尚何屯难之堪虞哉，则即谓之大亨贞也，亦宜。

坎为水。水化气而上行为云，气复化水而下降为雨。水在地中曰水，出山下曰泉，上于天曰云，降于天曰雨，各随其体质而名。《集注》谓上坎为云，下坎为雨，非也。本卦《彖传》以卦画言，自下而上，故曰雷雨。《大象》以卦象言，自上而下，故曰云雷。雷奋自地，适为阴抑，故发为声。云上于天，未得阳化，故昭其象。天地清明，则万里无云，雷不发声，云雷作则天地晦，必阴阳合和，沛然下雨，而后乾坤静穆，显出一番新气象。是云雷者，阴阳初交，将畅未畅，亦犹屯难在前，将泰未泰也。畅之泰之有其道，故君子奋其阳则雷发，破其阴则雷收，升其阴则云腾，化其阳则云散。燮理阴阳，参赞天地。有实功在，所谓经纶也，条理可征者也。将来科学发明必至者也，学者以为迂诞否耶?

震以初为正位，坎以五为正位。屯之初五，皆得位者也。阳莫贵于五，然建侯之利，不在五而在初，何也，盖位天位者，必有天德，且得天时，无其德而有其位，必为天下僇。德矣而无时，则虽尼山至圣，亦只以布衣老。如谓帝王之业，可以力征。极项羽之雄，不免乌江之败。极拿翁之威，不免孤岛之囚。证之中外，无惑爽者。况世界进化，欲定于一尊。拂人之性，菑必逮身。此九五大贞之所以凶也。卦象草昧未启，险难在前，如哥伦布以探险队开辟美洲，其象正合。且华盛顿倡立民主，亦正合震以初为正位，本卦以初为利建侯之旨。天下原无二理，古今只有一道。故中外学理事实，数千年若合符节。苟昧于知几，窃据九五，则在下之君子动矣，大得民矣，迅雷不及掩耳矣，陷于险而不可救矣，顾不大可畏耶?

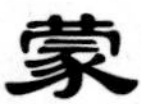

一阳为二阴蒙蔽，上下桎梏，处危险地位。阳明内陷，不能光昭于外，已成蒙象。况内既陷之已深，外又止而不动，何蒙之甚也。蒙则悔耳，吝耳，厉耳，有凶耳。何以亨，亨以人事言，故下文著一求字，不求则困于蒙矣。陷之而不能出矣，止之而不能行矣。尚得谓读书寡过，穷经致用乎哉。险而止，极蒙之形，蒙而亨，妙险之用，然祸福之见太明。群工趋避，天下何以有道义，故君子难无苟免，鼎镬如饴，即此身不幸，而十四种原质常存，浩气复还于太虚，刀锯不畏，何论缧绁，故羑里七年，适足破惑存义，为千古坎凛不平者一发其蒙，缉熙敬止，蒙难而亨，圣功匪遥，求之而已，先圣其告我否耶？

屯之震阳赫赫在下，蒙之艮阳明明在上，皆得正位。利建侯，利御寇，又皆利贞。然屯以初为济屯之主，而蒙不以上为发蒙之主者，艮为少男，正象童蒙，精华太露，浮躁不中，故难望以拯溺，而觉无牖民。仍责之险阻备当之九二，且艮性止，曰匪我求童蒙，童蒙求我，非示艮以不止耶，非以我虽处坎陷之中，而刚中之德自若耶，然止非不美之谓也。止仁，止敬，止慈，止孝，止信，止至善，均是止。求则求得所止，非险即不可止也，如杀身成仁，何尝不是险。打破生死关则行果，勘透义利界则德育。故君子知止有定，我育我德，物不得而蔽。我果我行，境不得而阻。源泉混混，不舍昼夜，上下同流，化机不息，坎难困厄之场，何尝非修德励行之具哉。

蒙宜求，不宜止。唯止故蒙，唯求故亨。艮之所以止者，阳极于外，居上卦之终。无可再进，故必返而求之，合同气之九二，攘群阴以发其蒙，求之则不必御之矣。御者何，对阳言则曰求，对阴言则曰御，其义一也。屯蒙皆二阳四阴。阴阳上下，中蕴剥复之机。上之下之，化化在我。如水性就下，泉水何以独上，盖地之内外皆气，气能化水，阳气鼓动阴质逆行故上。然气不自化，着物乃化。泉也者，化机鼓荡，一片神行，刚中不陷，德博而化，反得荫蔽之用者也。君子观于云雷之故，而知阴阳之神化于上。观于山泉之故，而知阴阳之神化于下。不然，云雷山泉，与经纶德行何与，而孔《象》取之何哉？

需

坎上乾下为需。需字古文作“𩂈”，从雨从天，非坎上乾下乎。《说文》“需，𩓾也，遇雨𩓾也”，既雨乃止，已昧先机，唯未雨绸缪。需之先有实在功夫，而后主宰在我。需之际有透确眼力，而后方针不迷。既孚且光，乐我周行。排山倒海之波，吞天沐日之涛，我行我素，故必有所需，而后有可往，亦必需得其贞，而后往无不利。今之航海航空者，可谓善矣。然极之于其所往，南北冰洋生气绝，距地太远空气稀，探险者屡陷于险，往而无功，是其义尚有困穷矣。健行之气不息，刚中之力无外达异星体，别开交通，上科学发明所必至也。厥理已著。如象斯昭，尚需何时耶？

地气上腾者为云，云即气也。上天之载，无声无臭，亦气也。但天为阳气，云为阴气。即西学氮气、氧气之说也。云上于天，二气磅礴，阴气为阳气所搏，昭著成象。将雨未雨，将雨者，阴气已交，未雨者，阳气未化，气化则水行矣，沛然下雨矣。云既上天，阴阳能事已毕，恰如分际。此时重其阴则阳滞，益其阳则阴竭，均碍化化之功，即孟子所谓助长是也。唯优之游之，使自和之，宴乐者，所以和饮食也。饮食者，所以和体气也。饮食宴乐，君子以自和也。而体天之功用在是矣。处分已定，无俟他求。谢安之围棋，赵鼎之鼾睡，亦饮食宴乐意也。需之义大矣哉。

云昭于天，雨象既成，然云也，非雨也，变而未化者也。以卦画论，坎上乾下，中寓睽乘之象。需之道纯在阳化，乘者使和，阳莫贵于五，五与二应，得五化，则有天地交泰之功。

得二化，则有水火既济之利。唯其未化，是以必需，需郊需沙需泥，大有秩序，非姑为是需云尔也。既已及于险，而出穴入穴，需之功用，更元之又元，物物化化，生死死生，确有如此实理在。老庄恍惚得之，惜未笔于书，后儒不以为学理，而以为诞妄。近世西人亦无此种科学，故难言之。然卦象固昭然若揭也。小而饮食之常，大而生死之变，极而天地阴阳之化，亦学以需之而已。

讼

险在上易见，险在下难明。屯需皆险在上，蒙讼皆险在下。然屯则勿用攸往，需则往有功，蒙则利涉大川，讼则不利涉大川。想见羑里推演时，上下往复，穷理尽变，于讼尤吉凶并衡，利不利同著，其所以示人者至深切矣。夫君子与天同体，天且弗违，而况人乎。然汤之泸圣，尚囚夏台，文之渊恭，亦辱羑里。天下固有不可以情感、不可以理喻、不可以德化者，用是愈惕然矣。德不足孚于己耶，行不足孚于人耶，何坎凛窒塞至斯耶？于理欲界决从违，不于是非场争胜负，唯内自讼而已，是讼正所以速君子进德也。君子有孚，窒且惕，尽用讼之道矣。

水能化气，气复化水，天水本一源，至天水违行，则上下隔阂，而化机或几乎息矣。究其所以相违之故，气不化水之过耶？水不化气之过耶？平斯狱者当据何种学说，何项理由耶？《大象》曰“天与水违行”，“天与水”，非“水与天”也，责在天也。然为昭于天，于穆不已，乾行不息，何当与水违，亦水之自违耳。归罪于天，天不受也。此种疑案，决无相当正确之裁判。故君子做事谋始，在于未讼之先，不在于已讼之后。《彖》戒厥终，《象》图厥始，皆恐讼之成也，其义一也。以卦画论，始即初，终即上，始一变即为天泽履，终虽变仍为泽水困，讼之不可终也如是夫。

讼有二义。以修己言，争讼之心不可有；以治世言，平讼之道不可无。故五听详于周官，三审列为今制。欧美各法制国三权鼎立，而司法立法居其二，无讼者。人类进化，世界大同之学说，非所论于天演竞争时也。使讼真可无，则六十四卦，可无讼一卦。《易》之为书，意存微惕。除谦卦六爻皆吉外，凶悔吝三而吉一，文《彖》于讼言吉者一，周爻言吉者四，讼而非美德也，何多吉也。况九二为阴陷害，阳气不伸，不能上交，以致天变垂象。最后解决，不能不藉讼以资救济。否则一阳陷没，正气绝，天地否矣。此平讼所以为宰世大权也。虽然，恩竭则慢，法竭则叛，用法者固当别有精神在也。衰矜勿喜，亦不可不有孚窒惕也。

师

古今中外言兵者多矣。求一抉兵家之髓，历千百世而不易者，戛戛乎其难之。方今科学发达，空中战，海底战，历一次战争，增一番新局。不唯古法不可言今兵，即近年秘符，现时已成雏狗。后之视今，安知不从今之视昔，故言兵者更不易之。西哲有言，兵者最高最深之活学问也。虽然，无论战术战略，攻势守势，无不有应用正当之原则。虽有时因己之目的或敌之况状，不能不出奇制胜。然不过活用原则，非于原则之外，别有所谓奇也。文之《彖》曰师贞，一“贞”字括尽古今中外兵学家千百万言不尽之旨矣。兵不厌诈，乃后世瞽谈。遇节制凝重之敌，而可以诈撼之哉。天地之道以贞胜，战策万言，战局万变，不易文象矣。

古者寓兵于农，居则为比闾族党州乡，出则为伍两卒旅军师。故容保其民，即畜养其众，与近世欧美征兵制，兵民合一略同。师一阳五阴，九二刚中为帅师之主。不居上而居下者，明示顺从民意。不处逸而处险者，明示身先士卒。然保之畜之，非以毒之。时因有害于民，不能不动众为最后解决。仍是绥我亿兆，冀贯彻其最初保畜之目的。为天下战，不为一人战，不然，火光触天，飞烟迷地，枪林弹雨，肉薄血飞，将恃何道以作民气哉。气生于勇，勇生于理，天下未有理不正，而能鼓民之勇者。王莽伪为金藤，刘裕修诸帝陵墓，皆假正者也。乃有并假而无之者矣。君子观于民众从违，而胜负之数已决。

兵以服从命令为归，将以谨守纪律为准。兵不用命，谓之无兵。将不循律，谓之无将。故初六陈师以出即明律，九二位师中即申命。兵者，儒事之最精者也。见可而进，知难而退，投机之会，间不容发，非老成练达，忍辱负重者，固未易言也。陆逊忍辱，故成白帝之功。廉颇持重，故无长平之败。彼镖悍疾驰，自谓能军者，皆不知师次者也。其将固可虏而代也。犹有进者，先谷济河，林父因之同徇，庞藉荐狄青依智高，曰原勿置监军，必能成功，盖舆尸为军中大忌也。鱼朝恩为观军容使，而九节度之师溃于符汤，郭李岂不能军者哉。师爻言者三，失律则藏亦凶，舆尸则贞亦凶，其所以示人者至兢兢矣。

比

师比皆一阳五阴，师之坎阳在下，坤阴在上，不得正位，是为不贞。而用易者不可不贞，故《象》言贞。比之坎阳在上，坤阴在下，得正位，是为贞。而尤不可不常保其贞，故《象》言永贞。初筮下卦得坤之二，原筮上卦得坎之五，坎五即乾五也。乾坤两元会合，何吉如之，此比之所以为吉也。元亨利贞，分见六十四卦中，未有以永为卦德，而列入四字者。先儒误以元永贞为三德，故于象传比吉也。三字说不去，疑为衍文。集注亦未得解，故引渐卦“女归吉也”之例为说。永贞即坤利永贞，坤用六能永，故以大终。比上六不永，故无所终。坤阴疑于阳，故道穷。比阴外于阳，故其道亦穷。学者比而同之，思过半矣。不永而永，无终有终，比之道得矣。是之谓《易》，是之谓用《易》。

气体可悬空，液体必着实。水为液体，故必着于固体之地。水之比地，为物理学一定不易之原则。地上有水曰比，卦之命名精确如此。然孔《象》于卦，多自上面下，不曰水在地上，而曰地上有水，一字上下，将比之真确实义完全绘出。盖水性润下，地中全舍有水质。如云水在地上，是划水与地为二，将水说成死物。唯地上有水，水到渠成，随地高下，活泼泼一片化机。究之水之所以比地者，全在水中一阳。化学家谓，水两成氮气，中舍一成氧气，即卦两画阴爻，中含一画阳爻是也。设有阴无阳，则水冰地坼，两不相融，水地均成死物矣。卦之功用亦在一阳。阴不可不比阳，阳亦不可不比阴。文《象》以卦体言，故责在阴。孔《象》以卦用言，故责在阳。比字从上，阴阳两相比。乾必言坤，坤必言乾，亦比之义也。君子观于此，而易之道得矣。

一卦有一卦之义，一爻有一爻之义，比六二柔顺中正，又阴阳正应，上下合德，故贞吉。然初六六四，无德五位，似不吉不贞。何以初不著坚冰之渐于其始，而象盈卸之吉于其终，四不纳樽簋之约于牖内，而比刚中之贤于应外。盖初以卦之相综言，四以卦之相接言。不吉而吉，不贞而贞，活用卦爻之精神也。周公见得易理难明，故析为三百八十四爻，疑议其占词从体，从用，从错，从综，从变，从中爻，以穷其奥，乃推演卦理，非仅教人卜筮也。失其道则吉者可凶，明其理则凶者可吉。驱策阴阳，旋转天地，是诚在我。故孔子曰，初率其词而揆其方，继乃有常，又曰居则观其变而玩其占。后儒不以明理为趋吉避凶之本，真求之枯草死芥之中，不卜之人而卜之物，不卜之己而卜之神。读《易》所以进德修业寡过，似此德何由进，业何由修，过何由寡哉？上欺人自欺而已。

小畜

云气也，风上气也，云为有形之气，阳中阴，风为无形之气，阳中阳。小畜巽上乾下，巽为风。文《象》不言风而言云者，正以状风之功用也。阴气聚则为云，云则雨作，阳气行则风，风则云散。小畜五阳一阴，阴气之微，不敌阳气之盛。虽六四得位，如阴气团结，已成密云之象。然上下五阳交感，牵之挛之，足以制阴而不使为害。如风之足以散云而不使为雨也，不雨则无所畜止矣。阳之志行矣，往矣，可亨矣。虽然，阴霾已昭，天变垂象，其机捷于转瞬，间不容发，迟疑不可，躁进不能，配道存义，全在巽以行权。比一阳比五阴，小畜一阴畜五阳，比坎五得正位，小畜巽四亦得正位。比言贞而小畜不言贞，其义可深思矣。

存于心之谓德，真诚无饰，焉用文。刚健之德，不屈不挠，决无可以迁就，焉用以懿文。且懿文其德与风行天上何与，而孔象取之，此乃以人合天，持身经世大工夫，非孔子时中之圣，不能体及也。盖距地太远，则空气稀薄，寥廓之间，不过罡风而已。曰天上，则距地远可知，曰风行天上，则风为罡风可知，罡风烈烈，凛无生气，孤阳不生，此其实验。乾健之德，原属至美，然亢则有悔，惕必因时，世既变，则所以应世者，亦不可不变，否则德有时而穷矣。文《彖》以卦体言，恐五阳止于一阴，孔《象》以用言，正赖一阴以济五阳，懿以文德，即巽以行权，君子观于天人之深昭昭矣。由此以推，体天可以明德，明德何尝不可以达天，罡风之上，生意油然，别开交通，利有攸往，亦科学发明所必至也，岂仍于巽中求之耶？

六四一阴畜五阳，阳大阴小，四于两卦为人位，乃小人得志，阴阳反复，而众君子蒙难时也。然阳果为阴畜，何以为阳？故君子难无苟免，责无旁贷，若必不进，世道付之何人。《彖》言往言亨，爻言复言吉，皆为君子劝驾也。或谓一阴之微，何足以止五阳，不知葵京复用，则元佑一网打尽，魏珰歧虐，则东林靡有孑遗，法之恐怖时代成惕象，二十一名士八十一议员成血象，此皆昭人耳目者也。况四当过渡时代，二牵五挛，可祸以党，一党字即足以死君子而有余。然阳有必复之机，阴无倖胜之理，小人终有倖者哉。故小人得志之日，即小人杀身之时。寡助之至，亲戚叛之，唯闼之间，有戈予焉，跬步流血，若之何弗惕？爻曰有孚血去惕出无咎，为小人开自新路也，惜夫小人之不知孚且惕也。

履

《彖》以卦之全体言，爻以卦之一爻言。然《彖》有以一爻言者，蒙之原筮就二言，比之再筮就五言，本卦之虎尾就三言是也。兑二阳一阴，用在三，履五阳一阴，用亦在三。三为阳位，八卦得三之正位者唯艮。六四阴而居阳，柔而志刚，故不为兑之羊，而为艮之虎。三居下卦之终，不唯象虎，而并象虎之尾，彖词之精如此。《彖传》曰，“履，柔履刚也”。是以柔德履刚位彰彰矣。然以一爻之义言，则柔履刚。以全卦之体言，则乾履兑。故孔传于释卦名卦词之外，补出履帝位以广其义。《集注》谓“三履二”，试问二何以为尾？又谓“履帝位”即是“履虎尾”，试问九五所履之位，何以为虎？又何以为尾？来子发明《易》《象》，为孔子言《易》后第一人。然沿旧说作《集注》，错误犹多。《易》以卦为本，原不在文字间求，并此而错，所失不愈远乎？是不可不辨。

人有礼则安，无礼则危。国有礼则治，无礼则乱。礼者，持身经世之大法，政教刑赏，均在其内。故周官六卿分职，谓之周礼，非徒威仪末节云尔也。昔一代之兴，必有一代之礼。方今欧美法制国，无不制为良美宪法，以为全国上下之标准。合箕风毕雨之传，欲划一而纳于轨物，则必树之鹄而示之的，折柳樊圃，狂夫惧惧。曹操分香众履，不及他事。王莽即真，必先假摄，不敢公然犯天下之大不韪，是以知礼之防闲者大也。虽然，不法法，则事无常，法不法，则令不行。上天下泽，各有体质，各有功用。辨上下，非徒责之下也。定民志，非徒责之民也。制礼者犹不可不得其平也。

礼以严为体，和为用。履虎尾，严也，不咥人，则严而和矣。以人事论，严中不可无和。以卦体论，刚中不可无柔。故六爻阳居阴位则吉，二贞吉，六元吉，四虽刚乘柔，以两卦交接言，正履虎尾，亦终吉。初则行其兑悦之素，而不过无咎；五则得其乾健之贞，而不免有厉；三则逞其眇跛之能，而自陷于凶，居阳志刚故也。履之道思过半矣。《序卦》物畜然后有礼，故授之以履，履释礼，然《象》爻无一字及礼，履者卦之一端，礼者履之一端。六十四卦皆利于贞，履阳盛阴微，阳得位而阴不得位，非不美之卦，阳莫贵于五，而九五贞厉，盖以卦之用言也。反之而不贞言贞者可知矣。于此可见《易》之时。

泰

六十四卦各得乾坤一体或全体，兼得乾坤全体者，唯泰否二卦。乾坤上下，泰否相因。乾必言坤，坤必言乾，犹就两卦言，此则合乾坤而融之一卦也。阴阳之功用，著于乾坤。乾坤之功用，显于泰否。外卦为阳，坤阴往居，则阳而阴矣。内卦为阴，乾阳来居，则阴而阳矣。阴阳环抱，二气合化，故吉亨。阳升阴降，阴既上则必下，阳既下则必上，相交之机，两不可遏。故运会之来，莫知为而为，莫知致而至。挈天地，整乾坤，造时势，其实功均在此体会。泰之相交，在无形之气，不在有形之迹。泰字笔画从三从人从心，盖以人而贯通三才者，运用之妙，存乎一心。若论形迹，则天地反覆，尚何吉且亨之有哉。《易》之且不可拘于卦画如此，天地之道，可一言而尽也。其为物不贰，两仪未判，无上无下，无左无右，不过一气而已。形体既分，贵贱斯位，然交接之间，仍是一气。《大象》以成卦言，多自上而下，不曰“地天交”，而曰“天地交”者，盖天地之功用，不可不互换，而天地之体质，不可不各分也，于此可得交之真谛矣。究之天地从何处交起，曰往来。从何处往来，则左右是已。阳左阴右，左右者，阴阳之道路也。则所以交之真谛可见矣。交为乾坤否泰之枢纽，时不可终泰，裁之成之，使归于道，辅之相之，使协于宜。运用日月，驱遣风雨，凿通两极，改奠四维，功愈推而愈宠。岂唯左右民，唯天地实，上下之至矣。尚可以言思拟议尽乎。然切实穷理，夫固非佛老之凿空寓言矣。一阴一阳，一来一往，息必盈，盈必消，消必虚，虚又必息。不唯极盛处衰即伏，且极盛对面，即是极衰，理如是，象如是，气数六如是。故泰必否，否必泰，泰之上六曰“城复于隍”，夫于是泰也，六如犹是城也，何以预定其复隍，其机如此，危乎危乎。汉武承文景富庶，太仓之粟，红朽而不可食，唐太贞观之治，天下晏如，书大有年者三，不可谓非泰也，乃未几而尸伏辽东矣，血流幕南矣。轻心一掉，否即随之，泰之不可恃如此。否泰阴阳同是一样盛，不过上下往来之异耳。初美其征，上著其复，泰之始终，已可概见，而其中保泰功夫，纯在艰贞二字体会。若夫理极逃数，移象换气，否可使泰，泰不至否，此则尽旋转天地之功用矣。古之开天明道，德盛化神，而无极者夫。

否

上天下地，唯我独尊，我之为我，人也。人何以尊，人为三才之一，与天地参也。上之不能先天地立极，次之不能与天地合德，下之不能安天地自然义命，则失为完人，名人而实匪人矣。否施君子，则君子安之，身可否而心不可否，时可否而道不可否。素患难行乎患难，无人不得，且藉此当头棒，动忍增益，以光大德业，为来世开太平。否之匪人，则唯与时偕否，造成最大劫运。斯世无气节，天下无道义，不至人道绝灭不止。文彖曰，否之匪人，不利，非为若辈惜，为天下人类惜也。《集注》“否之者，大也，匪人也”，添字训经，且归咎于天，谓不容智力于其间，似此斯世斯民，付之何人？人与天地参之谓何？三才中可无人矣，然则人固未可自卑已。

天之将雨也，则蚁迁其穴。时之将冬也，则蛇蛰其窟。否运方来，物犹先为之所，而况人乎。然人往往罹于祸难，而不克振拔者，利禄之心误之也。扬雄蔡邕之失身者无论已，即攀龙附凤，自命识时俊杰，而醢之俎之，放之囚之，当大难切身时，回头一省，究竟为着谁来。可以荣我者，即可以辱我者也。险难在前，何以辟之，唯德召名，何以俭之，混迹材与不材间，不唯不视禄为荣之端，且视禄为难之薮。虽然，天下有道，丘不与易，时局否塞日，正君子干济时，取用世主义，不取弃世主义。制人而不制于人，物物而不物于物。德博而化，人定胜天。不济世否而济身否，此则尤其小等者矣。

否坤下乾上，阴阳翩翩，各归一气，六二柔顺中正，九五刚健中正，阴阳正应，又各得正位，宜莫吉于此矣，乃名之曰否，此盖专就气化言耳。文彖著往来之体，孔传明交不交之用，天地何以往来，何以交不交，不过气而已。不交则否，知其所以成否，即知其所以济否。否之命名，已将济否功用及活用卦之精神，和盘托出。以近似言，否不过如日之夜、时之冬耳。脱否完全不美，周爻何以言吉者，三言亨者再，唯君子知为理数当然，而居之不疑，且幸得此阻违，以鞭策其道义，欲念一空，理境豁然。初则拔之，从根本上解决；终则倾之，从最高处着手。悟彻否机，则否中何莫非喜非祉哉？而惜乎不可与匪人言也。

同人

无形生有形，有形生无形。天无形也，而生有形之水、有形之火，西人谓空中含有氮气氧气是也。水火有形也，而体质化灭，元素复还于太虚，故同不在形迹，而在气化，且不在气化，而在气化之根源。内卦离为火，而文《象》取象于水曰大川。外卦乾为天，而文象取象于人曰君子。盖水火本一源，天人本一贯，凡此皆从学理根源处抉出汁髓也。究之阴阳各有本然体质，当然功用，不可强分，亦不可强合。疑则战，违则讼，亲则同。战于野则穷，同于野则亨，讼则不利涉大川，同则利涉大川。比而同之，道在是矣。卦象乾五离二皆人位，特为天际巽罡风所阻，未能体达异星。此关一透，别开交通，将与如行星中人，共话大同学说矣。唯君子唯能通天下之志，然则君子并通天外之志乎。

上爻为天，下爻为地，中爻为人。本卦离下乾上，初与四同，三与六同，唯二一阴杂五阳之间，迴乎不同。同天同地不同人，而反名同人者，盖六爻相杂，唯其时物，离二乾五皆得正位，又阴阳正应，故于不同处看出同来。《集注》“同人者，与人同”也，颠倒字面，改同人为人同，殊近武断。又谓“火性炎上，上与天同”，此不过普同等耳，非所以为同人也，观《大象》“天与火同人”五字，昭昭矣。一奇一偶，一阴一阳，一内一外，一上一下，极天下之至愿而不可同矣。然天地之道贞乎一，易简易知，卒归于同。类族辨物，族同也，物与物亦同也。类之辨之，则别同于不同矣。上下同流，天地同德，万物同体，同而不同，不同而同，是之谓大同。

阴阳同处太极，两仪虽判，气机仍复相通。至阴阳各造其偏，相格而不相得，而乎彼往复之气，又不可一日或息，孤亢处求和，严凝处求化，塞而通之，窒而亨之。其极必至于战，战则不同德而同仇，其血元黄，大伤同气之雅，违同人意旨矣。然不战则天地之机息，是战正于不同中求同，以贯彻其最初大同之目的者也。理化不经一番搏击，不增一番融洽，亦犹人事不经一番变争，不进一番文明也。故本卦六爻，多就错卦师象言，戎之伏也，墉之乘也，师之克也，皆不同也。然不与也，弗攻也，相遇也，皆不同而反同也。天人交战，理欲相攻，其机如此，虽诉之武力，亦必归于同而后止，是安有不同者乎？同之真实功夫可见矣，是在用者。

大有

天尊地卑，阳大阴小。大有，柔得尊位，大中，卑可为尊。小可为大乎？非也。得尊位，乃阴得阳位。大中，乃阴居阳中。大有错比，上下应，与比上下应同。以卦言，乾应离。以爻言，初二三四应五。观“比下顺从”句，指出下四爻，“后夫凶”句，指出上一爻，则其应非《集注》所谓“上下五阳”，明矣。且其有为阳有阴，非阴有阳，更彰彰矣。文图帝出震齐巽见离，离居牺图乾位，体用一源。阴阳交济，大有乾下离上，合两图为一卦。正南面而立，光被四表，而亨焉有不大者乎，然此皆就成卦言也。若乃阴而居阳，柔而志刚，实为大变。汉诸吕，唐诸武，所以为世厉阶也。虽然，卦固明昭其象矣。古之女娲，昭补天之功，近之维多利亚，著维新之绩，何尝非天位天德哉？阴阳同本，乾坤一气，夫固有不以形迹分者已。

上天之载，无声无嗅，无形迹可言，不过气而已。虽氧气能燃，然无形之气，究非有形之火。火在天上，则灵虚广汉中，大有物在。以理象推之，天气体，气水化，其中原含阳质。空洞无垠之中，应有精华结聚，且物无论固体、气体、液体，均含阴质。但固体阴质少，液体阴质多，气体则阴阳合化耳。有阴即有阳，阳之太者唯日，各行星绕之而行，以距离远近，为岁时差别。阴则自含，阳则飞渡。阴阳所以然之功用，可体认矣。然日无私照，阳和得之畅，阴霾见之消。栽培倾覆，原无容心，唯天之命，休容如此。君子体之，而所以处善恶之道得，盖唯顺以遏阳而已，所谓与天地合德者以此。

天下之最误人者，莫过于有所恃，恃则易心生，易心生，斯败机伏。隋炀恃富，故敢恣为淫乐；拿翁恃强，故敢奋其战斗。未几而江都孤岛之祸至矣。凡奋其私智，犯天下之大不韪，卒之身辱名裂，为天下后世笑，皆误于有所恃。以为无道行之，必可惧也。讵知其所恃者，即其所败者乎。天之所助者顺，人之所助者信，不顺无信，天下谓之何？其不及身也，幸而免，故君子求孚在我，唯德积载，藉险难为修身之场，不以诈力为乱天下之具。内则维艰，不敢恃其有，外则匪彭，不敢恃其大。唯不持有，乃可常有，唯不持大，乃可保大。如是，则大有可终，自天佑之，吉无不利矣，所以用大有者可知矣。

谦

物坚莫如铁，百炼为钢，则愈坚矣，愈坚则愈脆，易缺易折。唯海绵体虚若无物，击之不缺，摧之不折，然囿于形质，不免犹有抵抗力。唯纯空无质，则物莫能害，寿无穷期，此无极之功用，物理学之原则也。君子以藐然之身，出而与世相接，何能自外于形，既不能以无形易其体，自当以有形致其用，其用为何？则谦是已。谦字从言从兼，言合刚柔而兼之也。卦画一阳五阴，其用在阳，阳性往而止于内，阴上而止于下，谦之道思过半矣。以为刚乎，则无悔亢之尤，专而弥光。以为柔乎，则无吝亡之虞，卑不可逾。能柔能刚，万夫之望，其吃紧处在“不可逾”三字。老氏以柔弱为生之徒，纯以柔道行之，是其卑可得而逾矣，且直以有形为无形矣。知此可与言谦。

卦有爻，六爻相杂，唯其时物。爻有变，变动不拘，周流六虚，极天下之至赜而不可恶矣。多寡不同，匪称弗明，无形称以理，有形称以数，上犹凡物之称已权也。多则裒之，寡则益之，既有裒益，更无多寡。然后得物之平，施之当。其取象者谦者，盖息盈消虚，天地鬼神所不能外，而况人乎。唯艮坤合德。谦而知止，返戈头日，回飇下风，勿极于盈，乃免于虚。物物化化，三十六宫画是卦矣。故旷言之，则视天下无物。浑言之，则我即物，物即我。多不可裒，寡无待益，与天地鬼神合而为一。木不修林，风何以绕？堆不出流，湍何以激？高岸为谷，深谷为陵，自取之也。然则地中有山，山不居上而居下也，厥旨微矣。

器满则倾，物极必反，故君子以谦胜之。谦之道在下而不在上，故下卦三爻皆吉，上卦三爻虽谦一体，不过利而已。初则阴居阳位而适以自养，上则阴得阴位而犹若未得，上下之判彰彰矣。夫君子非姑为是谦云尔也，体阴而用阳，外柔而内刚，有终之吉，不系上六而系九三，岂无故哉？诚求在我，卑以自牧，谦也。乐取于人，鸣以相和亦谦，不相和而相违，扔而裂之，谦也。即极而至于战，下克制功夫，用侵伐，用行师，亦何莫非谦。各随其位时而定，以曲尽其谦之用。所谓六爻发挥，旁通情也。若乃卑陋陷谀，求之声音笑貌，此以足恭容悦为谦，非君子之所谓谦矣。然则君子之谦，固有不可及者在已。

豫

五阴一阳之卦，其用在阳，比言吉，师言贞，履小畜言亨，豫坤阴得位而不言贞，震阳志行而不言吉，通畅和豫而不言亨，盖阳虽奋发，而群阴之蒙蔽如故，最后十五分，全在震阳动作，曰建侯，曰行师，皆示人以动也。天变垂象，两间晦冥，非阳气上达，冲动阴气，平地一声，不能山川重秀，天地再清。亦如世道否塞，非加一番大振作，不能驯至太平也。虽然，动岂易言哉。必有内之静，而后可为外之动。且必有顺之实，而后可收动之效。否则动而有悔，必为天下后世笑矣。世局千奇刹那万变，配道存义，只争斯须。豫由动中求，动由顺中求，君子观于豫，而动之典要得矣。

阳为阴抑，薄激成声为雷。坤属阴，乾之阳一索而交于坤。阳动于下，阴聚于上，而雷之象著。天地无雷，则化机阻隔时，无由速其活泼，唯霹雳一声，阴霾消，阳机畅，两间显出一番和豫气象。蛰虫蠕蠕欲动，草木欣欣拆甲，其昭著也。雷出自地，而地气仍因之鼓荡而和。《象》曰，雷出地奋，谁奋之，雷奋之也，块然之质，不奋成钝物矣。奋之即以和之，和天地之阴阳者莫如雷，和人身之性情者莫如乐。雷出地而还之地，亦犹命赋于上帝，形源于祖考，而必有以祀享配荐也。观天地之和，即知人之所以和；以天地和之本，即知人之所以和之本。人与天地一而已。凡《大象》均别有取裁。若以上中爻坎，乐律之象。下中爻艮，门阙宗庙之象。五阴一阳，崇德之象。帝出震，上帝之象。殆非圣人所以用《象》之本意矣。

震阳上达，雷已出地，机动而不可复遏，豫之象成矣。然天下事多败垂成，震之所以为雷者，原取阳奋于下，今不为复之下，而为豫之上，气机既泄，则奋发力减，况阳虽在下卦之上，而仍在上卦之下。以《大象》论，尚居坎陷中，使稍自沉溺，则一阳陷没，化机歇减，中亡而死，成冥豫矣。生于忧患，死于安乐，豫之可畏如此。夫卦之所由豫者，全在九四一阳，矜恃不得，稍纵不可，恃则有鸣豫之凶，纵则召盱豫之悔。唯存中有主，豫虽丰而居之以介，豫虽美而视之如疾，以我造天下之豫，不以天下之豫误我，豫之道庶几乎。

随

元亨利贞为天德之全，虽地德合天，犹曰利牝马之贞，其中已大有分别。然六十四卦中，除乾坤外，若屯，若随，若临，若无妄，统言其全者凡四，抑又何也。盖临著其体，无妄推其用，屯明其理，而随则因其时也。一部《易经》，不外一“时”字，非时则阳死于乾，阴死于坤。不唯震之初，艮之三，巽之四，兑之上，不能与之同功。且坎之五，离之二，亦不能与之同位。是有乾坤而无八卦，有八卦而无六十四卦矣。一卦有一卦之用，各随其位时而定。故有以正为正者，有以不正为正者，有以正为吉者，有以正为不吉、不正为吉者，皆随也，明乎随而《易》之道得矣。育天地，遣风雷，御水火，奠山川，活用六十四卦，自始至终，而元、而亨、而利、而贞，随所往而无非道，可上可下，知变知常，能柔能刚，尚何凶咎之堪虞哉！故曰随，元亨利贞，无咎。

阴阳之气，搏激成声为雷，是雷纯以气致。虽山泽通气，各以气名，究之气水化，水之潴者为泽。其气较山为多，此西北多山，土高地燥，所以雷雨皆少也。气有多寡，有化不化，东南多雷雨矣。然秋冬收敛闭藏，二气阻滞，雷雨亦少，此则不唯地之关系，而并为时之关系矣。兑位西，非雷旺之地；于时为秋，非雷旺之时。雷性动，而震居兑下，雷在泽中，则不唯其动、唯其静，盖性由体而成，体随用而异，雷之不能动违天时地宜犹如此。故随者，随其理，非随其意也。然有用震之功者矣，未有用震之静者也。震而用静，君子体天之功至矣。动则浩气充，造斯世之康乐；静则真气从，培吾身之道义。可明可晦，能入能出，宴乐休息，无为处，正是其大作为处。动中得静，静中寓动，然则君子殆抉动静之的者乎？

天下有因得而失者，有因失而得者，得失非吉凶也，亦在贞不贞而已。震以初为正位，兑以上为正位，可谓贞矣。然初不动而渝，上不悦而拘，贞中大有区别，必体认透确，庶天下无难处事，是君子之所据者，贞等而矣。九四日随有获贞凶，贞而犹凶，贞之道不几穷乎。曰非也，贞非凶，获亦非凶，获而曰随，其义近凶耳。骤富贵不祥，丧德败名杀身，皆此傥来物。故无端之利，庸人视之而色喜，君子值之而心惊。有孚之本否，合道之则否，极明之用否，三者随之极功，贞之正的也。化凶为吉，全在于此。古今功高天下，而不为物忌者，唯郭汾阳、诸葛武乡二人，韩侯信大夫种辈，有愧色矣。获非徒利禄，唯名亦然；非徒名，唯德亦然。仁者所以先难后获也。然则俭德逃名，其亦君子随时养晦之道也夫。

蛊

人有患痞者，胸膈不利，上下水火之气不交，化机阻滞，其始不过病气而已，久之及血，气痞兼成血痞，阻遏溃败，精华化为怪异，腹内虫生，蠕蠕欲动，痞证成臌证矣。臌由痞致，蛊由否来，知此可与言蛊。蛊刚上柔下，阴气遏郁，乃致蛊根源。否犹在无形之气，蛊则事实已不可收拾，是臌较痞为更深，而蛊较否为更坏也。蛊则不利，何以亨，何以元亨。然物不极不反，乱不极不治，死处即是生处，化机原未尝息也。否言往来，所以明上下之交；蛊言后先，所以明终始之用。往来先后间，有济否干蛊实功夫。先甲三日，后甲三日，即是火候。欲扫沉痼之疾，须奋雷霆之威。虽然，元气凋残国脉将斩，攻补之间，间不容发，而无如乱投方剂者不悟也。噫！

蛊巽下艮上，巽为风，艮为山。山者，气之上达而凸出者也。风者，气之旁流而合化者也。凸出由气体冲动固体，冲愈甚则暴裂而为火山，合化无迹象可求。风与气同是气体，但气有形质，风无形质，无形质而能充塞两间者，奔流有势，各气之所凑合也。山体坚，风无由入，失其坚而崩，则正气泄，客风入矣，天地亦受症矣。然蛊多由遏抑，孔《象》曰山下有风，不取闭象而取开象，何也？盖物有因闭坏者，如聚物一所，必使透风，否则坏而虫生是也。亦有因开坏者，如藏物于器，必抽去空气，否亦坏而虫生是也。闭者开之，利用振，开者闭之，利用育。振也育也，顺阖辟之机缄，中动静之奥窍，医人医国医天地，均此道也。始终大明，中有主宰，不如是安足以干蛊乎？

六十四卦皆利于贞，虽贞，有厉者，有凶者，各随其体用而异。然非礼之礼，非义之义，大人弗为，随所变而适于道，乃得贞之真谛。特患不贞耳，特患似贞而实非贞耳，未有不可贞者。九二日干母之蛊，不可贞，何也。盖天下蛊坏，优容不可，莽撞不得，配道存义，纯在巽以行权。九二刚愎自用，以二五正应，为得其贞，主张太过，不自知其不可也。故周爻明示不可贞，而孔《象》又补出一“中”字，活泼泼地，儒道原非迂疏。由是推之，蛊坏未甚，其中宽一分，则民受一分之福。

有裕之一法，蛊坏既成，时机未至，不可骤投祸乱，轻乾坤有用之身。又有高尚一法，更反而推之，决策铁血，雷厉风行，一息尚存，此志不懈，动静何常，亦视贞不贞而已。故于天下事，贞之一字不可不细体认也。